胸部CTの立体解剖

［著］
畠中陸郎
桑原正喜
池田貞雄

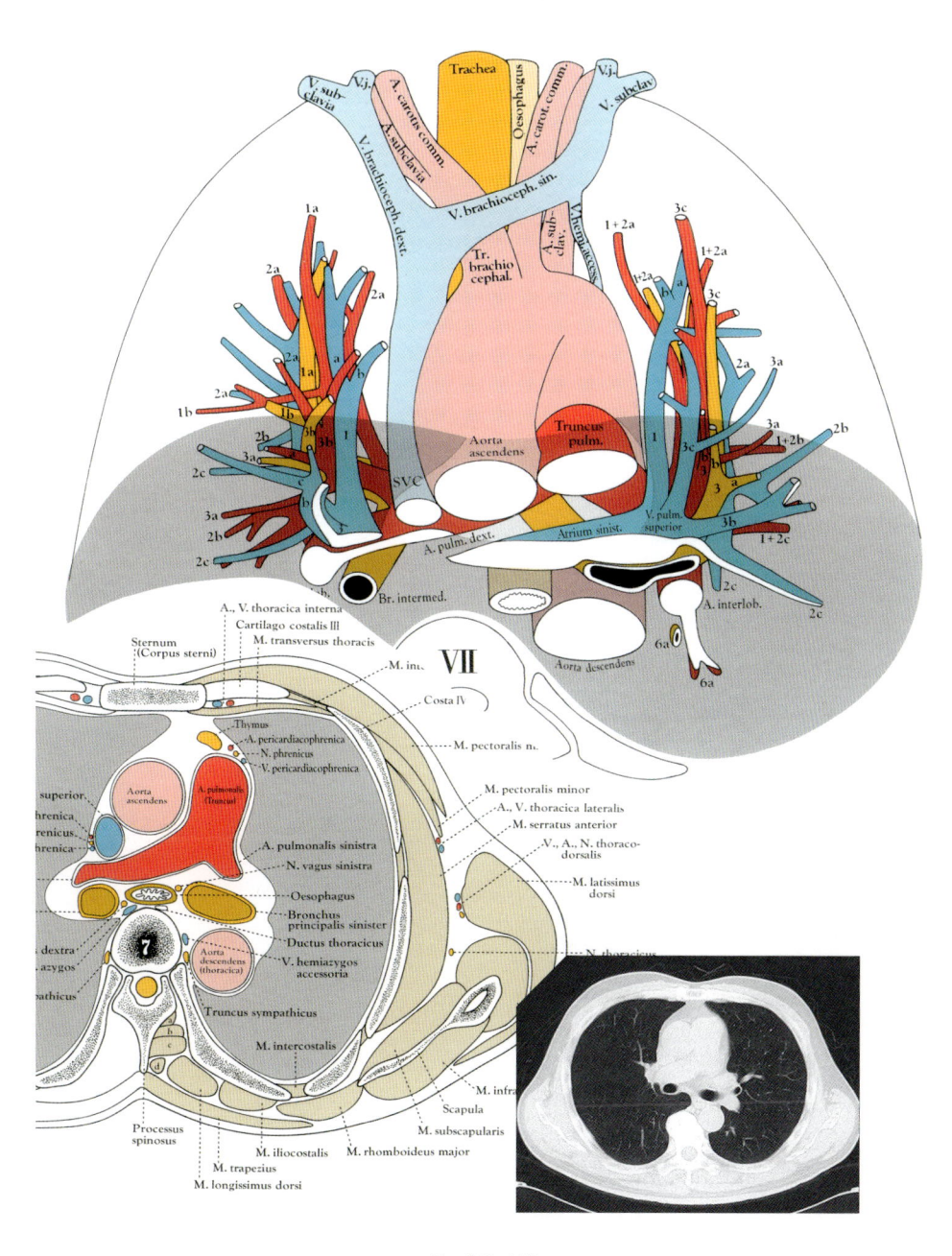

金芳堂

序

　1975年にCTがわが国に導入された．その画期的な断層画像により医療の各分野で新しい所見の発見と診断の途が開けた．

　胸部疾患の領域でも従来の断層写真と比べて，CT断層は驚くほどの情報を呈示してくれた．しかし，従来の断層写真の冠状断層や矢状断層に慣れていた視線からは横断断層の画像を理解するのは，かなり難しいことであった．「どれがA^1bか，どれがV^2aか？」あるいは「この肺癌は，S^2にあるのか，それともS^6なのか？」「縦隔のリンパ節はどこまで腫大しているのか？」などは，特に肺癌の手術前にぜひとも検討しておきたい情報であり，また，種々の疾患の治療の成果を評価する時に必要な所見でもあった．

　水平面─水平面─水平面……と連なる一連の画像を理解し易くするには，立体像と考えたが，完成させるのに2年の歳月を要した．1995年に「胸部CTの異常陰影」を上梓したが，今，見ると画像の解像度は格段の差がある．にも拘らず今回，この立体画像を復刻して，新しい胸部CTの解剖図を発行しようと考えたのは，未だ立体画像を用いた参考書がないようであるため，再び陽の目を浴びさせてもよいのではないかと考えたからである．また2010年の肺癌取扱い規約第7版の改訂で，リンパ節の部位規定が変更になったことで新しくその解説を加えることにした．

　最新の画像を材料に改めて立体画像の作成を試みたが，気力，体力は古稀を超えると充分ではないようで，叶えられなかったのは残念であった．ただ，人体の構造が変わる訳でもないので勘弁していただきたい．

　再び日の目を見られることになったのは金芳堂市井輝和氏の助言と励ましのお陰であり，心からの感謝を捧げます．

　平成23年12月

　　寒月に　向かって跳んでみる希望

著者一同

目　　次

1章　胸部の立体解剖 ... 1

　立体モデル　―正面像― ... 2
　立体モデル　―正面像を30度傾けた図― ... 4
　レベル別の正常CT像 ... 6

レベル 1	胸膜頂のレベル	8
レベル 2	胸骨上縁のレベル	9
レベル 3	腕頭動脈のレベル(a)	10
レベル 4	腕頭動脈のレベル(b)	12
レベル 5	腕頭静脈の横走するレベル(a)	14
レベル 6	腕頭静脈の横走するレベル(b)	16
レベル 7	腕頭静脈の横走するレベル(c)	18
レベル 8	大動脈弓上縁のレベル	20
レベル 9	大動脈弓上部のレベル	22
レベル 10	大動脈弓中央部より5mm頭側のレベル	24
レベル 11	大動脈弓中央部のレベル	26
レベル 12	大動脈弓中央部より5mm尾側のレベル	28
レベル 13	大動脈―肺動脈間窓のレベル	30
レベル 14	奇静脈弓のレベル	32
レベル 15	気管分岐部(上部)のレベル	34
レベル 16	気管分岐部(肺動脈幹のレベル)のレベル	36
レベル 17	右主気管支と右上葉気管支のレベル(a)　(左肺動脈のレベル)	38
レベル 18	右主気管支と右上葉気管支のレベル(b)　(左肺動脈のレベル)	40
レベル 19	中間気管支幹と左主気管支のレベル(a)　(肺動脈幹と左右主肺動脈のレベル)	42
レベル 20	中間気管支幹と左主気管支のレベル(b)　(右肺動脈のレベル)	44
レベル 21	中間気管支幹と左上葉気管支のレベル　(右肺動脈のレベル)	46
レベル 22	中間気管支幹と舌区気管支のレベル(a)	48

レベル23	中間気管支幹と舌区気管支のレベル(b)	50
レベル24	中葉気管支と舌区気管支のレベル	52
レベル25	肺底区気管支のレベル(a)	54
レベル26	肺底区気管支のレベル(b)	56
レベル27	肺底区気管支のレベル(c)	58
レベル28	右下肺静脈のレベル(a)（左房のレベル）	60
レベル29	右下肺静脈のレベル(b)	62
レベル30	右下肺静脈のレベル(c)	64
レベル31	左下肺静脈のレベル	66
レベル32	左房下縁のレベル	68
レベル33	冠状静脈洞流入部のレベル	70
レベル34	冠状静脈洞拡張部のレベル	72
レベル35	下大静脈（右房流入部）のレベル	74
レベル36	右中下葉間（葉間溝）のレベル	76
レベル37	右房（最下縁）のレベル	78
レベル38	右横隔膜のレベル	80
レベル39	左右横隔膜（心臓最下縁）のレベル	82
レベル40	左肺靱帯のレベル	84

2章　縦隔臓器の同定　87
一枚のCT像からのレベル推定　88

3章　矢状断画像の同定　107

4章　小葉の構造　117

5章　リンパ節部位のCT読影基準　123

1章

胸部の立体解剖

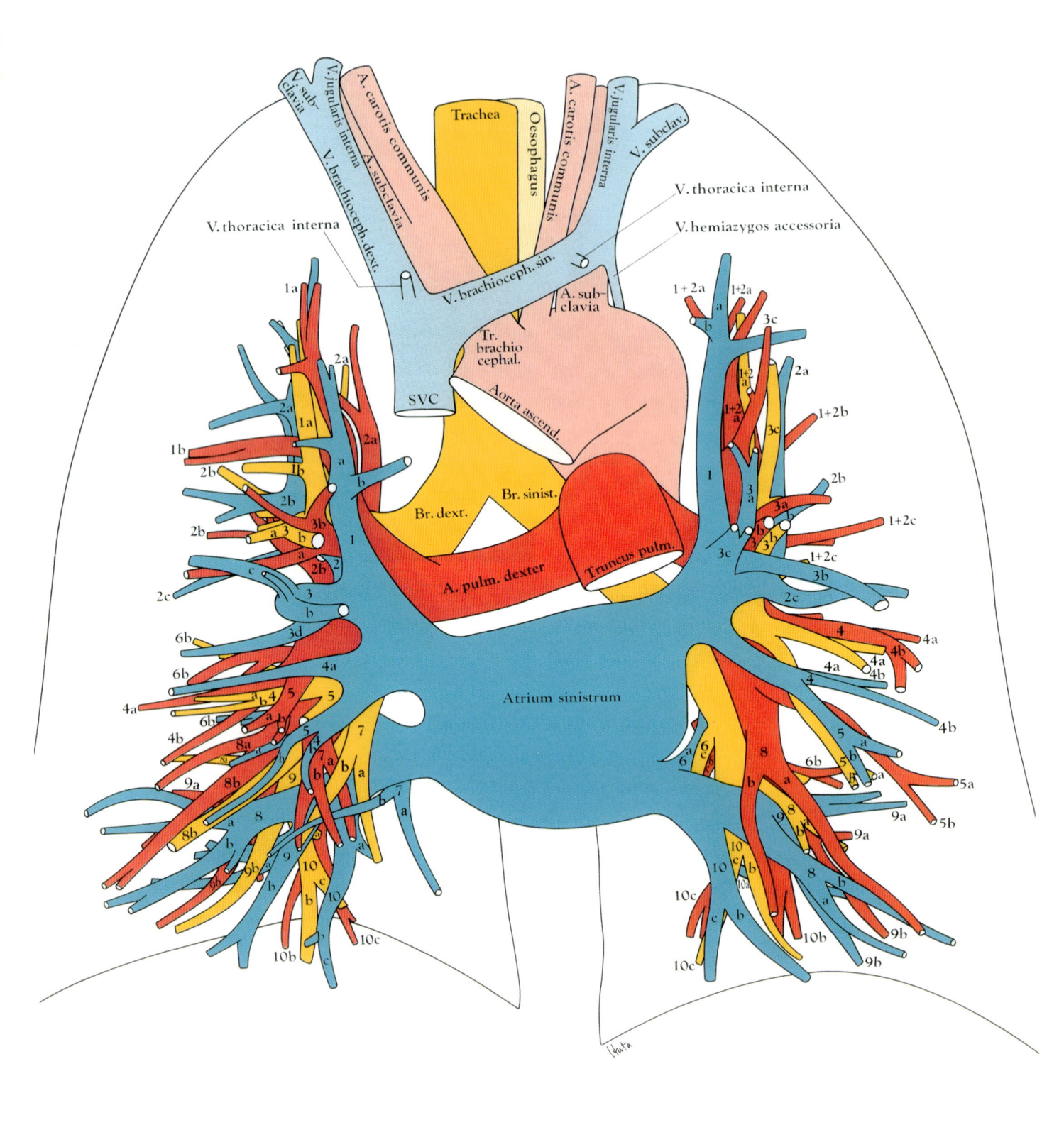

立体モデル ―正面像―

正面像

　この正面像を作るため，まず CT の各スライスのあらゆる構成成分を同定した．即ち，縦隔内臓器，骨性胸壁の同定を行うとともに，肺野の肺動脈，肺静脈および気管支はその亜区域枝までを同定した．これを元にして，例えば，各スライス（5 mm 間隔）の全ての肺動脈の成分を 1 枚の正面像へプロットして行き連続した肺動脈の像を作成した．これと同じ方法で肺静脈，気管支，大血管，食道の正面像を作成したのち，肺野においては，その前後関係を検討しながら，肺動脈，肺静脈，気管支の三要素がからみあった正面像を作成した．

Aorta ascendens	上行大動脈
Aorta descendens	下行大動脈
A. carotis communis	総頚動脈
A. pulmonalis dextra	右（主）肺動脈
A. pulmonalis sinistra	左（主）肺動脈
A. subclavia	鎖骨下動脈
Atrium sinistra	左心房
Br. dextra	右（主）気管支
Br. sinistra	左（主）気管支
IVC（interior vena cava）	下大静脈
Oesophagus	食道
SVC（superior vena cava）	上大静脈
Trachea	気管
Tr. brachiocephalicus	腕頭動脈
Tr. pulmonalis	肺動脈（幹）
V. brachiocephalica dextra	右腕頭静脈
V. brachiocephalica sinistra	左腕頭静脈
V. hemiazygos accessoria	副半奇静脈
V. jugularis interna	内頚静脈
V. subcavia	鎖骨下静脈
V. thoracica interna	内胸静脈

4 1章 胸部の立体解剖

立体モデル ―正面像を30度傾けた図―

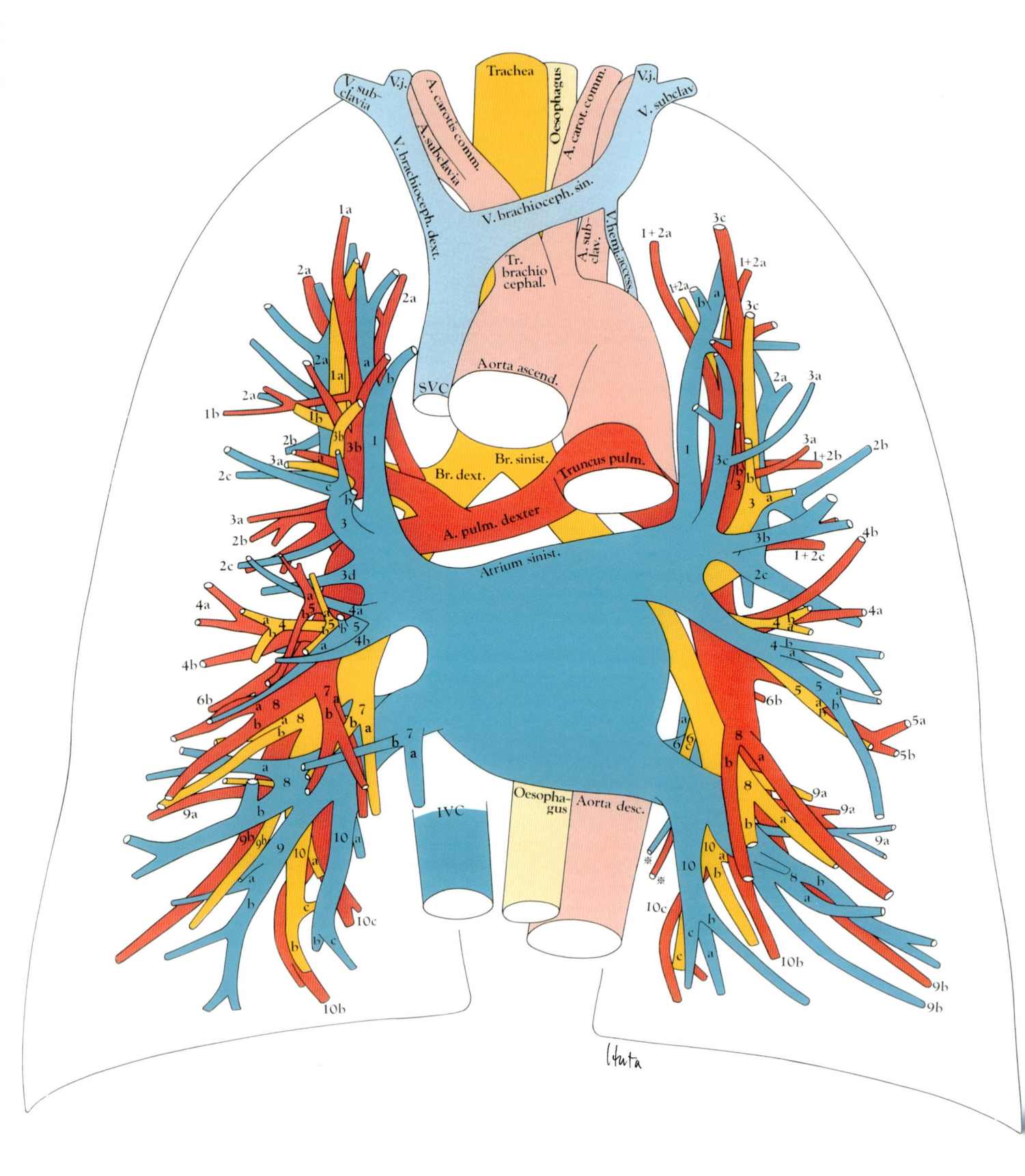

正面像を 30 度傾けた図

　前頁の正面像が CT 画像の各スライス（5 mm 間隔）の積み重ね像と考えると，あるスライスレベルで切り離したとしても正面像では切り口が実際には観察できない．とすれば，この正面像をある角度に傾ければそのスライスレベルの切り口を下から仰ぎ見ることができるわけで，前図の作業と同じように各構成成分を 30 度傾けた図に描き出した．すなわち，体の中心（椎体の前縁とした）より手前にある構成成分は目線より上方へ，体中心の向こうにある構成成分は目線より下方へ，その距離によって移動距離を算定した．このようにして移動させた各構成成分を再構築してこの図を完成させた．次頁より胸部を頭側から 5 mm ごとにスライスした CT 像（肺野条件，縦隔条件）とその模式図および，この仰ぎ見た図をそのスライスレベル以下を切り離して示した．但し，似たような所見が続く部分は省略した．

（右肺）

	区域気管支	区域動脈	区域静脈
上葉	B^1a, b B^2a, b B^3a, b	A^1a, b A^2a, b A^3a, b	V^1a, b V^2a, b, c（t） V^3a, b
中葉	B^4a, b B^5a, b	A^4a, b A^5a, b	V^4a, b V^5a, b
下葉	B^6a, b, c B^* B^7a, b B^8a, b B^9a, b B^{10}a, b, c	A^6a, b, c A^* A^7a, b A^8a, b A^9a, b A^{10}a, b, c	V^6a, b, c V^* V^7a, b V^8a, b V^9a, b V^{10}a, b, c

（　）は時にみられる静脈枝

（左肺）

	区域気管支	区域動脈	区域静脈
上葉	B^{1+2}a, b, c B^3a, b, c B^4a, b B^5a, b	A^{1+2}a, b, c A^3a, b, c A^4a, b A^5a, b	V^1a,（b） V^2a, b, c V^3a, b, c V^4a, b V^5a, b
下葉	B^6a, b, c B^* B^8a, b B^9a, b B^{10}a, b, c	A^6a, b, c A^* A^8a, b A^9a, b A^{10}a, b, c	V^6a, b, c V^* V^8a, b V^9a, b V^{10}a, b, c

（　）は時にみられる静脈枝

レベル別の正常CT像

　1枚のCT写真をみて，その写真が胸部のどのレベルのスライスであるかを判断するためには，正常のレベル別のCT所見を知っておく必要がある．本書では判別できる解剖学的な特徴のある部位を選んで40レベルに分けて述べた．

　ここではCT写真で，スライスレベルが確認できるポイントを選んで，そのスライスでの正常CT像をそれぞれ解説した．

1. 胸膜頂のレベル（レベル1）

　胸骨上縁より約2〜3 cm上方が胸膜頂で，初めて肺野が出現してくるレベルである．

　第2胸椎の椎体のやや左前方には，扁平になった食道がある．通常は，このレベルでは食道の内腔に空気の貯留はみられない．食道の前方には円形ないし馬蹄形の気管がみられる．気管の前面および左右を囲むようにして甲状腺が認められる．甲状腺は気管の前面が最も薄くなっている．この甲状腺の両側の後側方に二つの円形陰影が前後に並んでいるのがみられる．前方がそれぞれ左右の総頸動脈であり，その後方にあるのが左右の鎖骨下動脈である．この総頸動脈と鎖骨下動脈の外側方に左右の内頸静脈がみられる．

　甲状腺の左右にみられるのは鎖骨の胸骨端である．この鎖骨胸骨端と第1肋骨との間には，鎖骨下動脈および静脈が外後方に向かって走っているのがみられる．

　このレベルでは，肺野の占める面積は極めてわずかである．

2. 胸骨上縁のレベル（レベル2）

　胸骨上縁はCT撮影の際に基準点となる重要なポイントである．

　第3胸椎の椎体の直前に位置していた食道は，次第に椎体の左前方に位置するようになり，代わって椎体の直前には気管が位置するようになる．

　甲状腺は次第に薄く小さくなり，胸骨上縁のレベルでは，観察できなくなる．左の総頸動脈と鎖骨下動脈の位置関係は変化していないが，右の鎖骨下動脈は次第に気管の後側方から真横に位置するようになり，右総頸動脈と右鎖骨下動脈は近接している．これら総頸動脈と鎖骨下動脈の外側方に，内頸静脈と鎖骨下静脈とが合流した左右の腕頭静脈がみられる．

　このレベルでは肺野はやや広く観察されるが，まだ同定できるほどの太い肺血管はみられない．

レベル1　胸膜頂のレベル

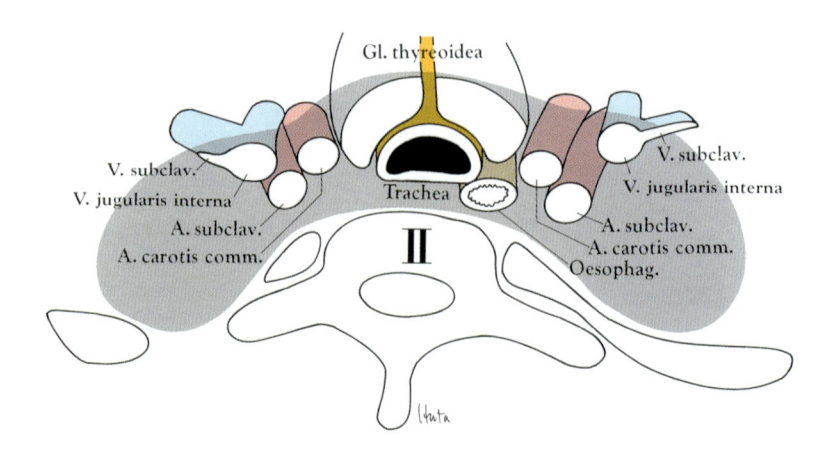

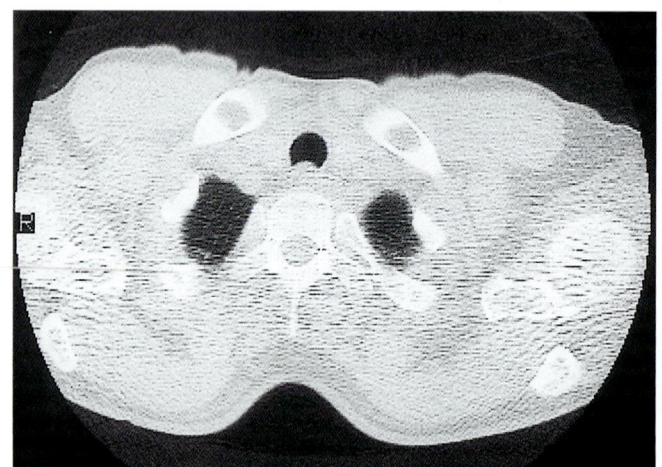

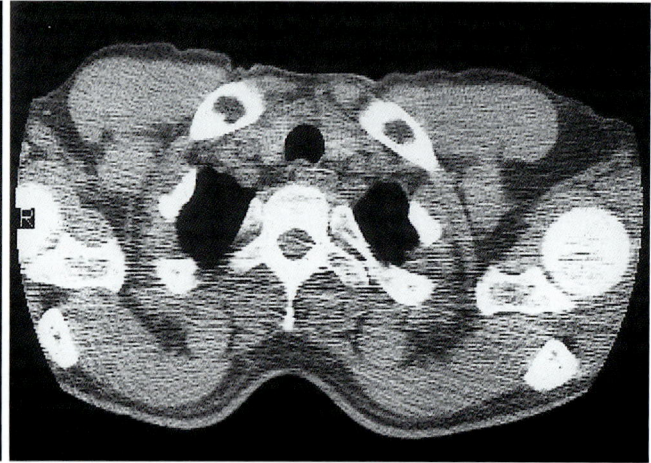

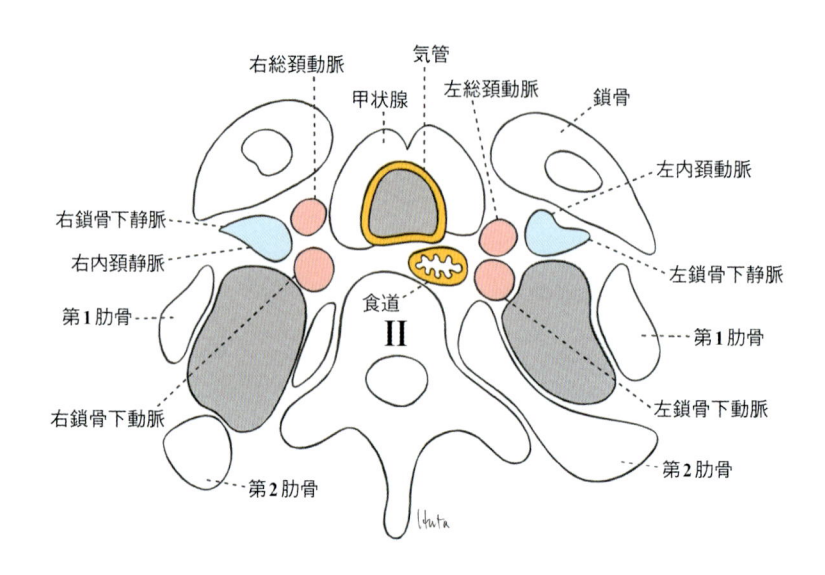

レベル2　胸骨上縁のレベル

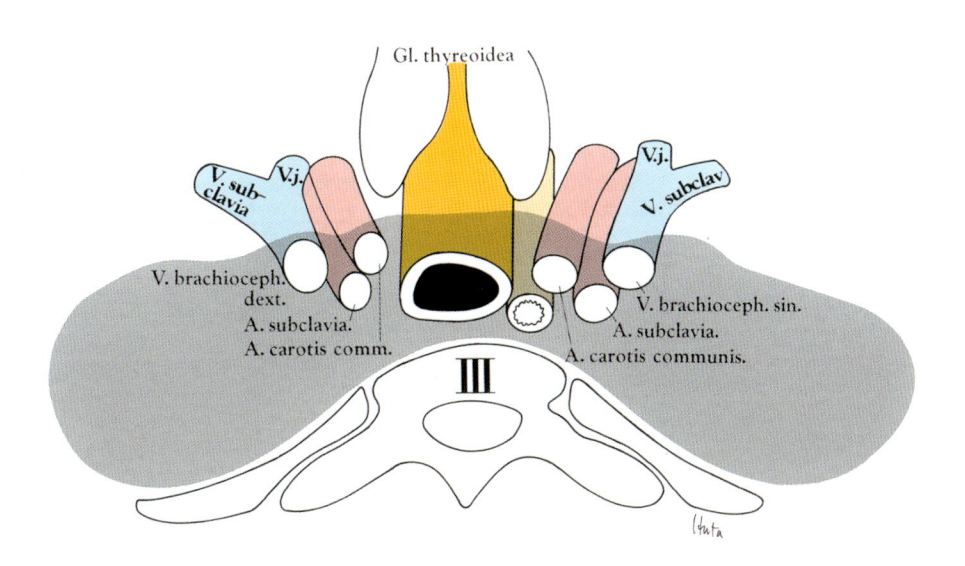

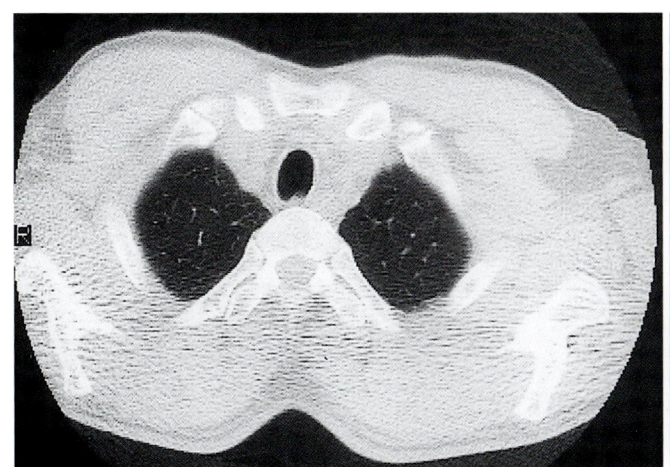

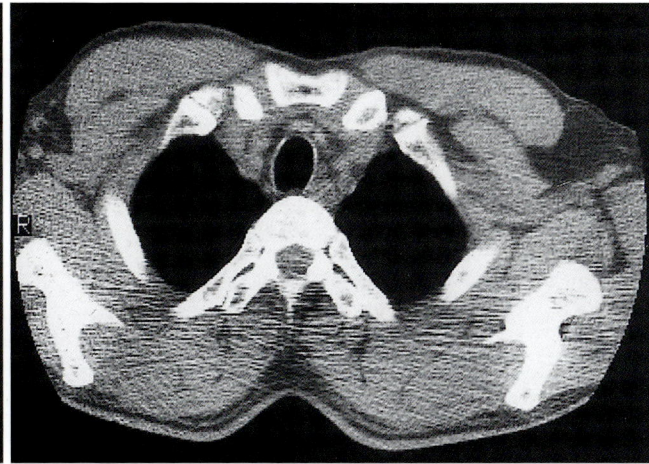

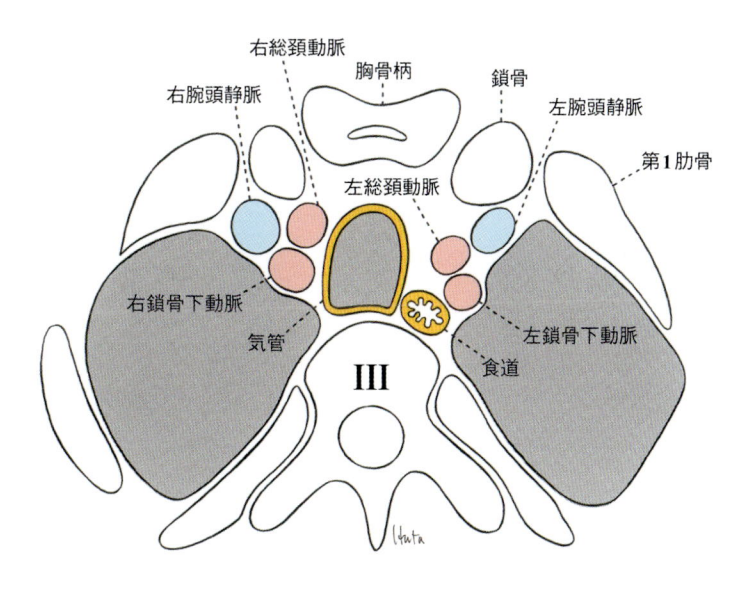

レベル3　腕頭動脈のレベル（a）

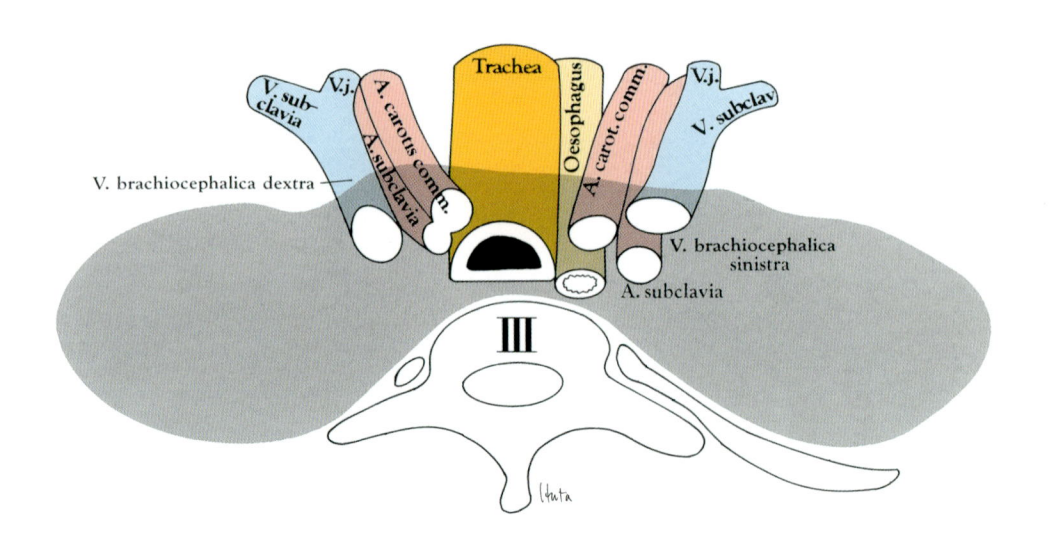

3. 腕頭動脈のレベル（レベル3, 4）

(1) レベル3

　このレベルは腕頭動脈が，右総頸動脈と右鎖骨下動脈とに分岐した直後のレベルである．腕頭動脈は，気管の前方を右上方に向かい，このレベルでは気管の右前方で右総頸動脈と右鎖骨下動脈に分岐するので，二連銃のようにみえる．左総頸動脈と左鎖骨下動脈の気管に対する位置は，レベル2とほぼ同じである．

　胸骨柄の裏面で腕頭動脈と左総頸動脈のそれぞれ外側方には，左右の腕頭静脈が楕円形の陰影として認められる．

　このレベルでは，気管の前面および胸骨の裏面との間には，CT値の低い脂肪組織がみられる．この部位では所どころに結節状の胸腺組織が認められることがある．

　食道は気管の左後方で椎体の左前面に位置している．肺野では，まだ同定できるほどの太さの血管はみられない．

11

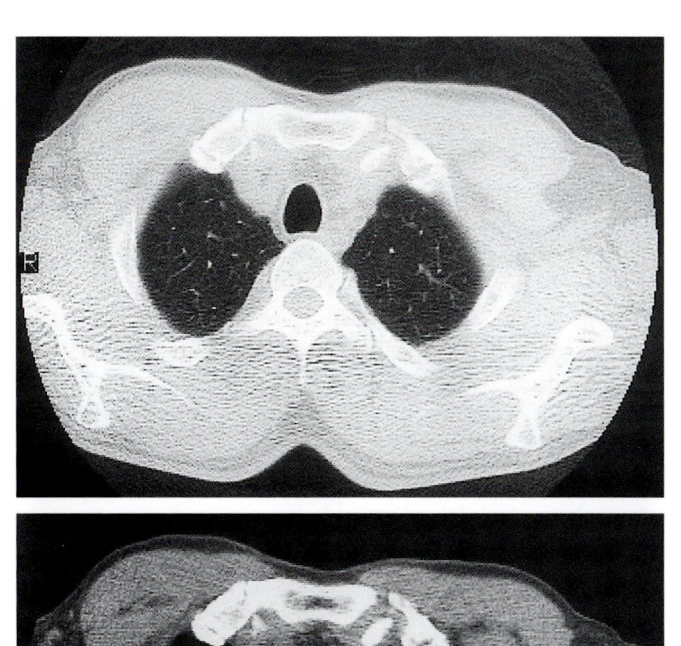

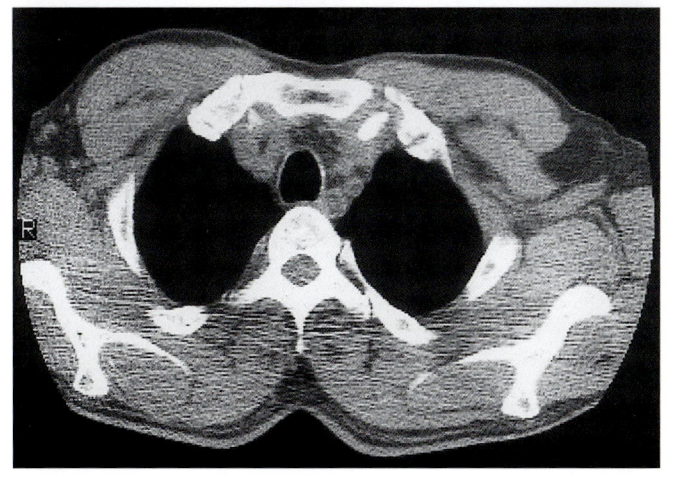

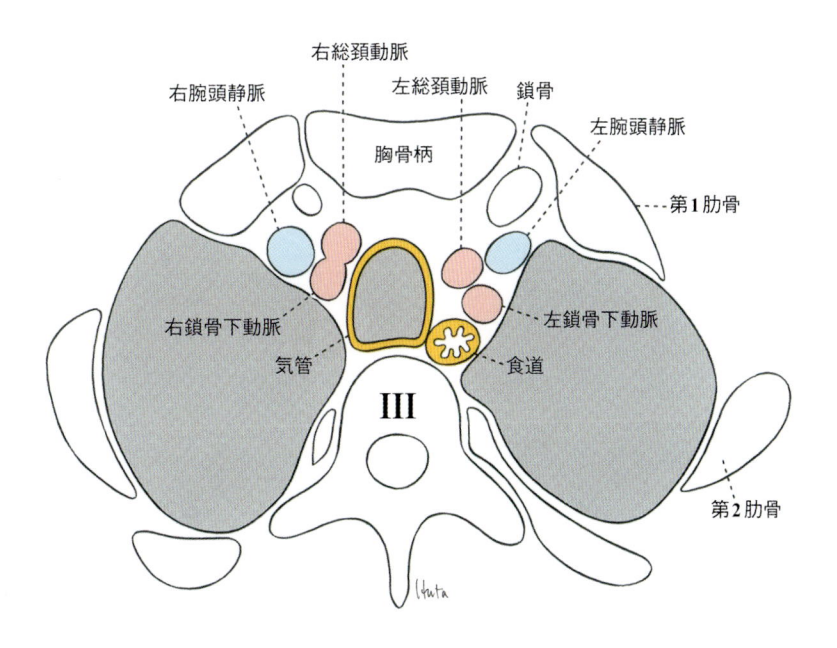

レベル4　腕頭動脈のレベル（b）

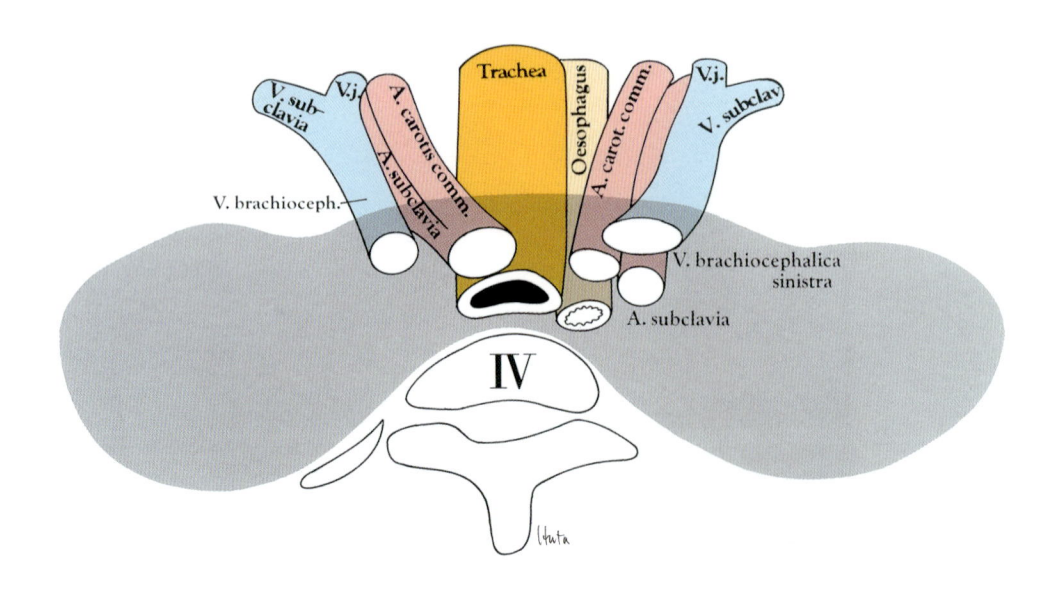

(2) **レベル4**

　レベル3との違いは，レベル4では胸骨柄の背側の胸腺脂肪組織が少なく，腕頭動脈が1本としてみられる点である．また左腕頭静脈が少し右に向かいはじめ，左総頚動脈の前方を被うようになっている．気管と食道の位置関係はレベル3とほぼ同じである．

13

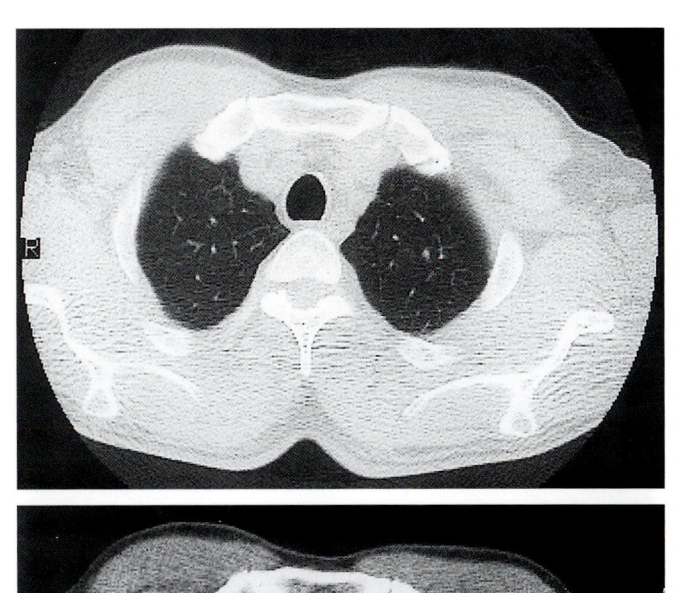

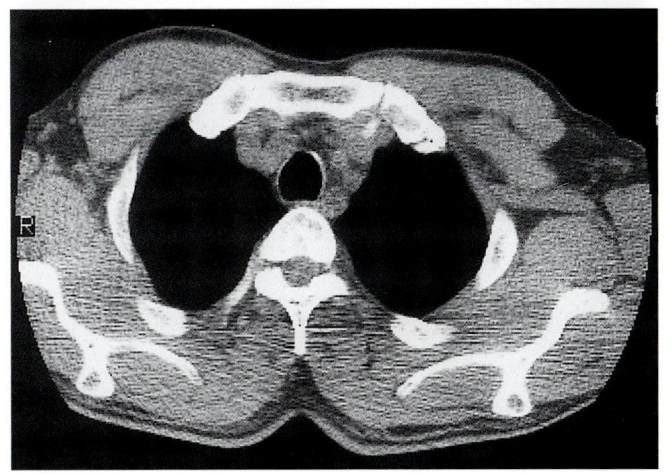

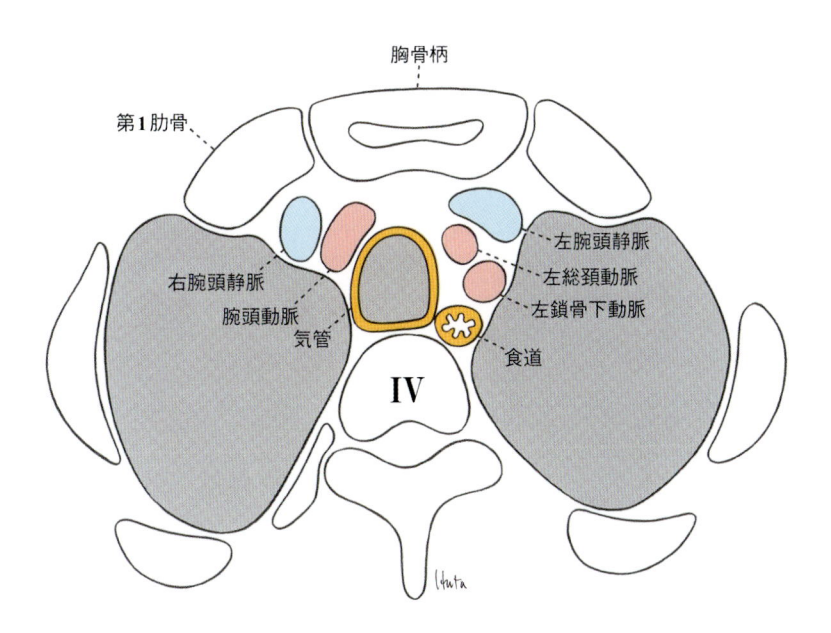

レベル5　腕頭静脈の横走するレベル（a）

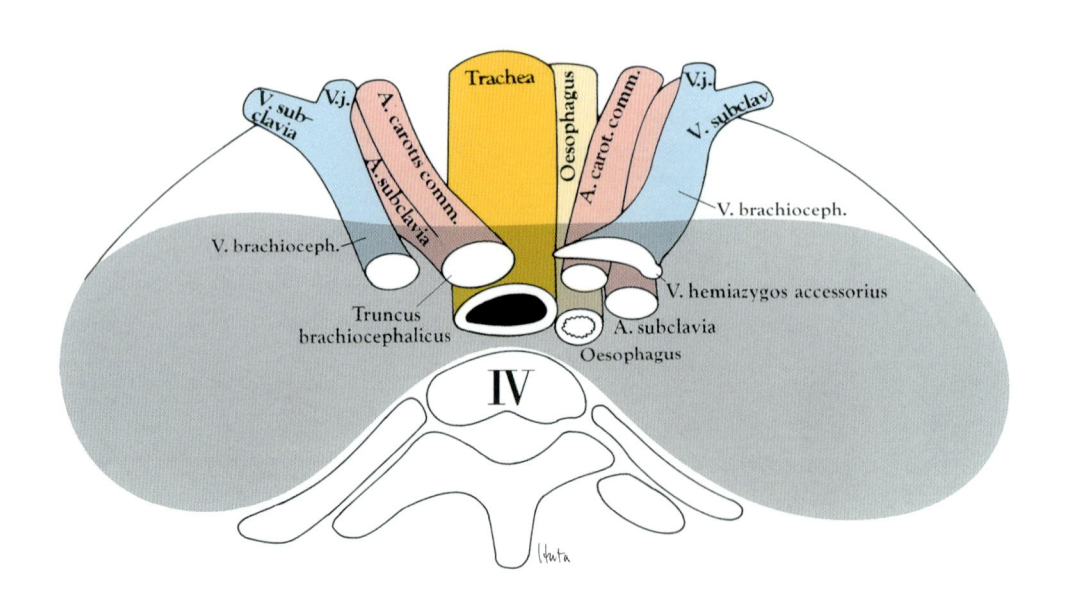

4. 左腕頭静脈が横走するレベル（レベル5, 6, 7）

このレベルは左腕頭静脈が左から右に，ほぼ水平に走る極めて特徴的なレベルで，すべての症例で観察できる．ここは重要なレベルであるため，他に比べて詳細に3つのレベルに分けて図解した．

（1）**レベル5**

第1肋骨の胸骨連結部の下縁の高さで，左腕頭静脈は左総頚動脈の前を右方に向かって走行しはじめる．レベル4に比べて右側の腕頭静脈と腕頭動脈は正中の方向に移動し，特に腕頭動脈は気管の右前方に位置を変えている．左総頚動脈と左鎖骨下動脈，食道の位置は，レベル4と変化はない．肺野の血管は右ではV^2a，左では$A^{1+2}a$，A^3c，V^1aがみられるようになる．

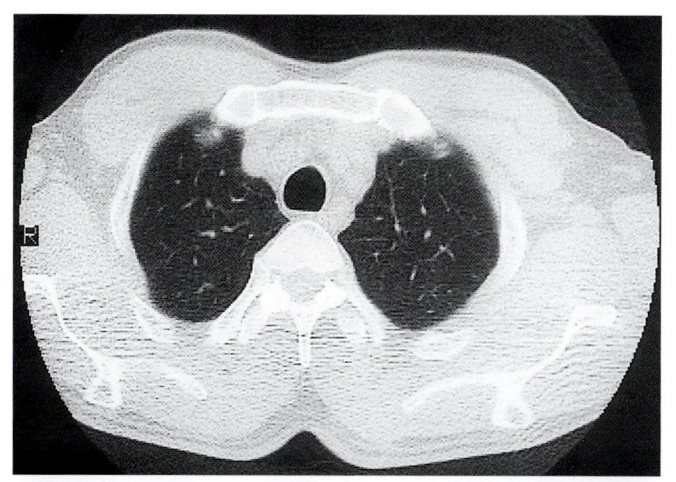

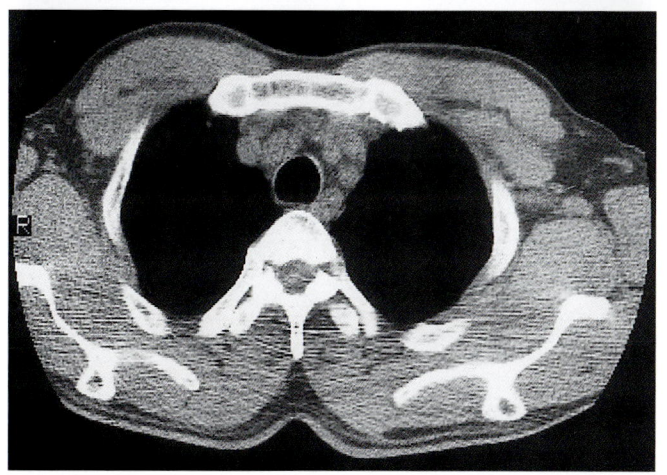

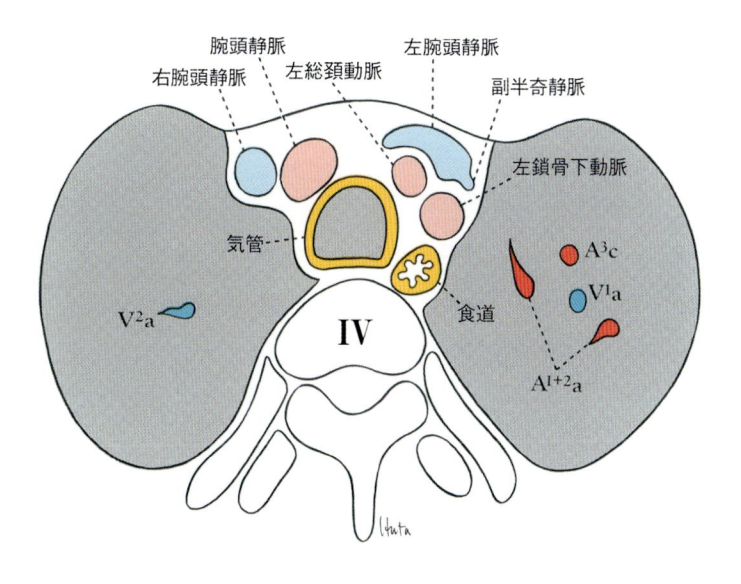

15

右腕頭静脈　腕頭静脈　左腕頭静脈
　　　　　左総頚動脈　副半奇静脈
　　　　　　　　　　　　左鎖骨下動脈
気管
食道

V²a
A³c
V¹a
A¹⁺²a
IV

レベル6　腕頭静脈の横走するレベル（b）

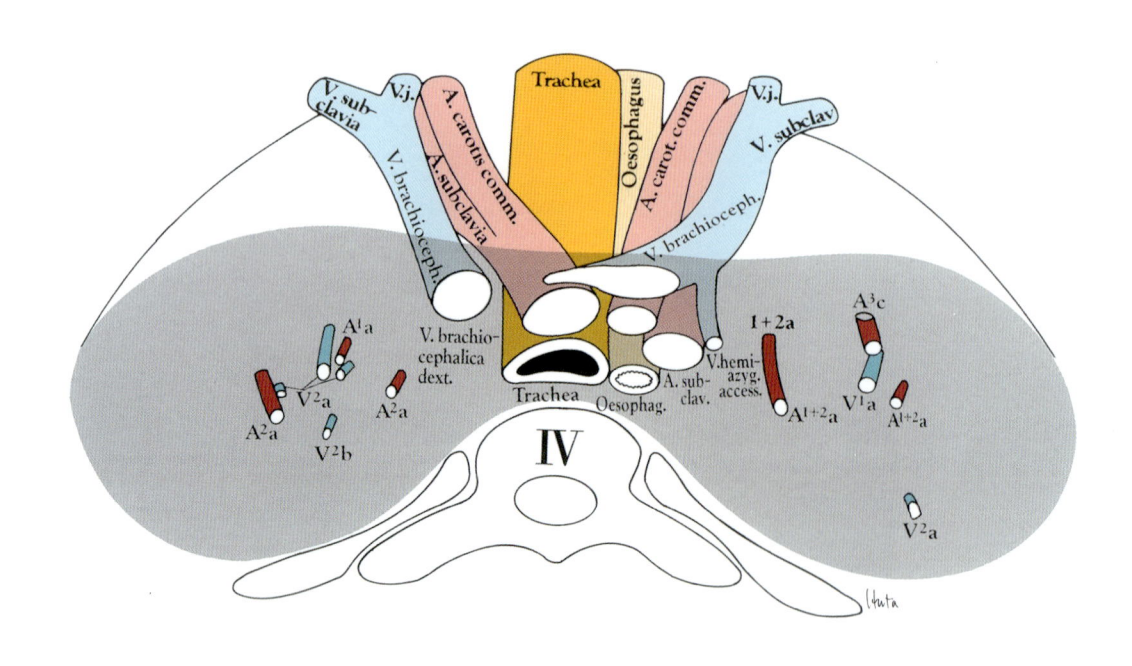

(2) レベル6

　腕頭動脈はレベル5よりもさらに気管の前方に位置を変えている．この腕頭動脈と左総頚動脈の前方に接するように，左腕頭静脈がほぼ水平に走行している．右腕頭静脈もやや正中よりに位置を変えている．食道の内腔には空気がみられ壁の厚い内腔の不整な輪状陰影として観察される．また左鎖骨下動脈の前外方には胸膜に接して直下に副半奇静脈があり，小さな結節陰影として認められることがある．肺野の血管は，右で A^1a, A^2a, V^2a, V^2b, 左では $A^{1+2}a$, A^3c, V^1a, V^2a がみられる．

17

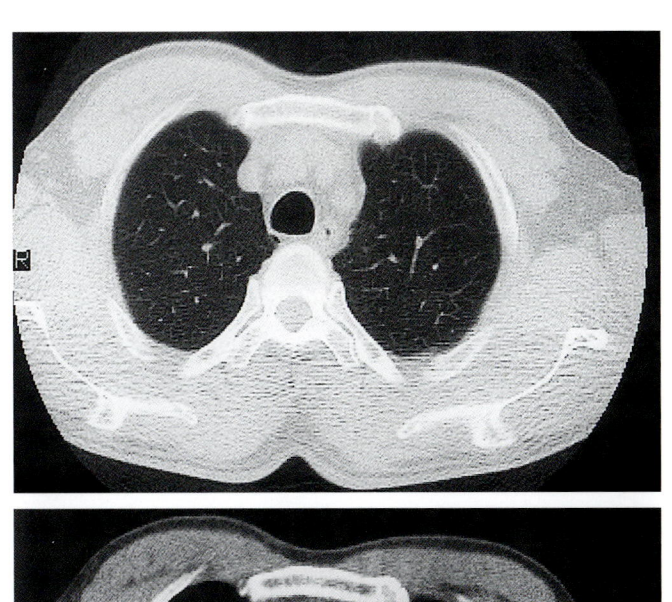

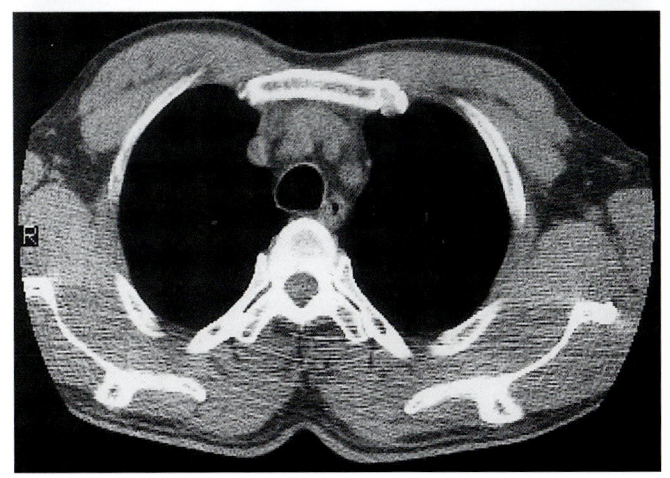

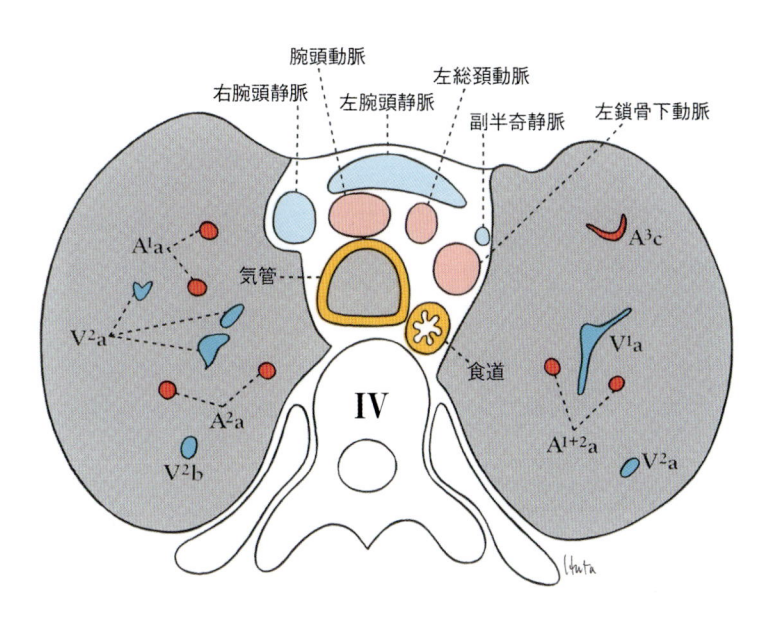

レベル7　腕頭静脈の横走するレベル（c）

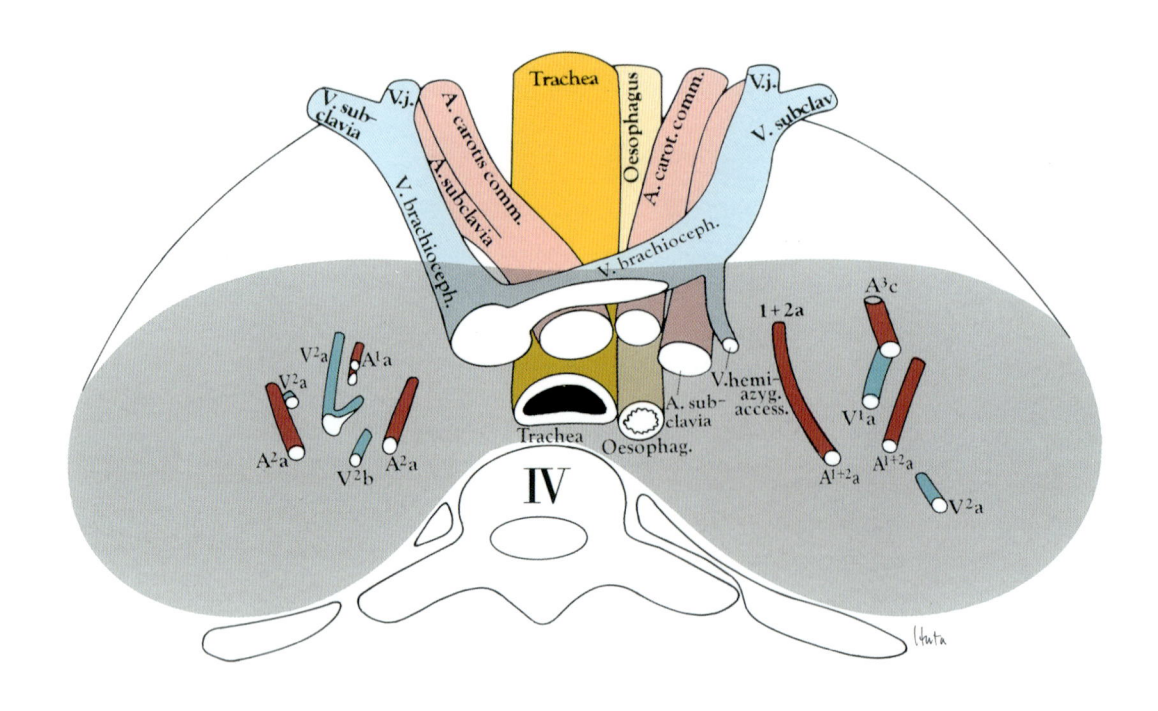

（3）レベル7

左腕頭静脈がほぼ水平に走り右腕頭静脈に合流するレベルである．

これらのレベルでは，左鎖骨下動脈は，左総頚動脈の後方で気管の左側方にある．右腕頭静脈は，前縦隔の最も右縁に位置している．

肺野では，右でA^1a, A^2a, V^2a, V^2b，左で$A^{1+2}a$, A^3c, V^1a, V^2aなどが，同定できるようになってくる．

19

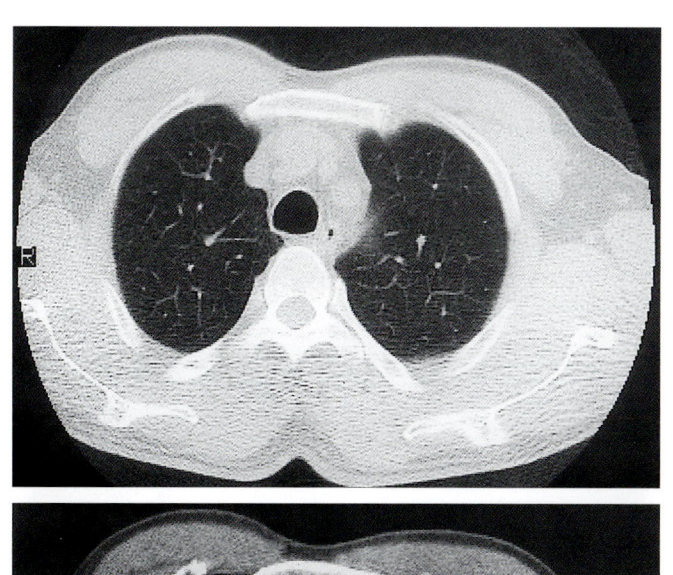

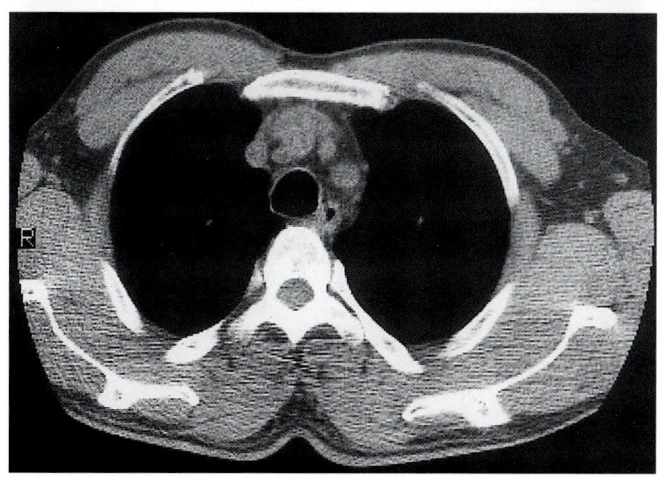

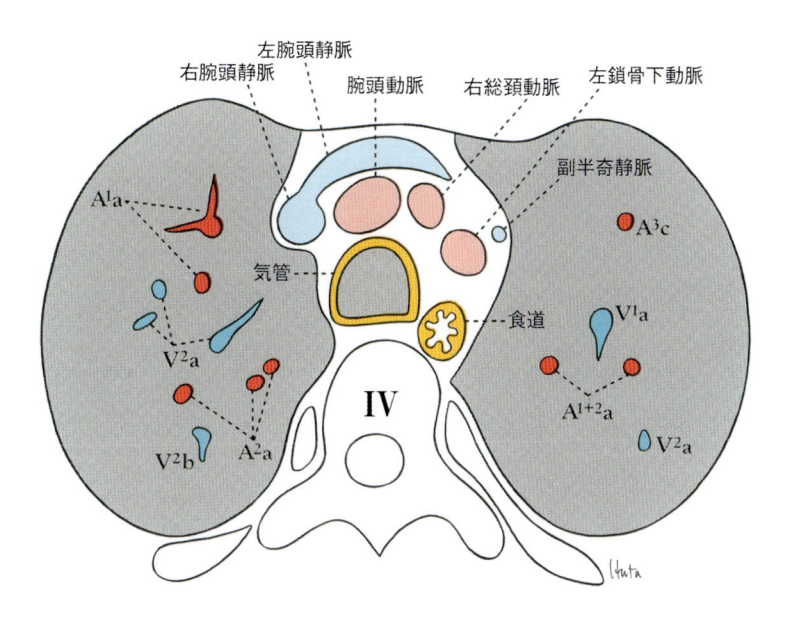

20   1章　胸部の立体解剖

レベル8　大動脈弓上縁のレベル

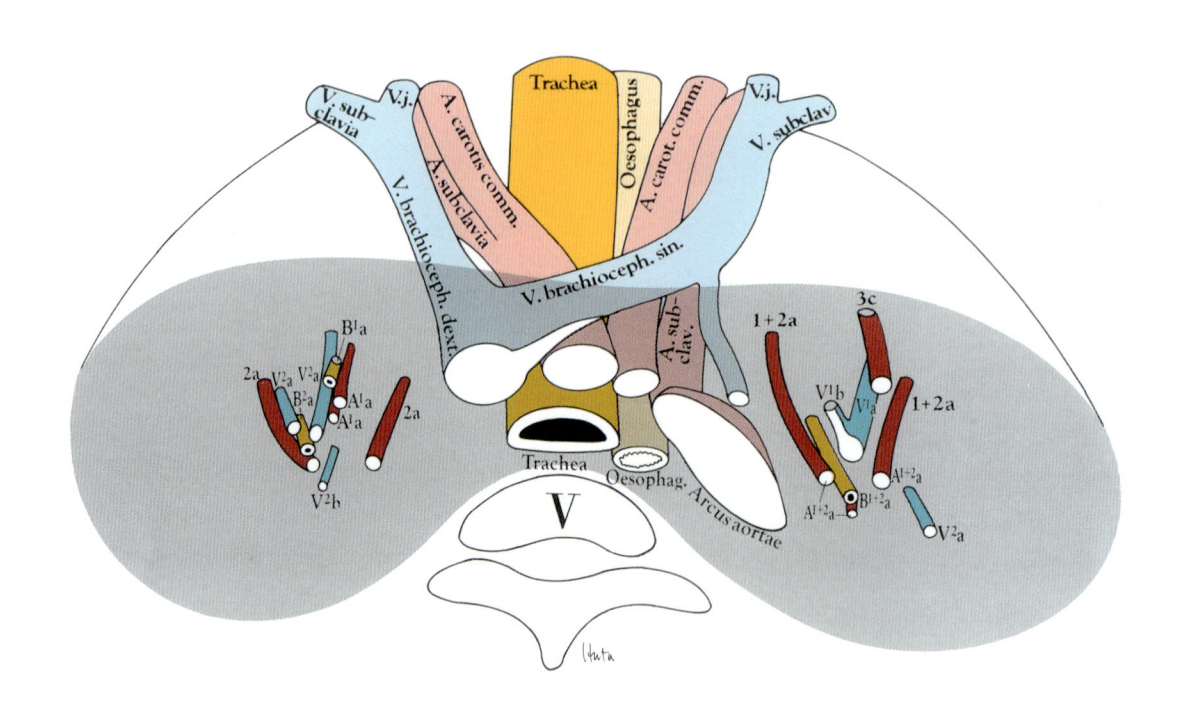

5. 大動脈弓の上縁のレベル（レベル8）

　このレベルは大動脈弓の一部が初めて現れるスライスであり，多くの場合，大動脈弓の後部が先にみられる．気管陰影の左側に大動脈弓の一部が現れはじめて，長楕円形の陰影として認められる．気管の前面には太い腕頭動脈があり，その左には細い左総頸動脈がみられる．左鎖骨下動脈は，このレベルより頭側で分岐するため，ここでは認められない．

　気管の右斜め前方には左腕頭静脈が合流する上大静脈がみられる．また大動脈弓の陰影の左前方には，副半奇静脈が小さな円形陰影として認められる．

　食道は気管の左後方に，内部が不整な輪状陰影としてみられる．

　肺野では，右で中央部に太いV^2a，その後方にB^2aの輪状陰影，その後方にA^2a，V^2bも，またV^2aの前方にはA^1a，B^1aがみられる．左では中央部から前方にかけてV^1aとこれに合流するV^1bがあり，その外側にA^3c，また後方に$A^{1+2}a$，V^2aのほか$B^{1+2}a$の小さな輪状陰影がみられる．

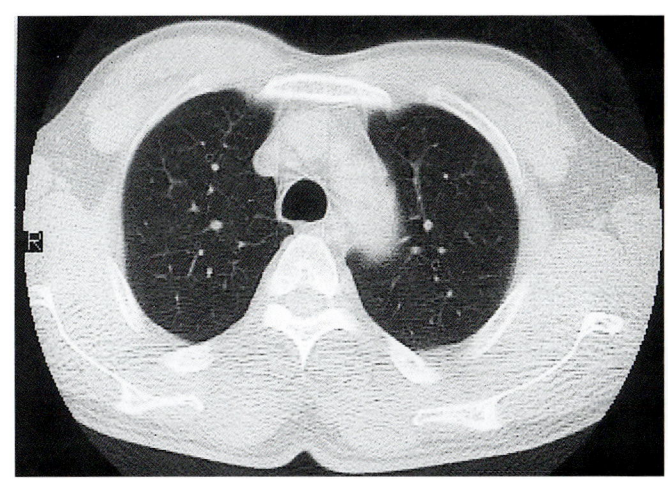

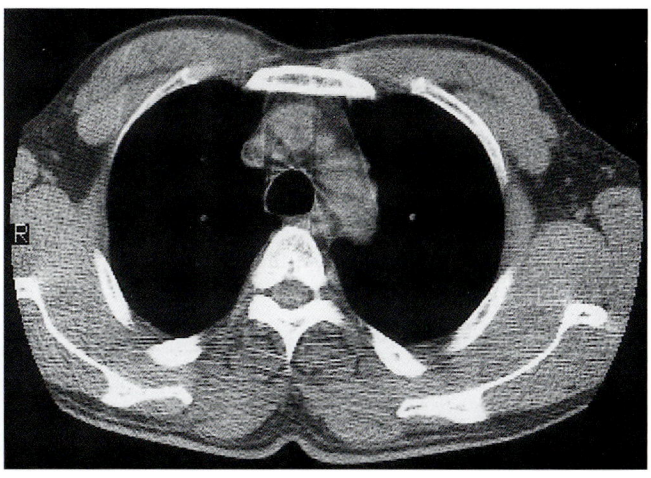

21

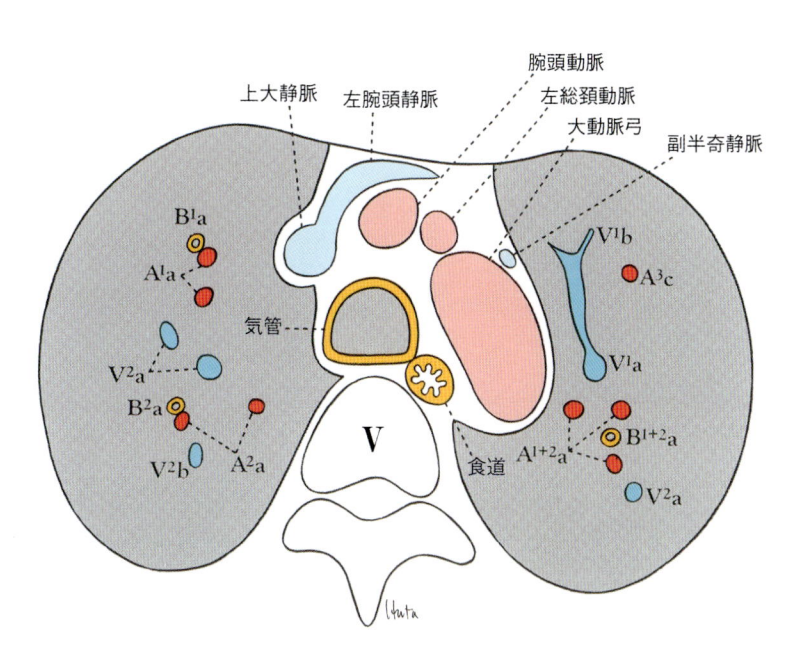

| | 上大静脈 | 左腕頭静脈 | 腕頭動脈 | 左総頚動脈 | 大動脈弓 | 副半奇静脈 |

気管

食道

V

レベル9 大動脈弓上部のレベル

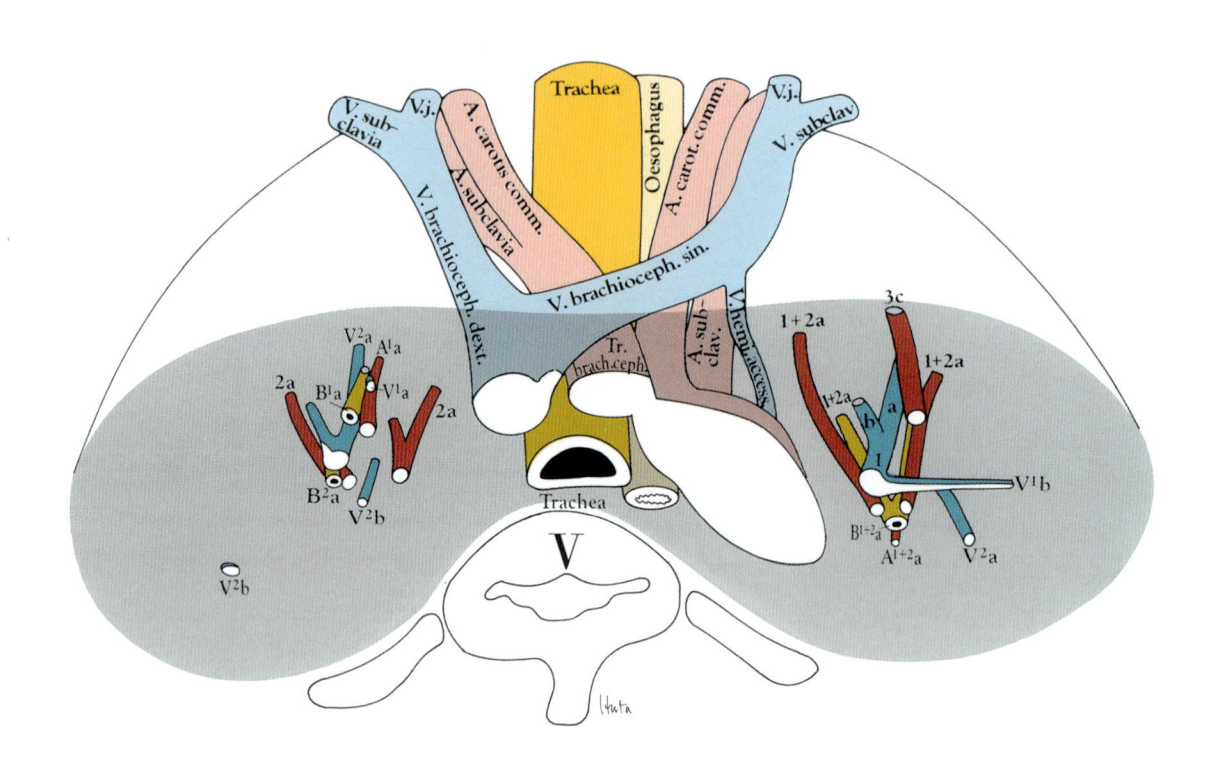

6. 大動脈弓上部のレベル（レベル9）

大動脈弓の前方に接して腕頭動脈の断面像がみられ，大動脈弓の陰影がひょうたん形にみえる．

上大静脈に合流する左腕頭静脈の一部がみられ，上大静脈の陰影が水滴状にみえる．

右肺野では腹側から V¹a，B¹a，A¹a，V²a，B²a，A²a，V²b の断面像が順にみえる．

左肺野では腹側から A³c，V¹，V¹b，A¹⁺²a，B¹⁺²a，A¹⁺²a，V²a の断面像が順にみられる．

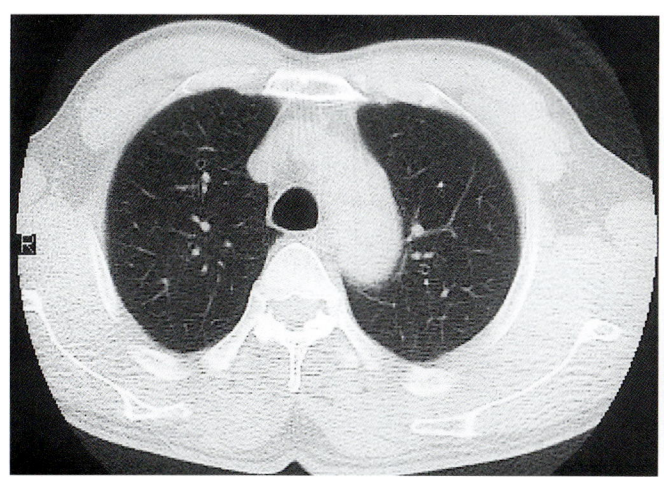

23

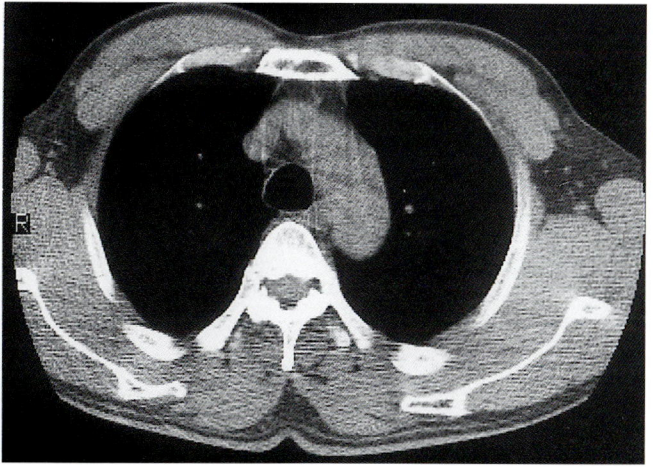

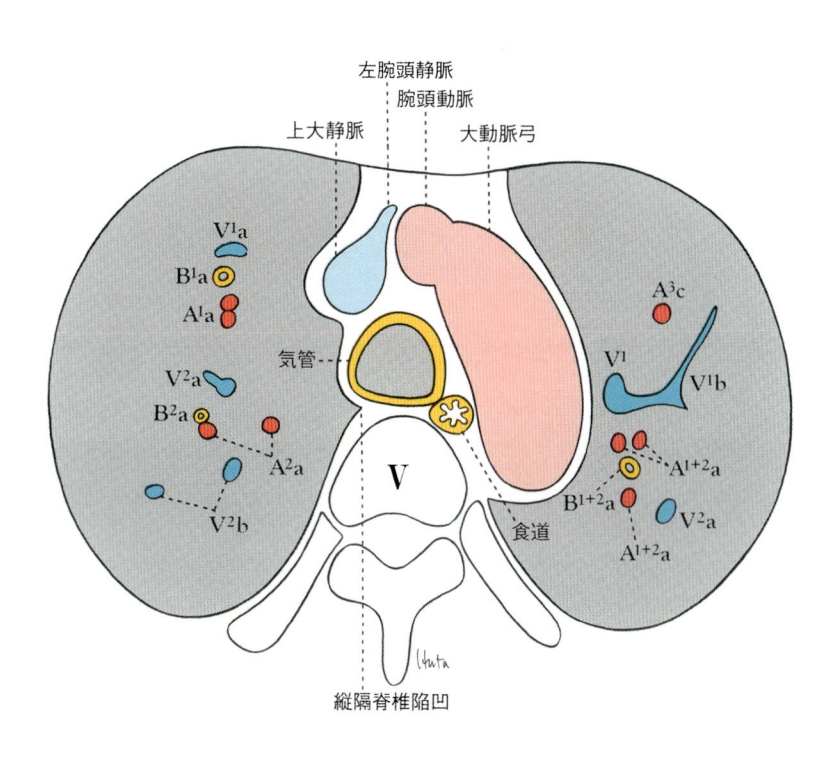

上大静脈　左腕頭静脈　腕頭動脈　大動脈弓

気管

食道

縦隔脊椎陥凹

レベル10　大動脈弓中央部より5mm頭側のレベル

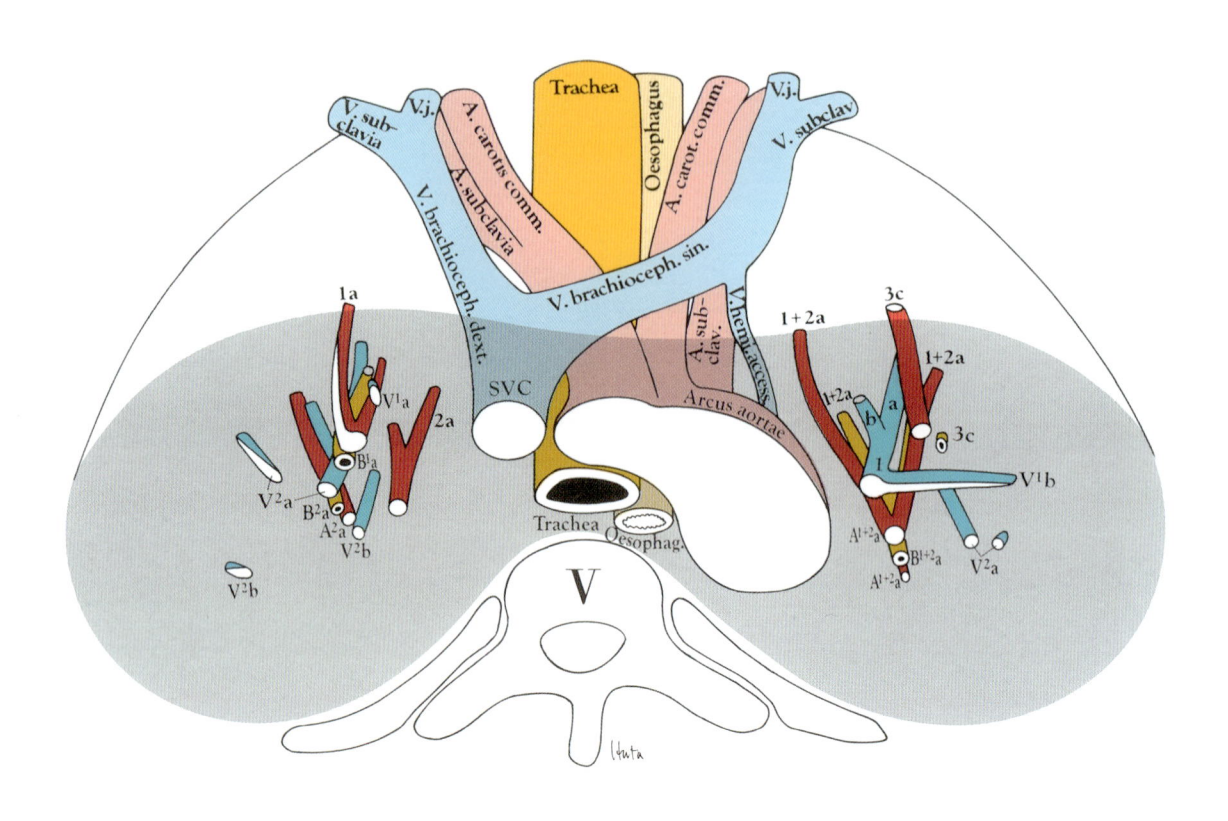

7. 大動脈弓のレベル（レベル10, 11）

　胸椎体のすぐ前方に馬蹄形の気管の透亮像を認める．その右前方に円形ないし楕円形の上大静脈がみられる．気管の左前方から左後方にかけてみえるバナナ状の大きな陰影が大動脈弓である．気管と胸椎体との間に少量の空気を含む食道の透亮像が認められる．大動脈弓と胸骨柄との間に脂肪組織があり，前接合線 anterior junction line を形成している．

　右肺野中央やや前方に B^1a，やや後方に B^2a の透亮像がみられる．B^1a とならんで A^1a，B^2a とならんで A^2a がある．B^1a と B^2a との中間に V^2a があり，最も腹側に V^1a，B^2a の背側に V^2b が認められる．

　左肺野では大動脈弓の左外側で背側に $B^{1+2}a$，腹側に B^3c の透亮像をそれぞれ認める．$A^{1+2}a$ は $B^{1+2}a$ の前後にあり，A^3c は B^3c に接している．V^1 は大動脈弓に接しており，さらに V^2a は $B^{1+2}a$ の外側に認められる．

　胸壁では第5胸椎，第2〜5肋骨，胸骨柄を認める．

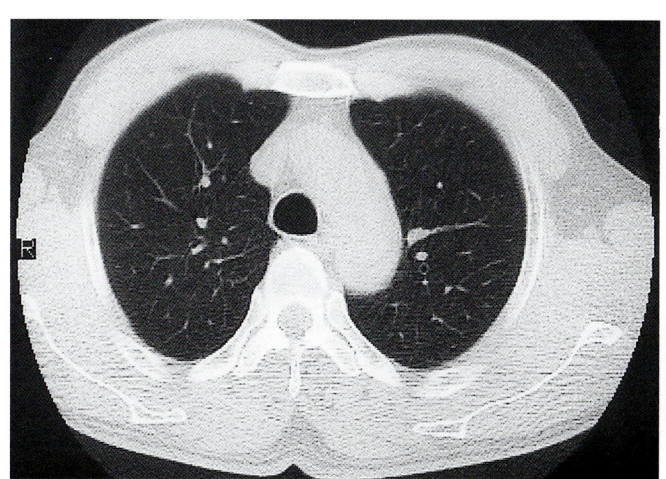

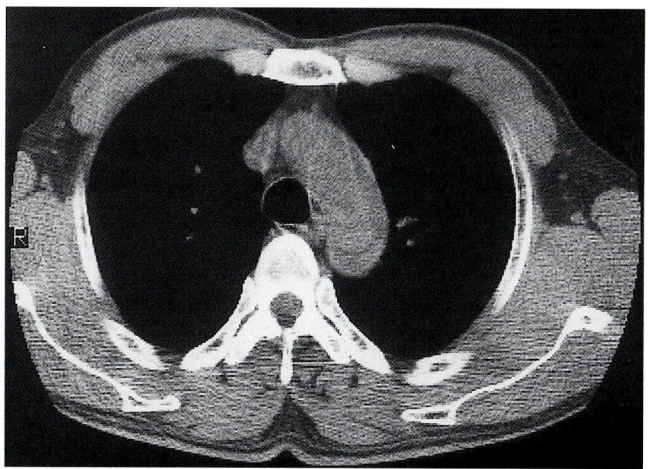

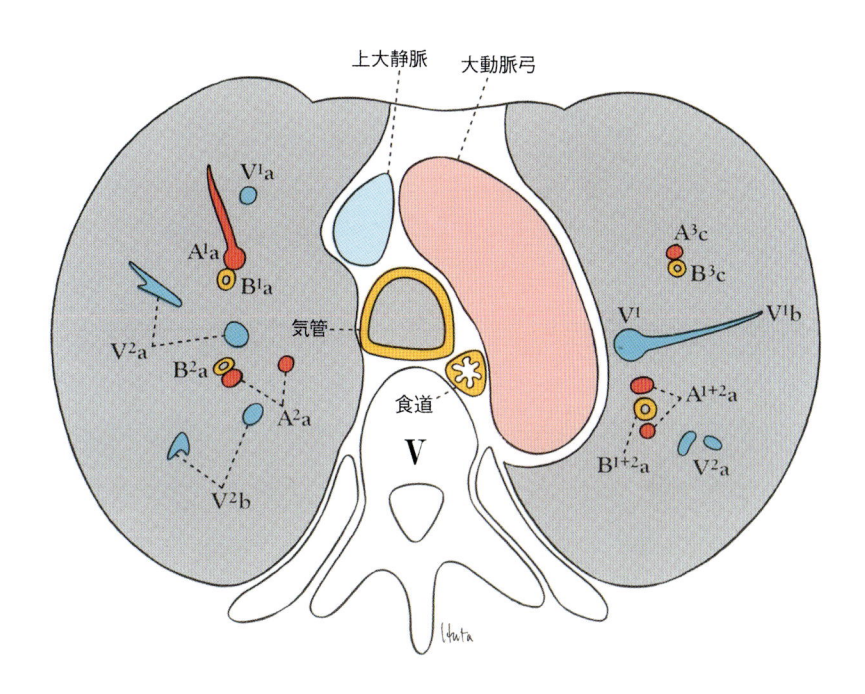

25

上大静脈　大動脈弓

V¹a　A¹a　B¹a
V²a　B²a　気管
A²a　食道
V²b　V

A³c
B³c
V¹
V¹b
A¹⁺²a
B¹⁺²a　V²a

レベル11　大動脈弓中央部のレベル

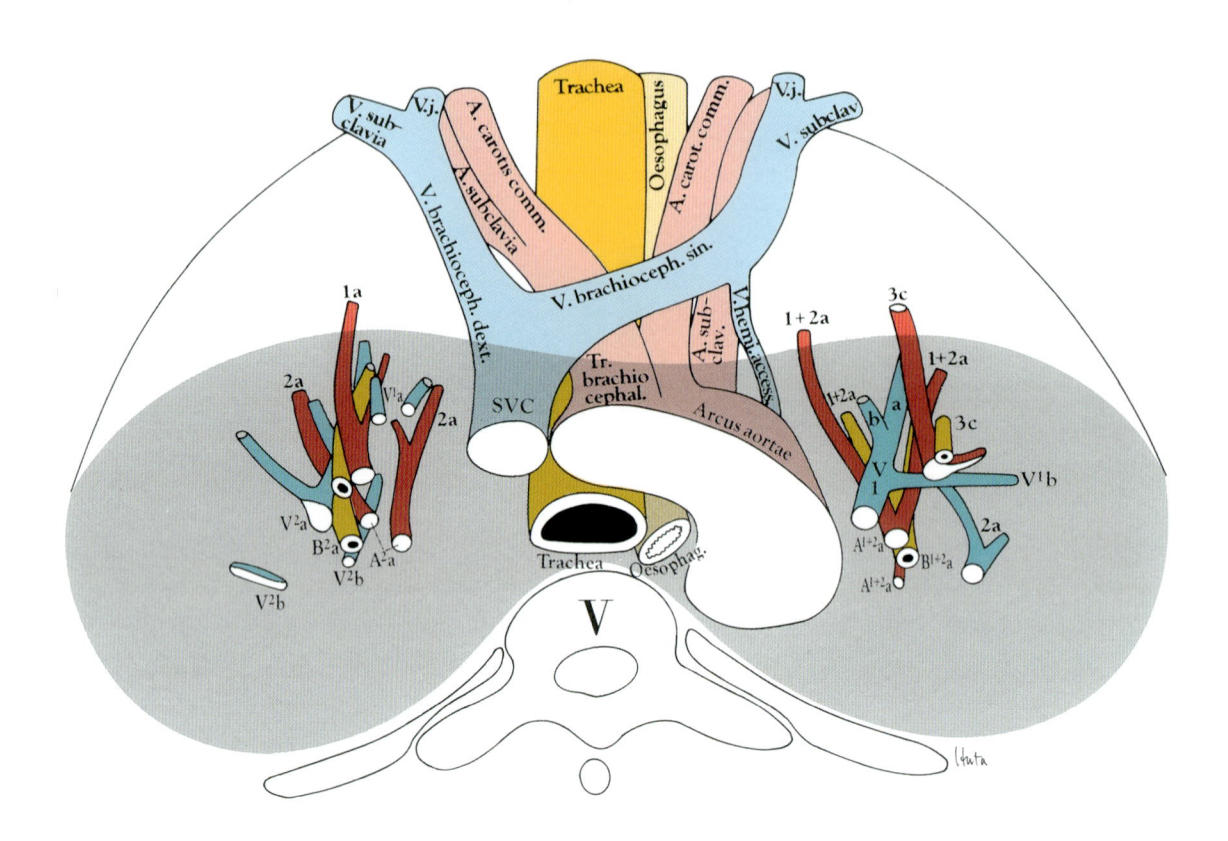

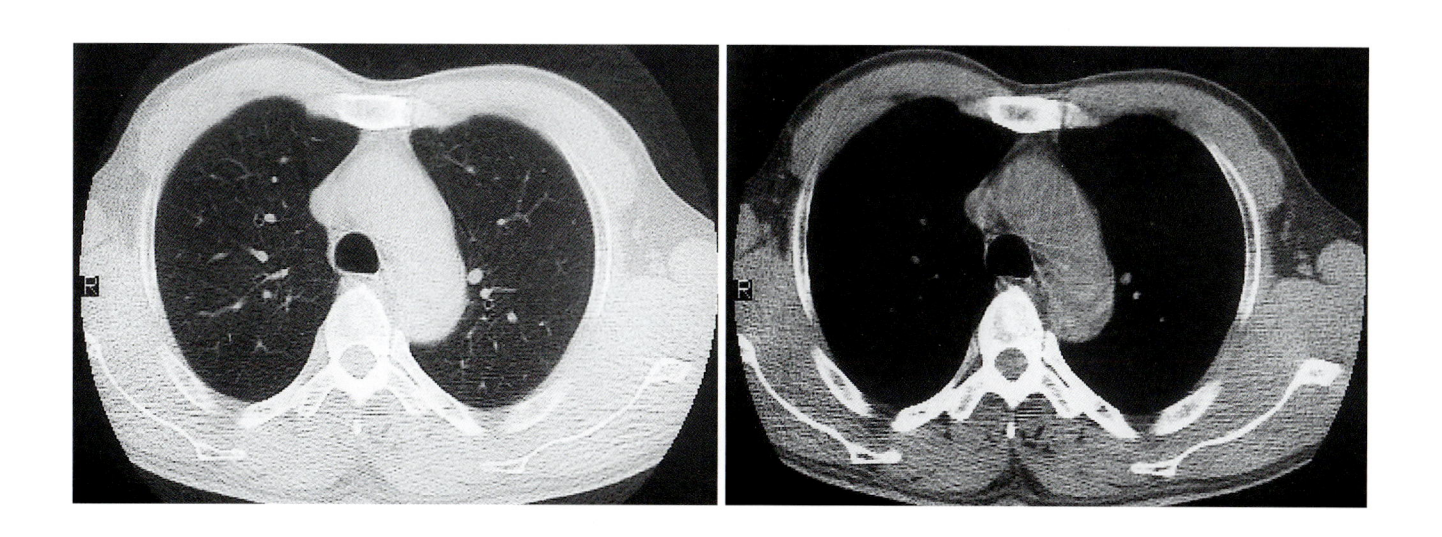

27

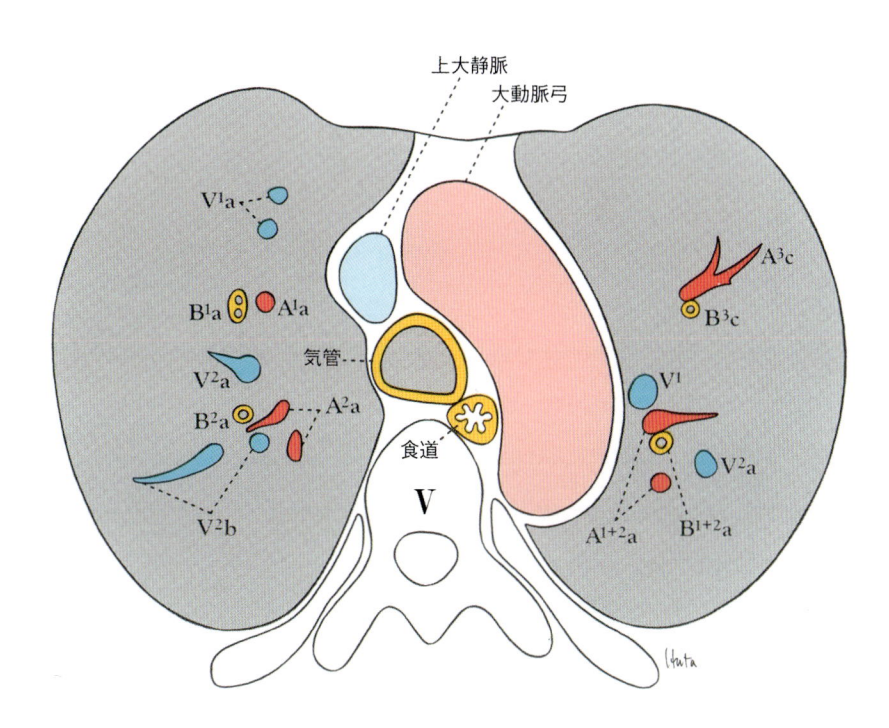

上大静脈
大動脈弓
気管
食道
V

V¹a
B¹a　A¹a
V²a
B²a---A²a
V²b

A³c
B³c
V¹
V²a
A¹⁺²a　B¹⁺²a

レベル12　大動脈弓中央部より5mm尾側のレベル

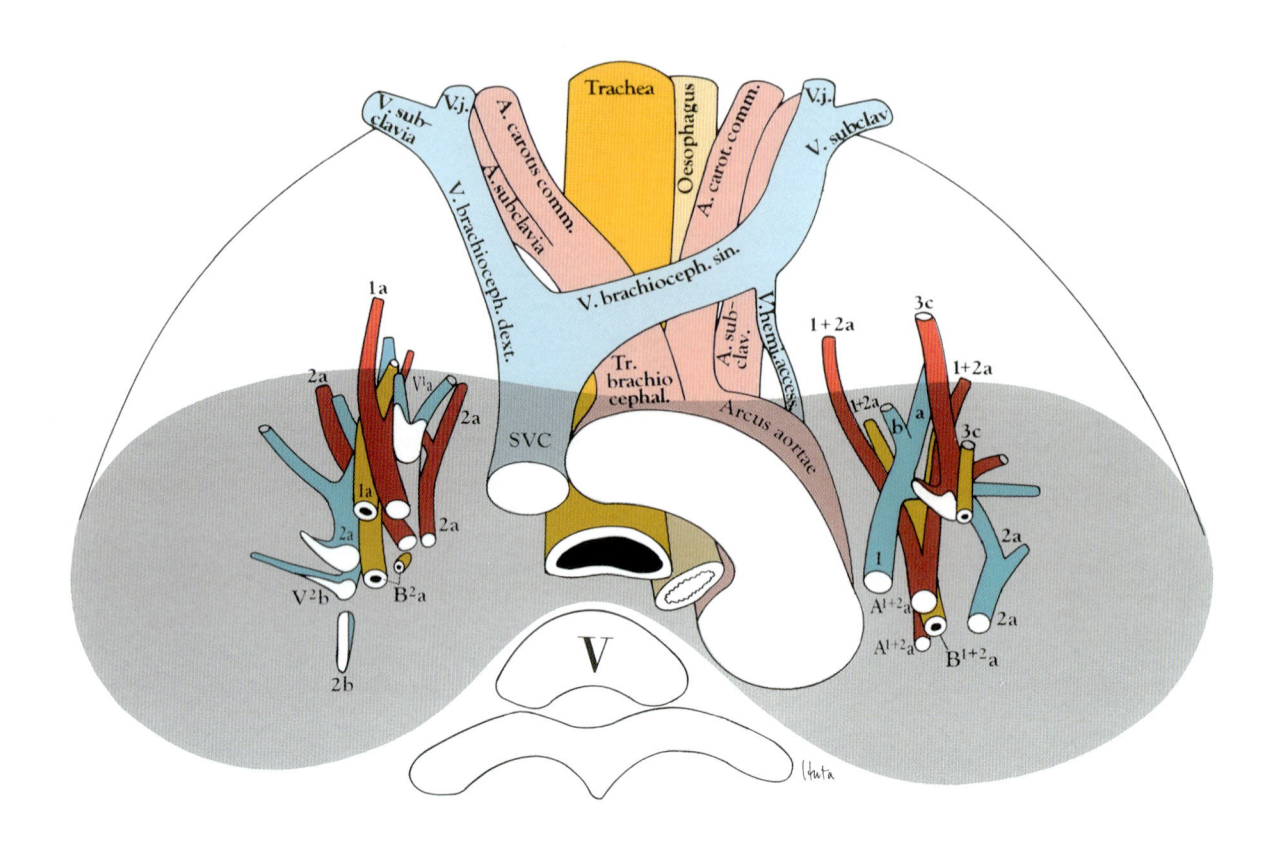

8. 大動脈弓中央部より5mm尾側のレベル（レベル12）

　大動脈弓の下縁近くで，腹側の上行大動脈，背側の下行大動脈の2つの円形陰影に分かれる手前で，大動脈弓の陰影の中央にくびれがみられる．

　肺野の区域気管支，動脈，静脈の配列はレベル10，11とほぼ同じである．

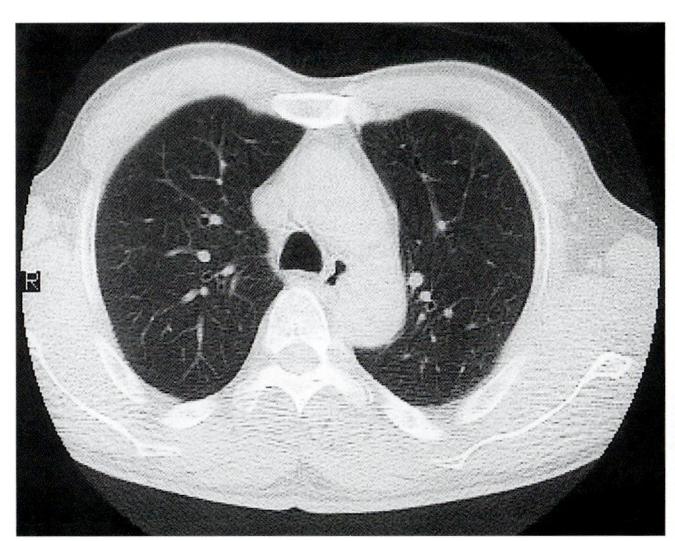

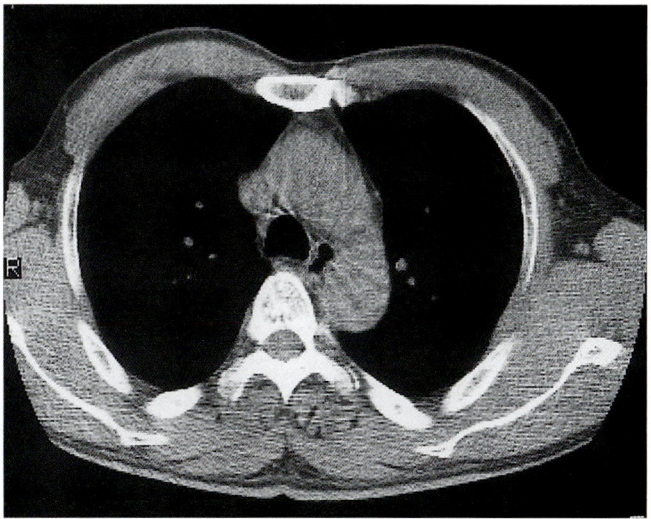

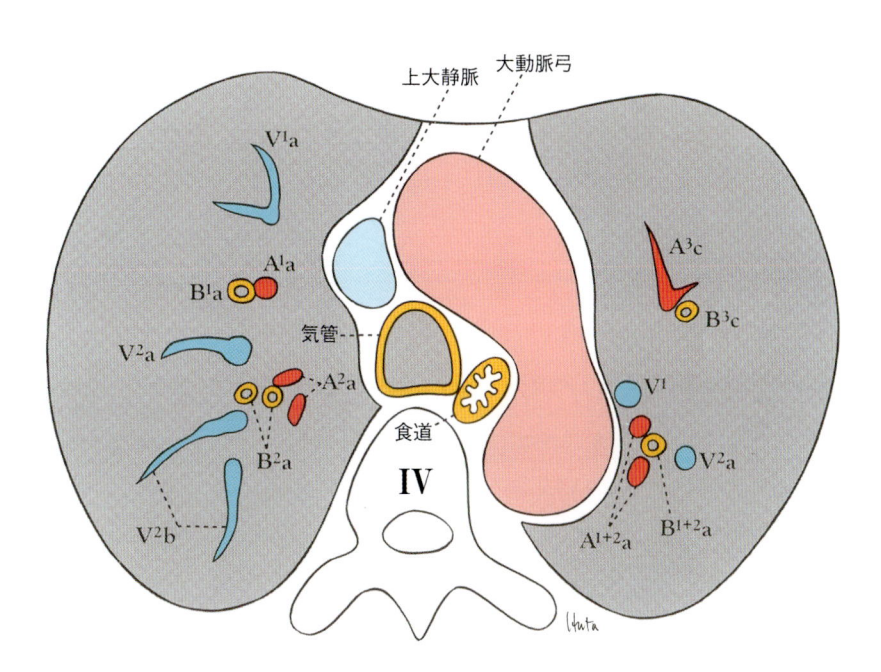

29

上大静脈　大動脈弓

V^1a
B^1a A^1a
V^2a
A^2a
B^2a
V^2b
気管
食道
IV

A^3c
B^3c
V^1
V^2a
$A^{1+2}a$ $B^{1+2}a$

レベル13　大動脈—肺動脈間窓のレベル

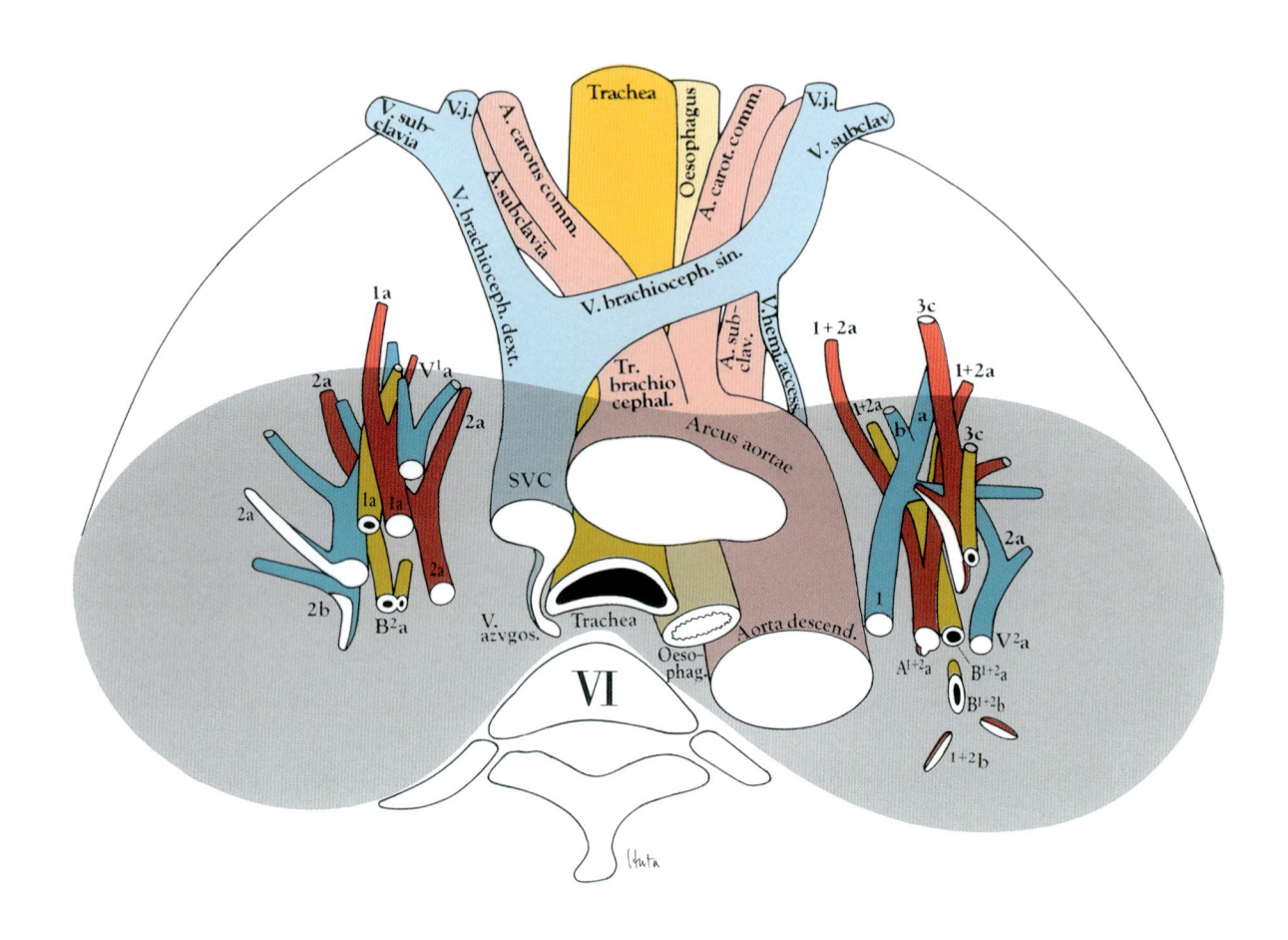

9. 大動脈—肺動脈間窓のレベル（レベル13）

　胸椎体のすぐ前方に気管の透亮像がみられる．気管の右外側にある帯状の陰影は奇静脈弓で，奇静脈が上大静脈に合流しているところである．気管の前方に上行大動脈から大動脈弓への移行部の大きな円形陰影がみられる．胸椎体の左側にこれより少し小さな円形陰影がみられるのが下行大動脈である．気管と下行大動脈の間に空気を含んだ食道の透亮像を認める．このレベルのCTでみられる上行大動脈と下行大動脈の間が大動脈—肺動脈間窓 aorto-pulmonary window で，その部位には大動脈下リンパ節が小円形陰影として認められることが多い．

　右肺野の中央に B¹a, B²a の輪状の透亮像が見られる．A²a は奇静脈弓に接する小円形陰影である．A¹a は B¹a の内側にならんでいる．V²a は B¹a と B²a との間にあり，V²b は背側から B²a の外側に向かっている．V¹a は B¹a よりもさらに腹側に認められる．

　左肺野では B¹⁺²a, B¹⁺²b の輪状陰影が肺門部の近くにならんでいる．また，B³c の輪状陰影はさらに腹側に認められる．A¹⁺²a は B¹⁺²a と，A¹⁺²b は B¹⁺²b とならんで見られる．A³c は B³c とならんでおり，さらに腹側に向かっている．V¹ は肺門部の最も縦隔側にみられる．

31

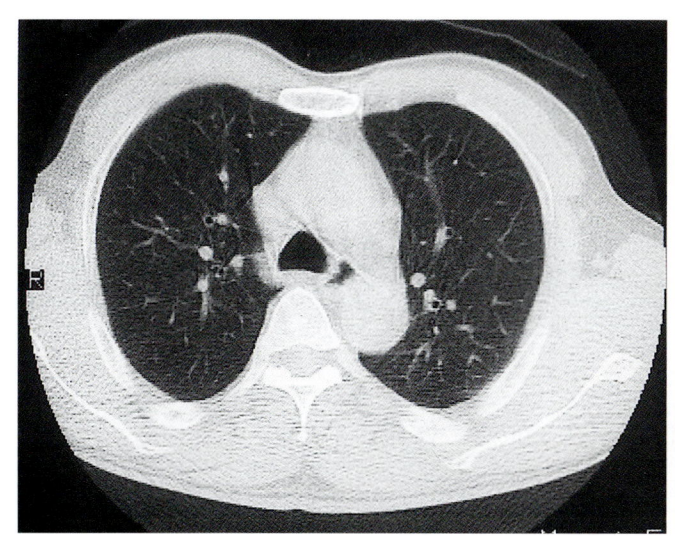

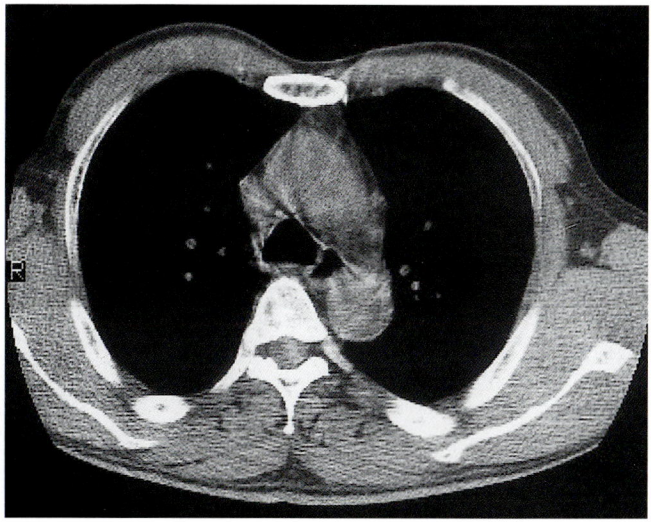

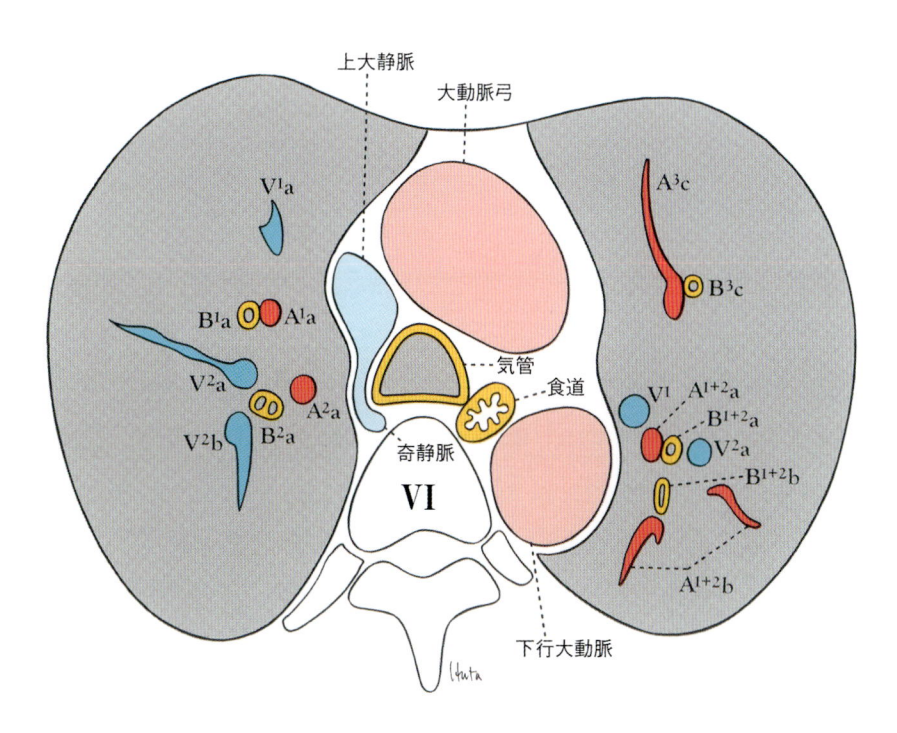

レベル14　奇静脈弓のレベル

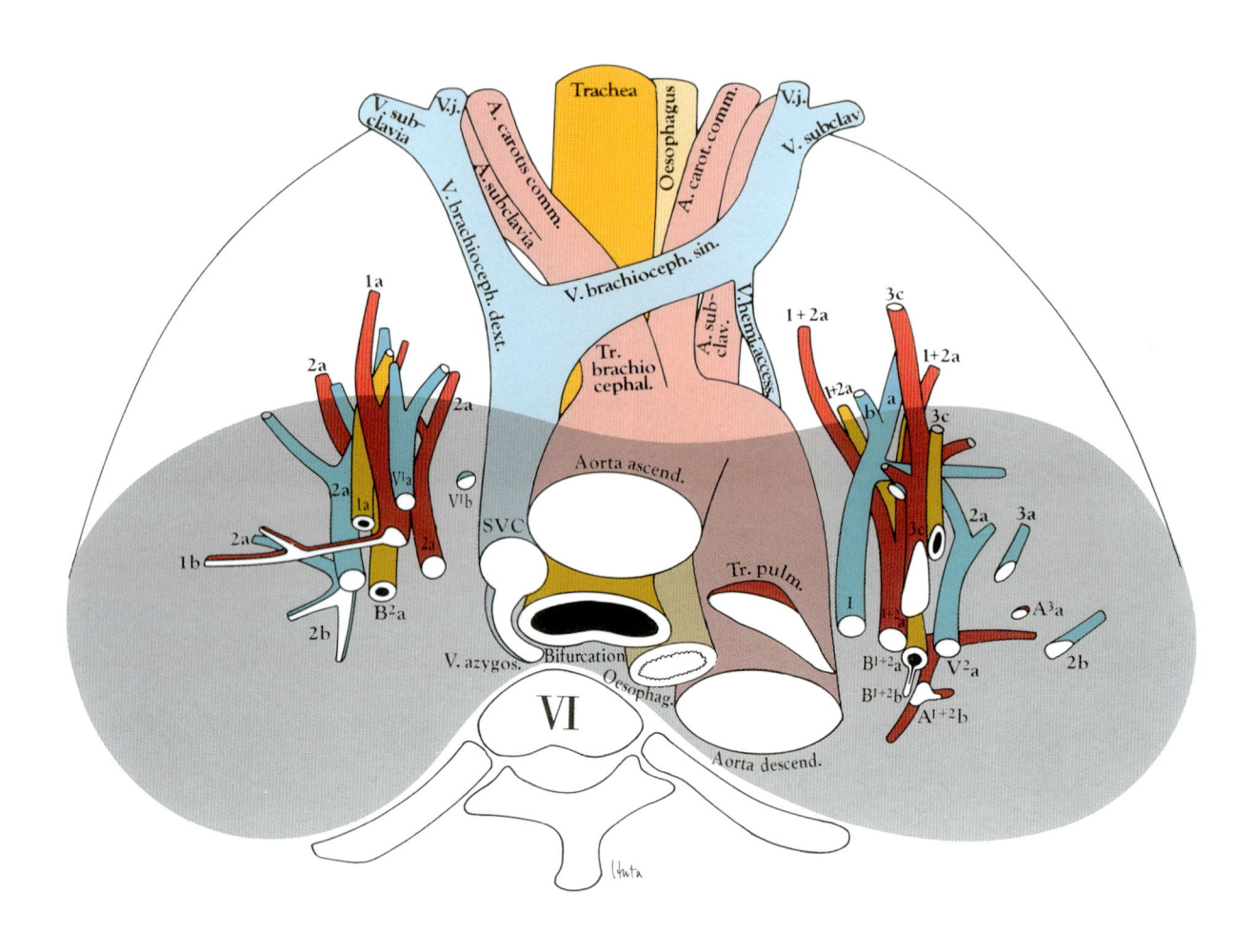

10. 奇静脈弓のレベル（レベル14）

　レベル13に比べて奇静脈弓の陰影が太く，右主気管支の外側に明瞭にみられる．

　気管が左右の主気管支に分岐するところで，内腔が左右に拡がり，膜様部では気管分岐部に相当する内腔への突出像を認める．

　気管の左側には肺動脈幹の頭側部がみられる．

　肺野では横走する血管陰影の数が頭側のスライスに比べて多く，幅が広くなっている．

33

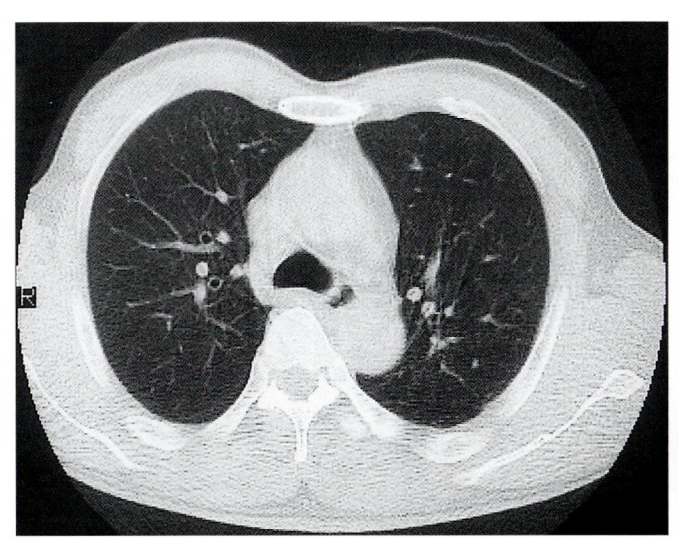

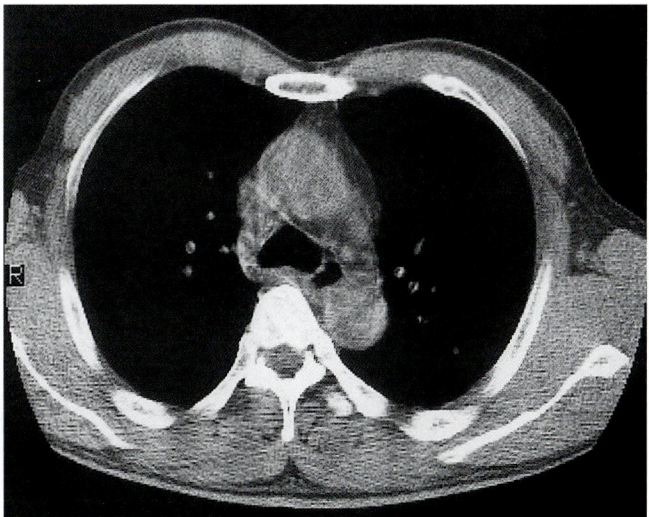

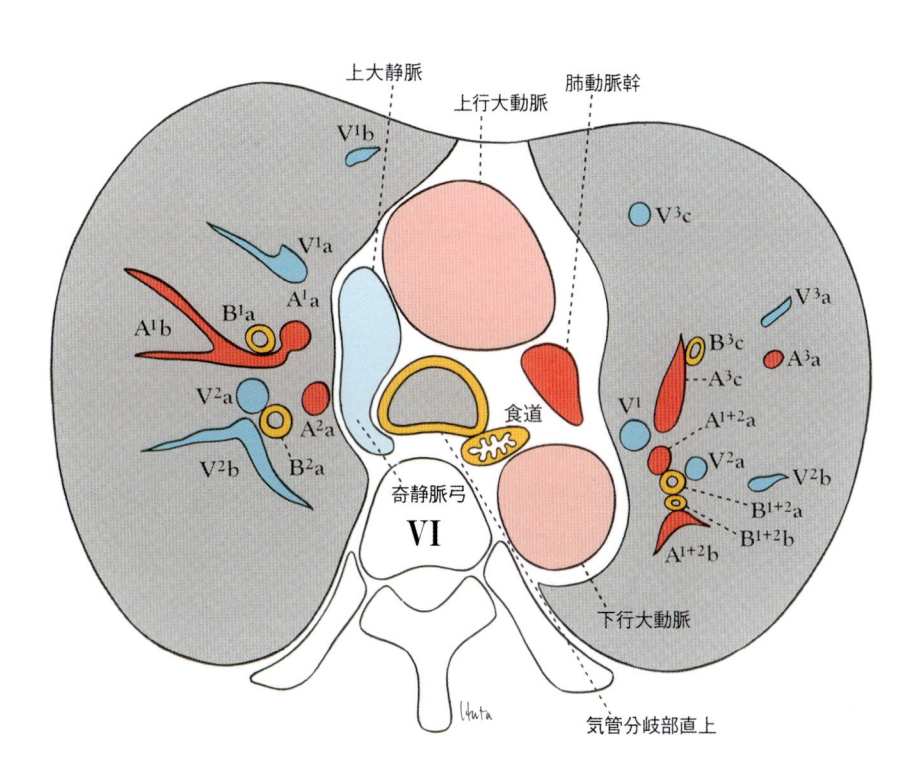

34　1章　胸部の立体解剖

レベル15　気管分岐部（上部）のレベル

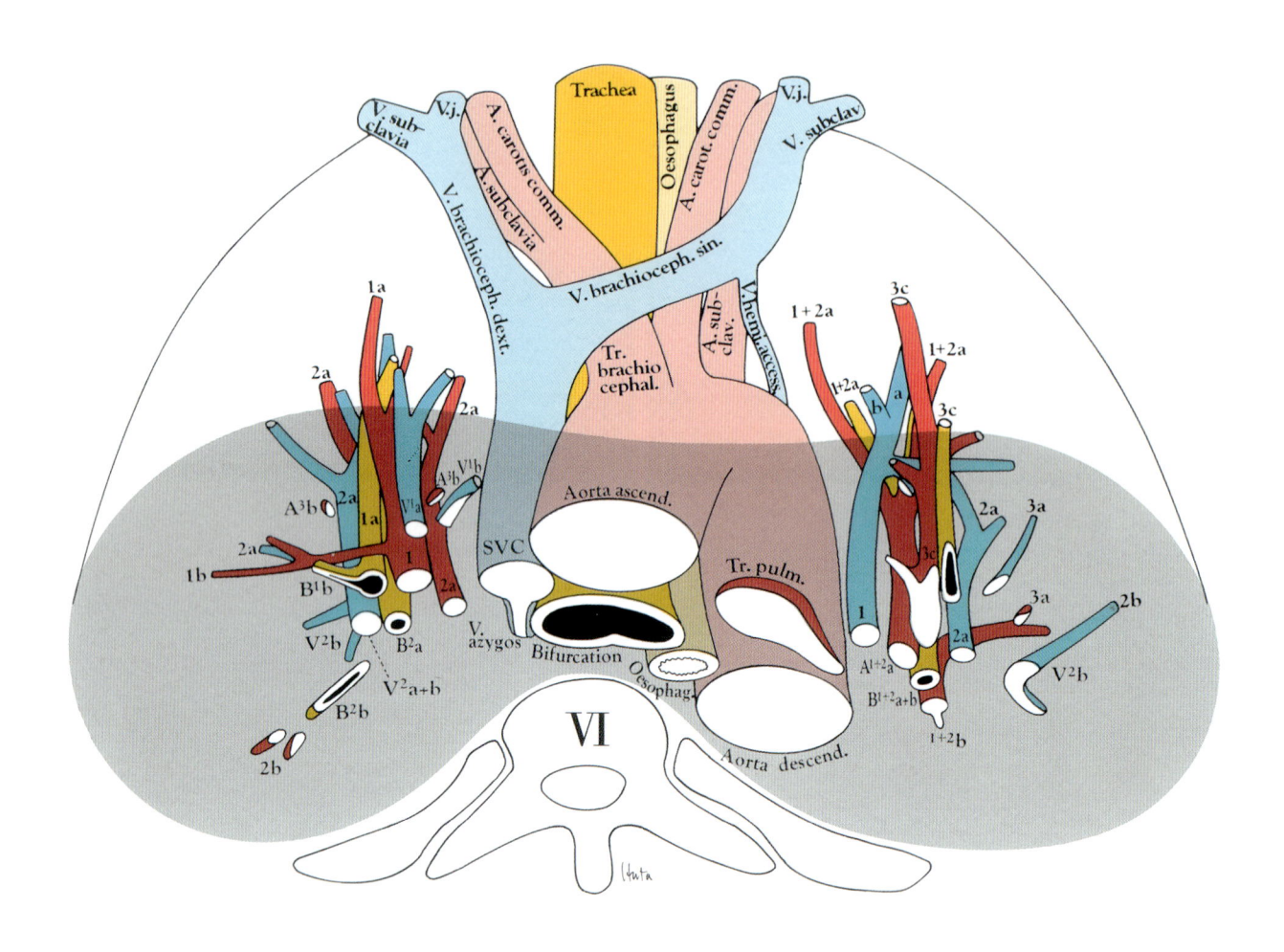

11. 気管分岐部（上部）のレベル（レベル15）

　胸椎体のすぐ前方に逆ハート形の気管分岐部があり，左右の主気管支に移行する．右主気管支の前方には上大静脈と奇静脈の合流部が三角形の陰影として認められる．その前方に上行大動脈の大きな円形陰影が見られる．胸椎体の左側に下行大動脈の円形陰影がみられる．上行大動脈と下行大動脈との間に楕円形の陰影があり，肺動脈幹である．左主気管支と下行大動脈との間に食道の透亮像を認める．

　右肺野ではB^1a，B^2aの輪状陰影がみられ，さらにB^1b，B^2bの横走ないし斜走する管状陰影が認められる．A^1はB^1aの縦隔側に，A^2はB^2aの縦隔側にそれぞれみられる．A^2bはB^2bとならんでいる．V^1aはB^1aの少し前方にあって，さらにV^1bもみられる．V^2a+bはB^2aの外側にある．

　左肺野では$B^{1+2}a+b$の輪状陰影と，その少し前方を斜走するB^3cが見られる．$A^{1+2}a$と$A^{1+2}b$とが$B^{1+2}a+b$の前後にそれぞれ認められる．A^3cは$A^{1+2}a$の前方をB^3cに向かっている．A^3aはB^3cの外側にある．V^1は左肺門部の最も縦隔側にみられる．V^2aは$B^{1+2}a+b$の外側にあり，V^2bはさらにその外側にみられる．V^3a，V^3cは肺野の最も腹側にみられる．

　左肺野の背側に左右に横切る線状陰影がみられ，その周辺は血管陰影が乏しくavascular areaという．これが上・下葉の葉間線の陰影である（矢印）．

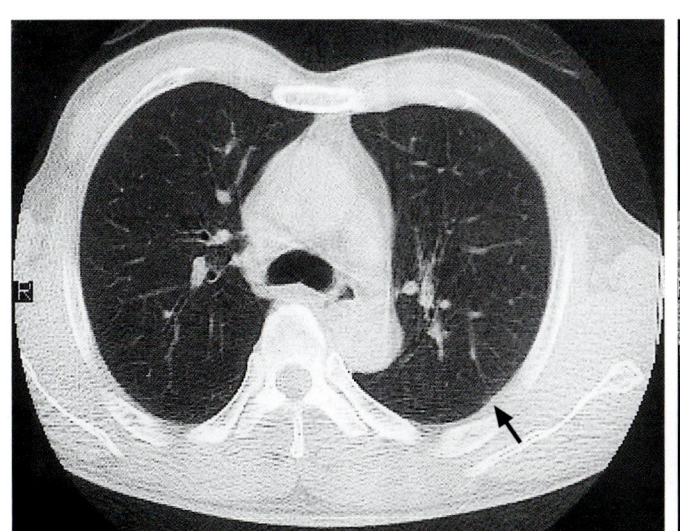

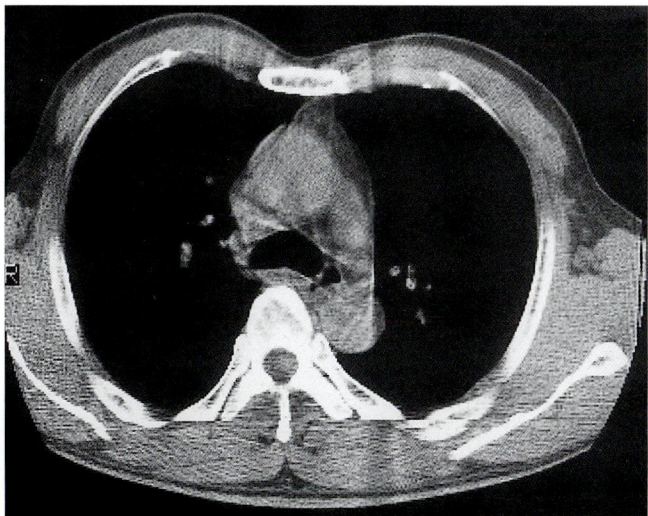

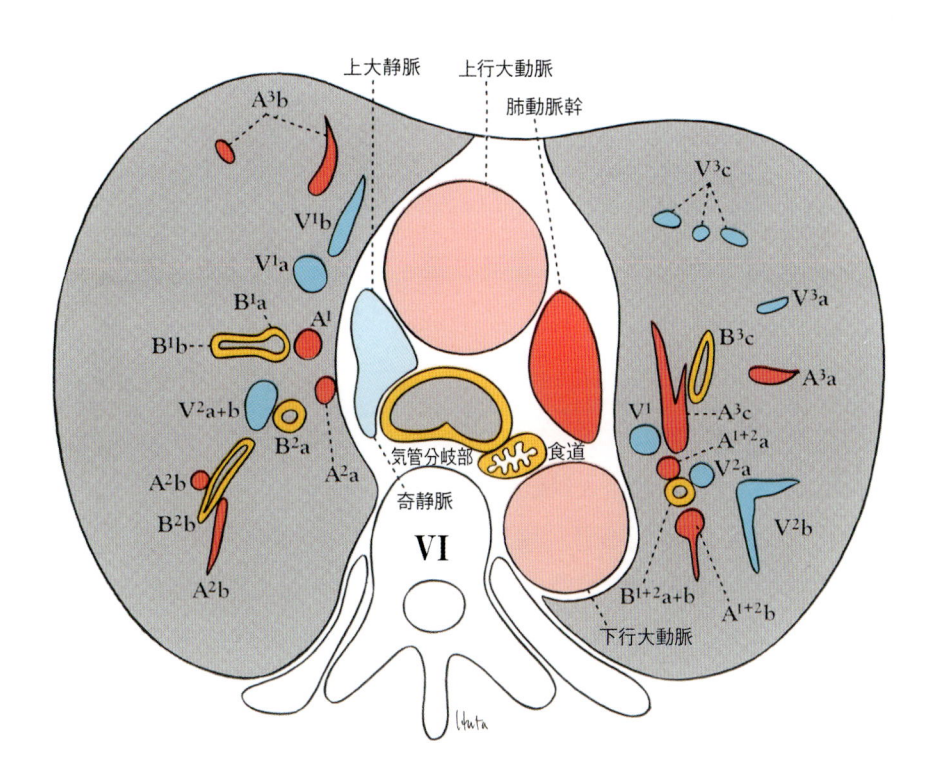

35

上大静脈　上行大動脈
　　　　　肺動脈幹

A³b
V¹b
V¹a
B¹a　A¹
B¹b
V²a+b　　B²a
　　　　A²a
A²b　B²b
　　　気管分岐部
　　　食道
　　　奇静脈
　　　VI

V³c
V³a
B³c
A³a
V¹　A³c
A¹⁺²a　V²a
V²b
B¹⁺²a+b　A¹⁺²b
下行大動脈

レベル16　気管分岐部（肺動脈幹のレベル）のレベル

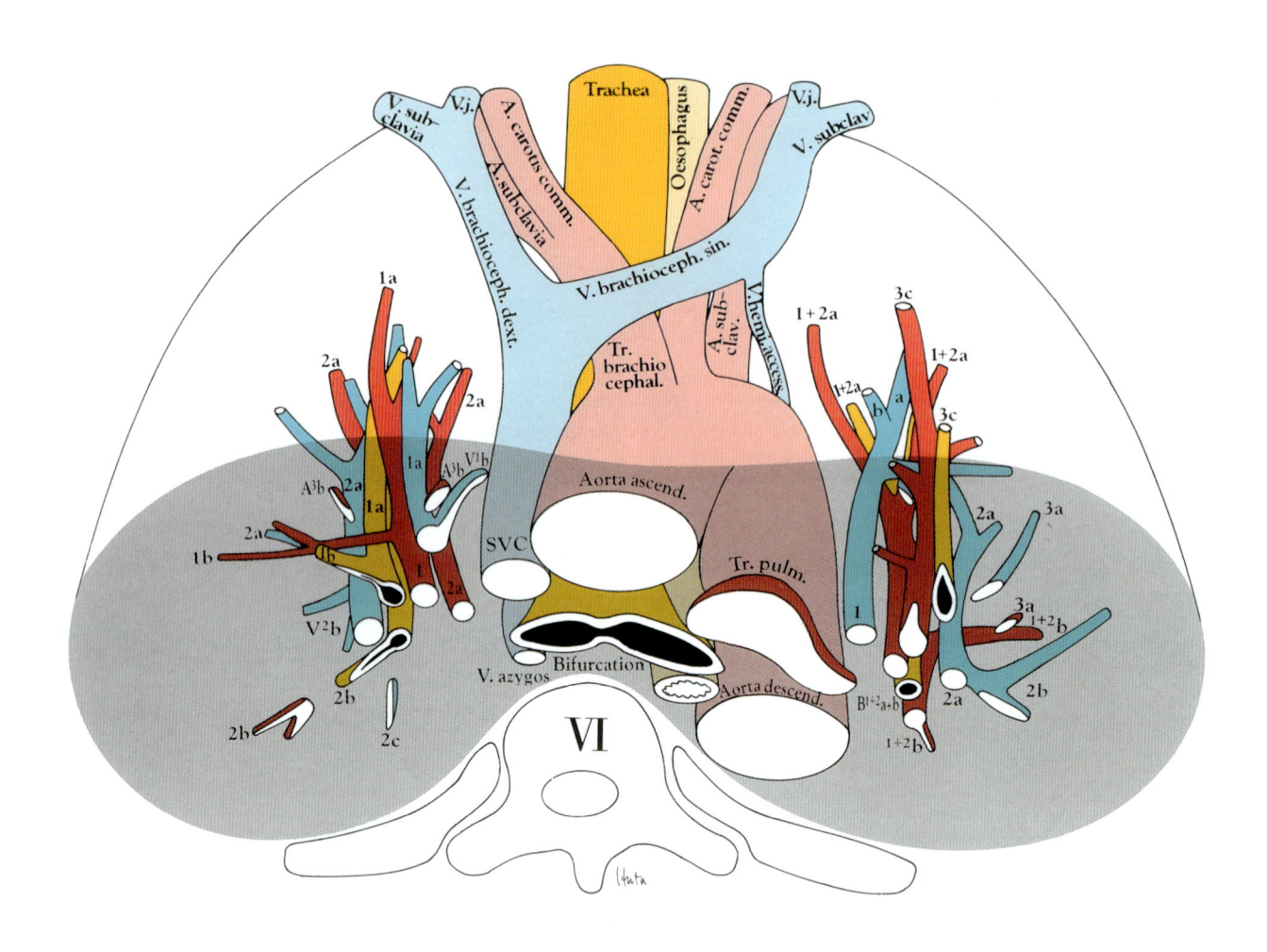

12. 気管分岐部のレベル（肺動脈幹のレベル）（レベル16）

　気管分岐部は胸椎体の腹側に左右の主気管支が連なった二連銃の銃口あるいはハート型のような陰影としてみられる．気管分岐部の腹側には上行大動脈の円形陰影がみられる．

　右側では上行大動脈の後外側で右主気管支の前外側に上大静脈の円形陰影がみられる．右主気管支の後壁には奇静脈もみられる．右肺門を構成する陰影は腹側から背側の順にV¹，A¹，A²aの横断像である円形陰影が並んでいる．右肺野では右のB¹は右主気管支の外側前方でA¹の外側に，またB²は右主気管支の外側後方でA²aの外側に管状陰影として描出され，その間に挟まれてV²a+bの横断像がみられる．V¹はV¹aとV¹bに分岐し肺野前方に帯状陰影としてみられる．また，A³bも長軸方向にスライスされ，帯状陰影として肺野の前方にみられる．肺野の背部には同じくA²bとV²cのスライス像が帯状陰影としてみとめられる．右主気管支の後壁と椎体に挟まれて奇静脈の円形陰影がみられる．また，気管分岐部のレベルで右主気管支の後壁から外側に接して上大静脈につながる帯状陰影として奇静脈弓が見られることもある．このレベルでの右肺野は前部1/3がS³，後部1/3がS²で，その間がS¹の一部となる．

37

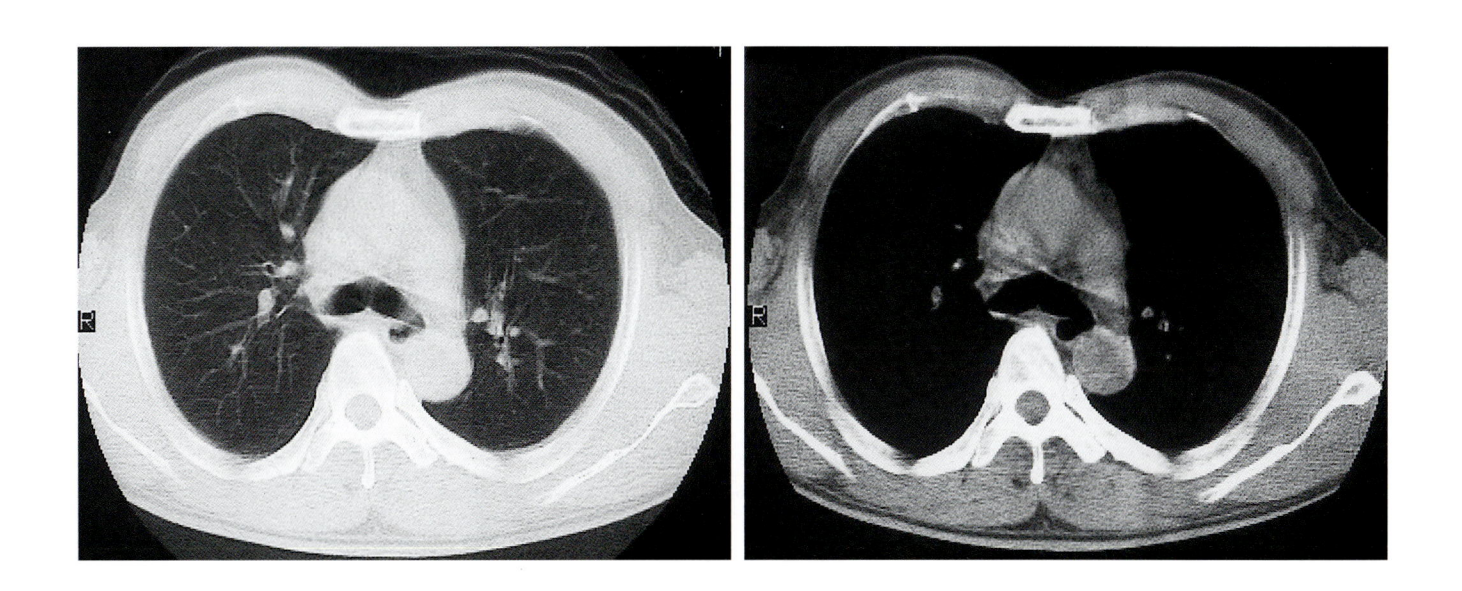

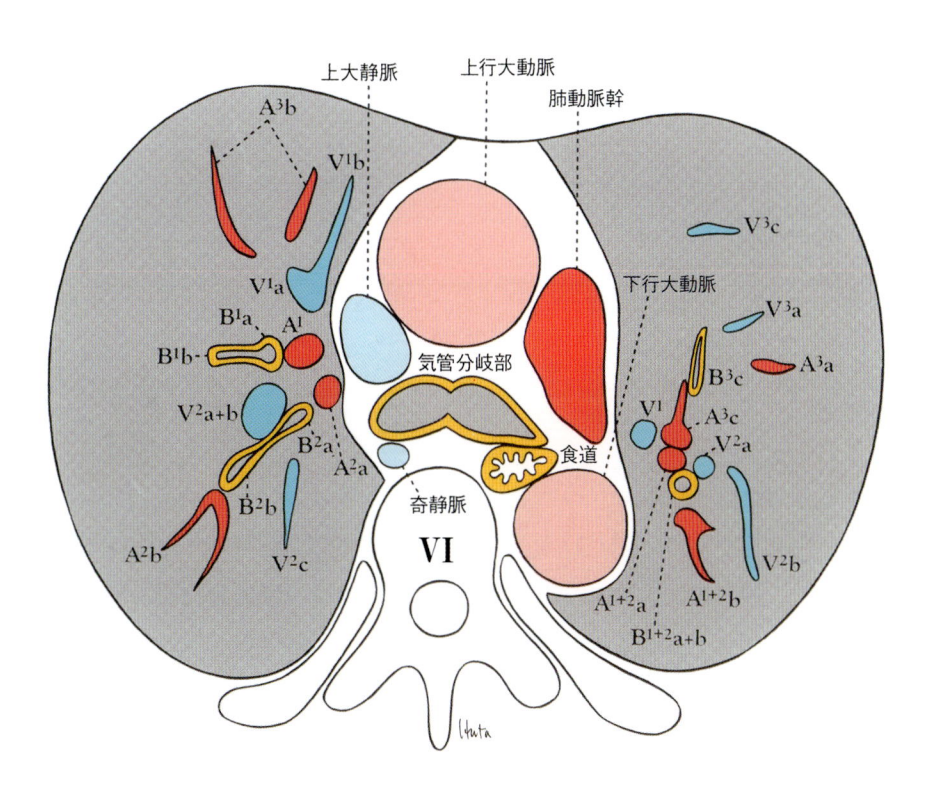

レベル17　右主気管支と右上葉気管支のレベル（a）
　　　　　（左肺動脈のレベル）

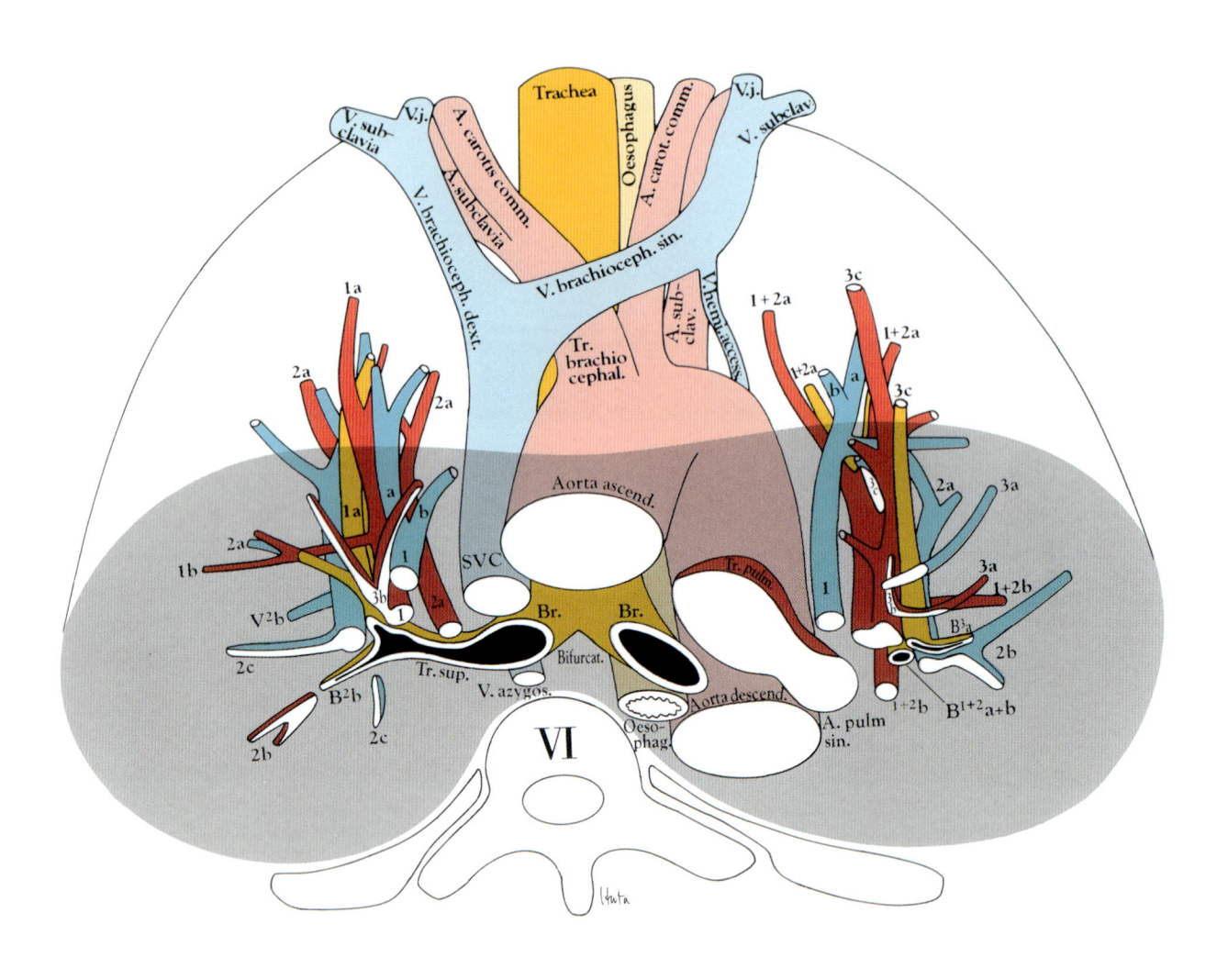

13. 右主気管支と右上葉気管支のレベル（左主肺動脈のレベル）（レベル17）

　気管分岐部より約1cm尾側のレベルで，右側では右上葉気管支が右主気管支の外側から分岐しているのが容易に同定できる．ここからB^3が前方へ分岐し，長軸方向に横断された管状の透亮像としてみられる．同様にB^2も後外側にのびる管状の陰影としてみられる．右主気管支と上葉気管支の後壁は肺と直接に接している．右主気管支の腹側には右主肺動脈上幹のA^{1+3}が凸型の陰影をつくり，そこから肺野前方に向かって帯状にのびるA^3bの陰影がみられる．上行大動脈の右後側には上大静脈が楕円形の陰影としてみられる．B^3とB^2の分岐部外側には上肺静脈の枝のV^2が描出されて，そこから右肺野の外側に延びるV^2cがみられる．右肺野は前部1/2がS^3で，後部1/2がS^2である．

　左側では左主気管支は斜めに横断されて楕円形の輪状陰影として認められる．左主気管支の左前方では肺動脈幹から分岐した左主肺動脈が長軸方向に横断されて肺動脈幹の陰影と連続した帯状の陰影として認められる．また，左肺野の中央，左主肺動脈の外側には$B^{1+2}a+b$の輪状陰影がみられ，その前内側には$A^{1+2}a$，A^3cおよびその枝を同定できる．このA^3cと$A^{1+2}a$と左主肺動脈に挟まれて，

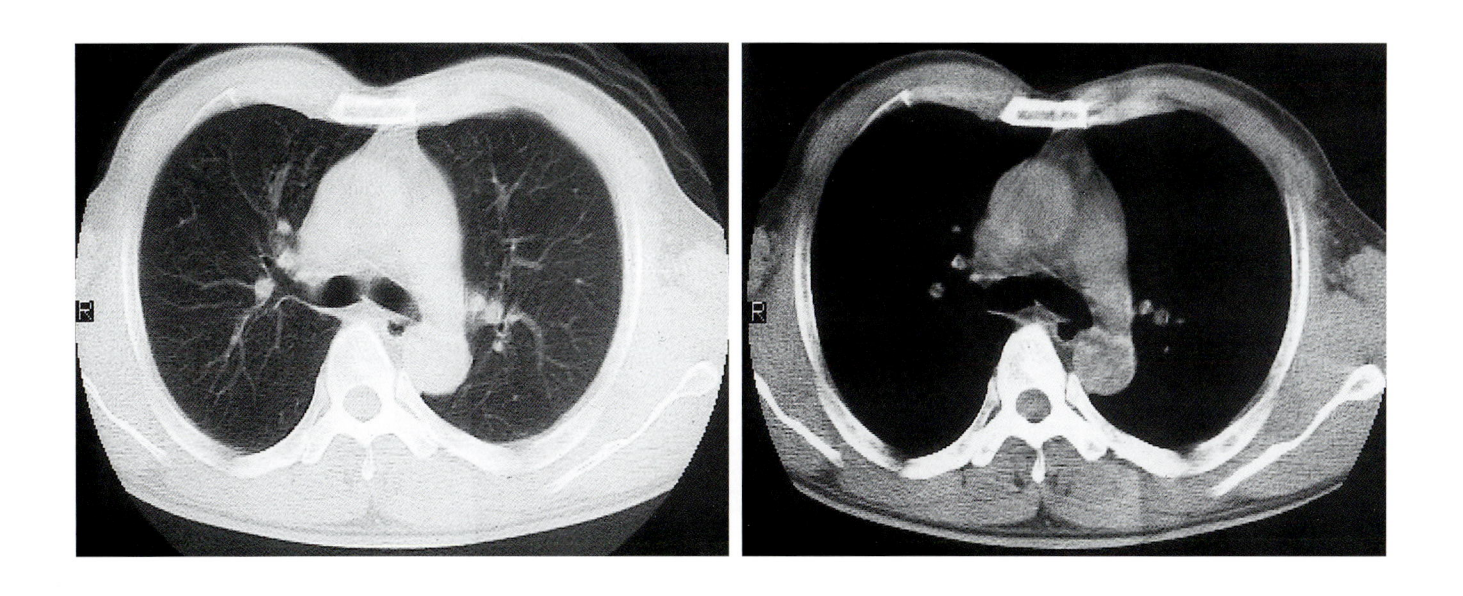

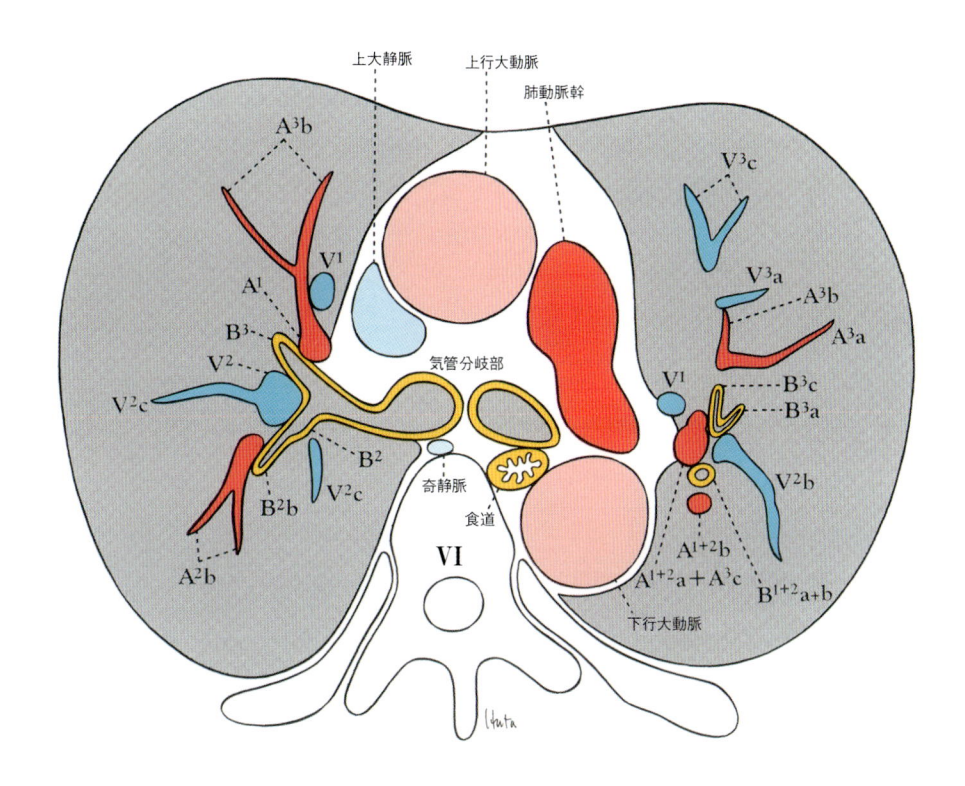

左肺門の最も前部に左上肺静脈の枝のV¹がみられる．左肺野は前部1/2がS³で，後部1/2がS¹⁺²である．上行大動脈は気管分岐部の腹側に，また，下行大動脈は椎体の左側方にみられる．このレベルでの奇静脈食道陥凹は肺気腫を伴った高齢者では深く弯入し，扁平な胸郭では浅い．左主気管支の背側にある輪状陰影は食道である．また，椎体の腹側で右寄りには奇静脈がみられる．

レベル18　右主気管支と右上葉気管支のレベル（b）
　　　　　（左肺動脈のレベル）

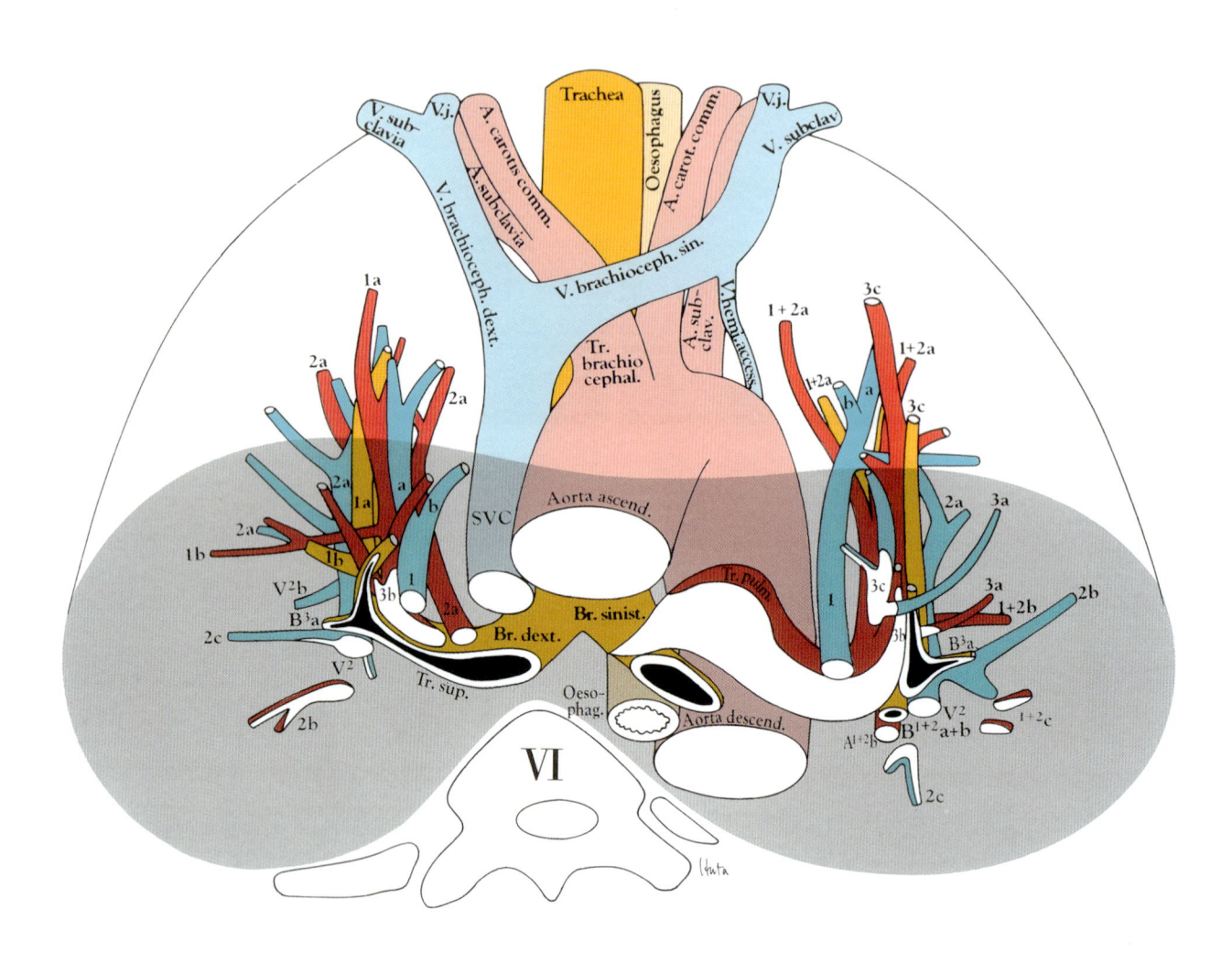

14. 右主気管支と右上葉気管支のレベル（左主肺動脈のレベル）（レベル18）

　気管分岐部より約 1.5 cm 尾側のレベルで，右側では右上葉気管支から前外側方に延びる B^3 が長軸方向に横断され管状陰影として現れ，外側から B^3a, B^3b を分岐しているのがみられる．B^3b の内側に伴走する肺動脈枝の A^3 の帯状陰影もみられる．さらに B^3 の外側には V^2 が円形陰影としてみられ，そこから外側方に延びる V^2c の帯状陰影もみられる．さらに V^2 の後外側には A^2 の枝 A^2b が二分岐した帯状陰影として後外側方にみられる．

　上行大動脈の後外側の楕円形陰影は上大静脈で，上大静脈と A^3b に挟まれて A^2a と V^1 の円形陰影がみられる．したがって，右肺門の最も前部は V^1 で最も後部は右上葉気管支の後壁となる．

　このレベルでの右肺野は前部 1/2 が S^3 で，後部 1/2 が S^2 である．

　左側では左主気管支の腹側には，左主肺動脈が肺動脈幹に連続して後外側に延び，左肺門で A^3 を左肺野の前外側方に分岐している．A^3 はさらに外側から A^3a と A^3b を分岐している．A^3 の内側に伴走する帯状陰影は V^3a+b で，前方で V^3c を分岐している．A^3 の外側に伴走する管状陰影は B^3 で，

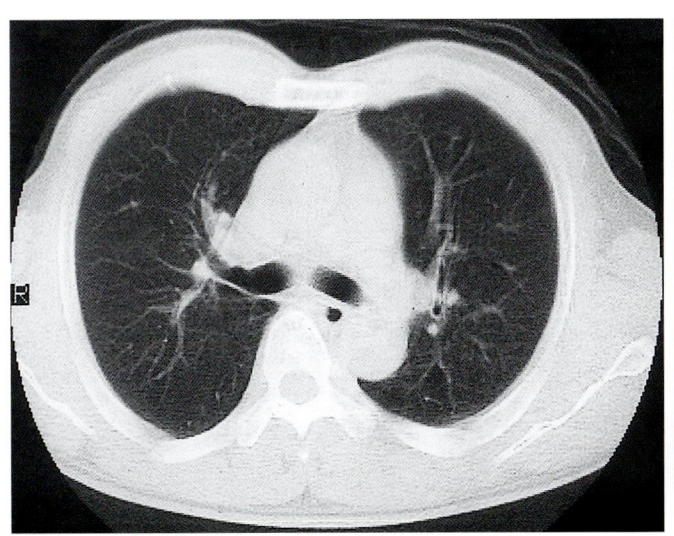

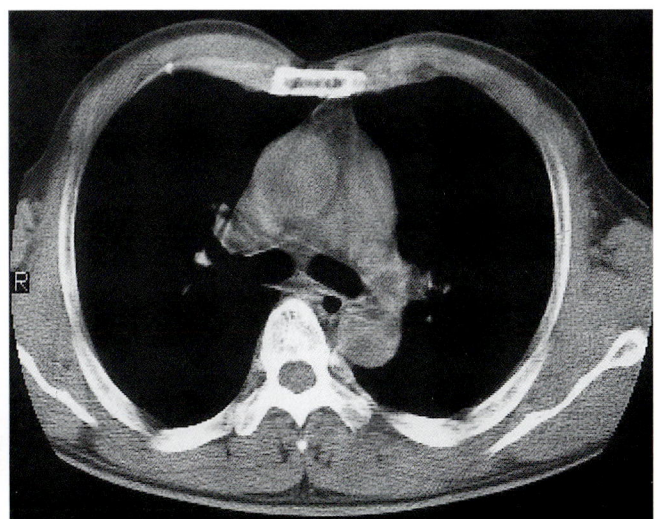

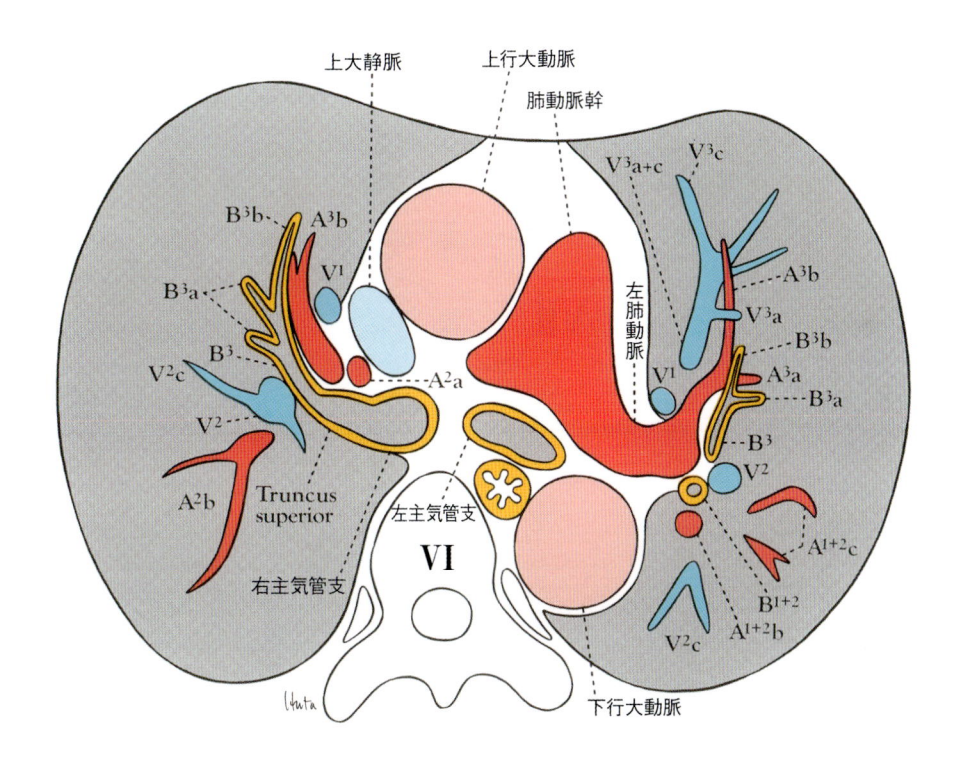

さらに外側より順に B^3a と B^3b を分岐している．左肺門の後方には B^{1+2} の輪状陰影がみられ，その外側は V^2 が，背側には $A^{1+2}b$ が円形陰影としてみられ，さらに肺野の後外側に向かって $A^{1+2}c$ と V^2c の帯状陰影がみられる．

このレベルでの左肺野は前部 2/3 が S^3 で，後部 1/3 が S^{1+2} の領域となる．

上行大動脈は右主気管支の前方に，また，下行大動脈は椎体の左側体にみられる．胸椎は第6胸椎である．

レベル19　中間気管支幹と左主気管支のレベル（a）
（肺動脈幹と左右主肺動脈のレベル）

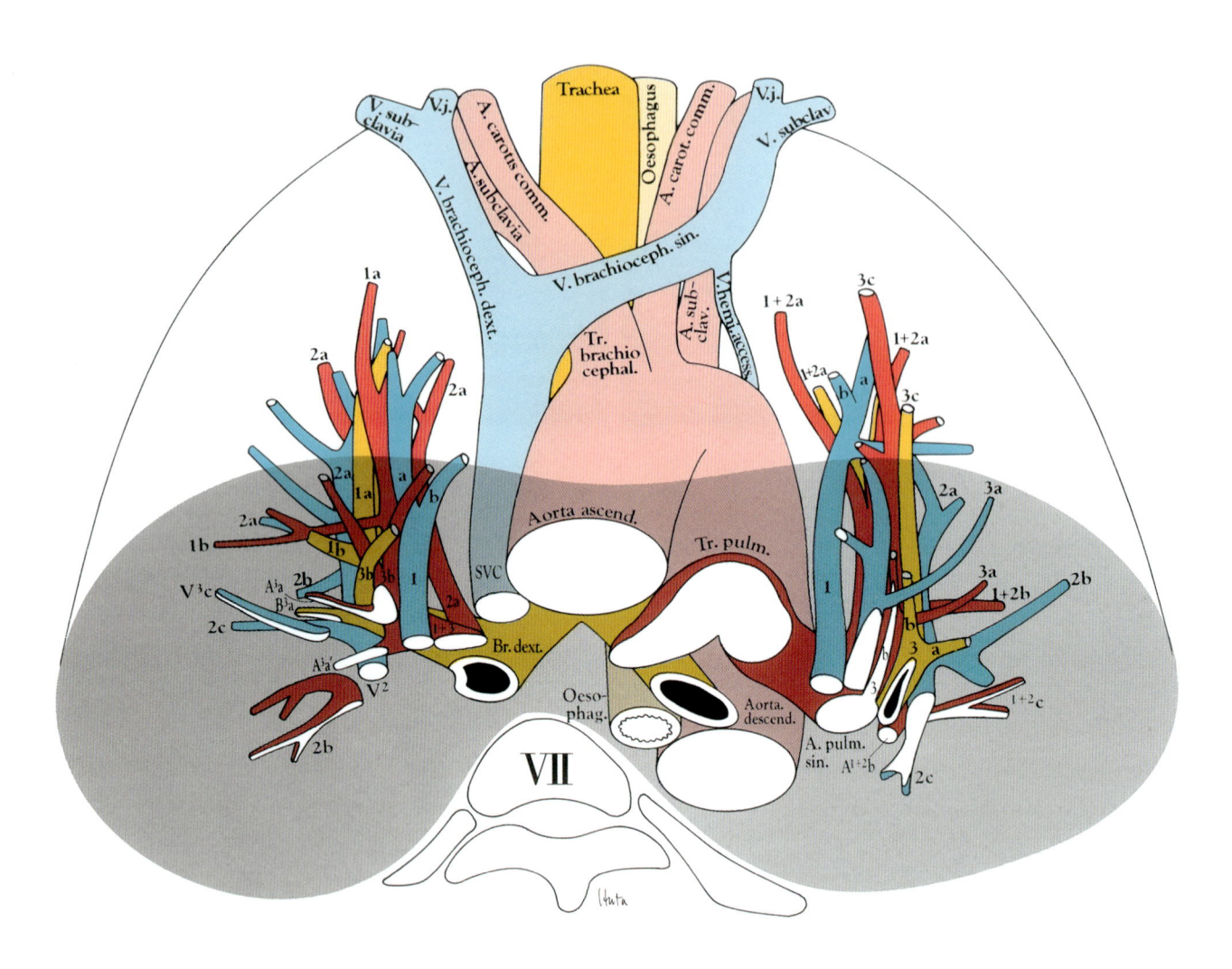

15. 中間気管支幹と左主気管支のレベル（肺動脈幹と左右主肺動脈のレベル）（レベル19）

　中間気管支幹の長さは約3cmほどある．中間気管支幹の高位のレベルでは，左主気管支が同時にスライスされる．

　右側では輪状陰影としてみられる中間気管支幹の腹側の縦隔側寄りに，右主肺動脈の上極の一部が肺動脈幹から連続してみられる．上大静脈の後外側にはA^{1+3}の横断像がみられ，その斜め前方にはV^1の円形陰影がみられる．これら中間気管支幹，上大静脈，A^{1+3}，V^1が右肺門の凸状の陰影を構成している．肺野では肺門から前外側に向かってB^3aの管状陰影がみられ，その内側に伴走するA^3とさらにA^3から分岐するA^3aとA^3bの帯状陰影がみられる．B^3aの外側にはV^3cの帯状陰影が前外側方向に延びている．右肺門より外側方に向かう帯状陰影はA^3aの一分枝で，V^2の後方ではA^2bの分岐枝が後外側方に向かう帯状陰影としてみられる．

　このレベルでの右肺野は前部1/2がS^3で，後部1/2がS^2である．

　左側では輪状陰影を呈する左主気管支の腹側に，肺動脈幹から分岐した左主肺動脈の下縁の一部

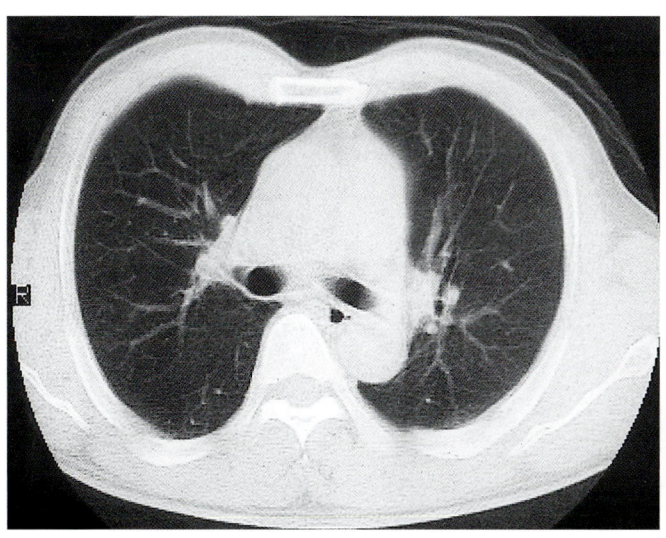

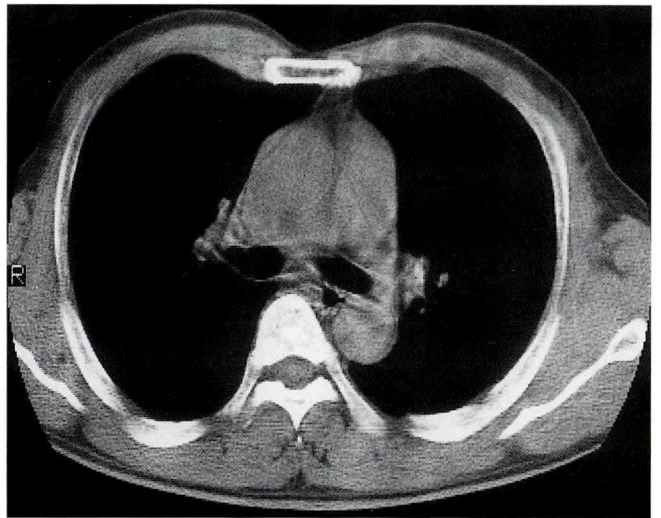

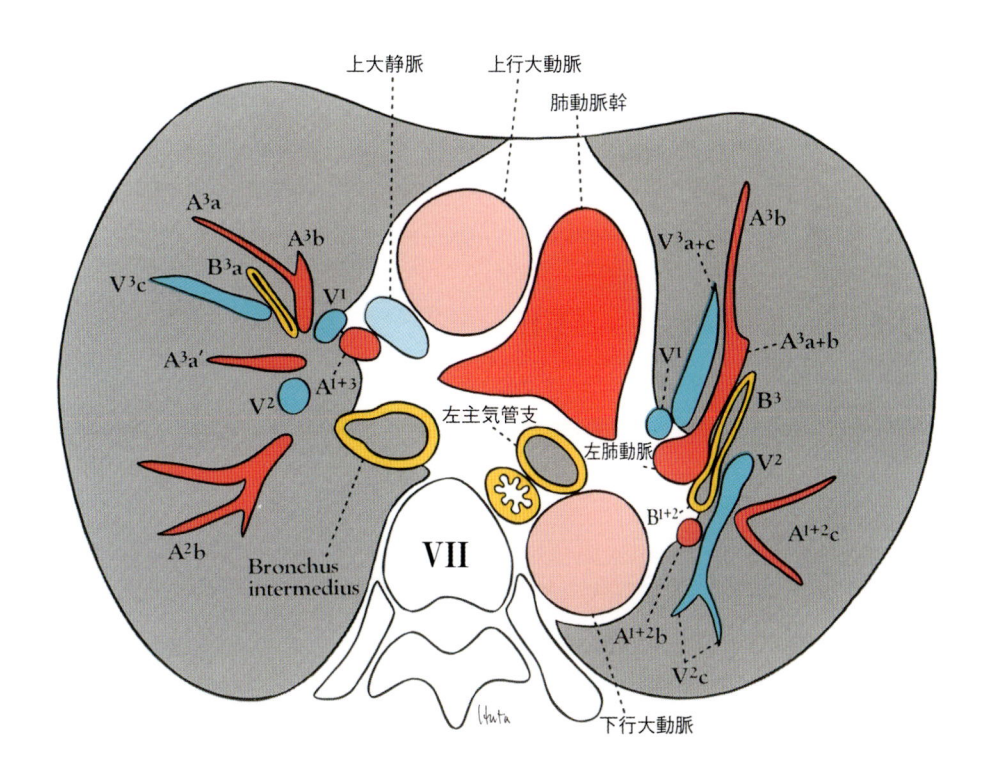

がみられる．また，左主気管支の背側で外側には下行大動脈が円形陰影として，内側に空気を含んだ食道の輪状陰影がみられる．左肺門にみられる陰影は左主気管支の左前方の左主肺動脈とその腹側の V^1 の円形陰影，その背側の B^{1+2}，さらにその背側の $A^{1+2}b$ による円形陰影などである．左肺野では左主肺動脈より左前方に延びる A^3 の帯状陰影，そこから分岐する A^3a+b と A^3b の一部の帯状陰影がみられる．その内側には V^3a+c の帯状陰影，外側には B^3 の管状陰影が併走している．

肺野の後部では V^2c の帯状陰影がみられ，V^2c の左側には横に V 字形を呈した $A^{1+2}c$ の帯状陰影がみられる．

このレベルの左肺野は前部 1/2 が S^3 で，後部 1/2 が S^{1+2} の領域である．胸椎は第 7 胸椎である．

レベル20　中間気管支幹と左主気管支のレベル（b）
（右肺動脈のレベル）

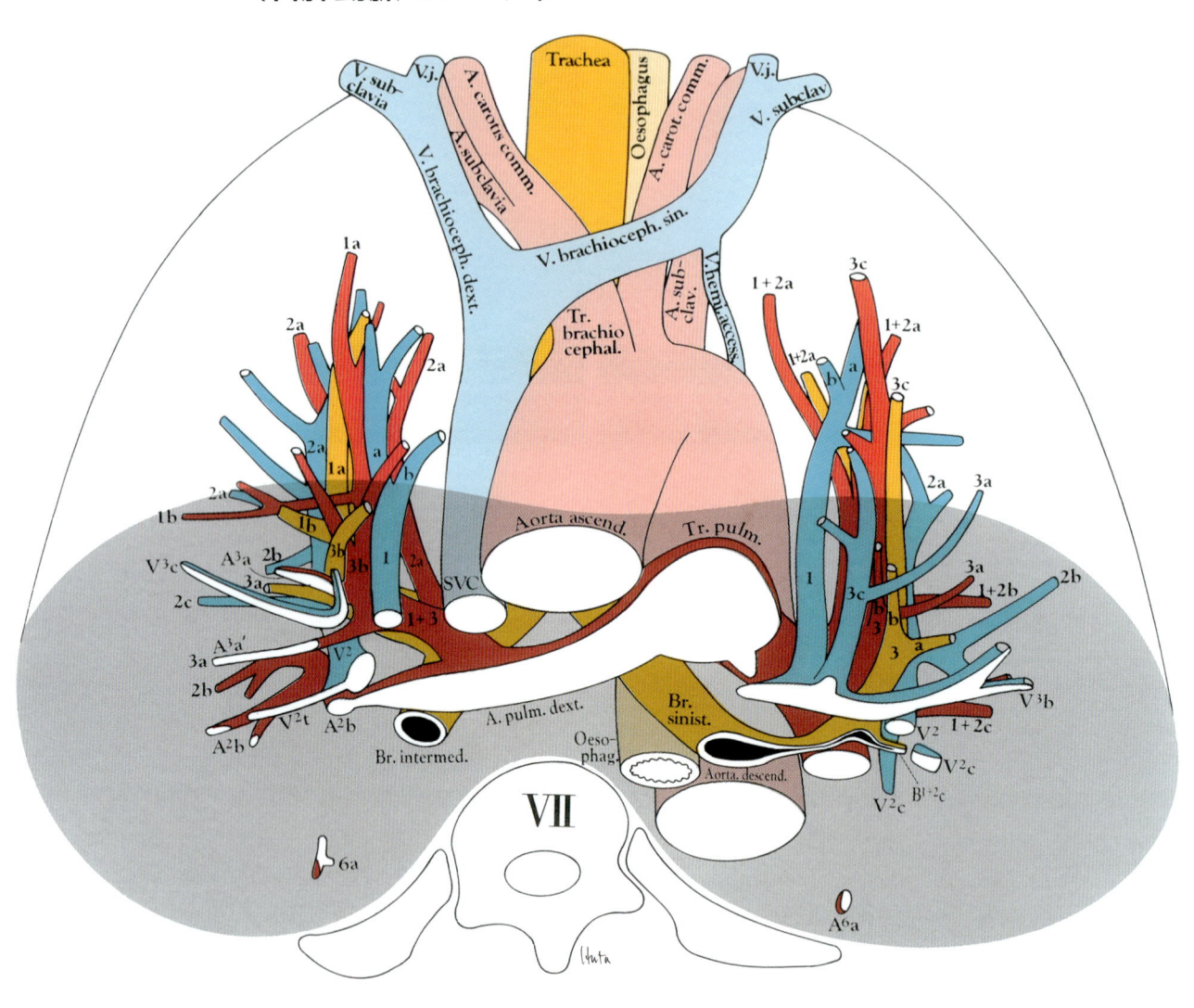

16. 中間気管支幹と左主気管支のレベル（右主肺動脈のレベル）（レベル20）

　右上葉気管支を分岐した直後のレベルでは，中間気管支幹と左主気管支および左上区気管支が同じスライスで認められる（気管分岐部から約3 cm下のレベル）．

　右側では中間気管支幹が輪状陰影として右肺門陰影の最後部に認められる．中間気管支幹の後壁は直接肺と接している．

　右主肺動脈は，幅の広い帯状陰影として中間気管支幹の腹側にみられる．さらにその腹側には内側から外側にかけて上行大動脈，上大静脈，V^1，V^2の順で血管の横断像が円形陰影としてみられ，このレベルでの右肺門の膨隆した陰影を構成している．

　右肺野では前方や右側方に延びるA^3aの帯状陰影や背側方に延びるA^2bの帯状陰影の一部がみられる．

　これら動脈枝の間にはV^3cやV^2bの帯状陰影がみられる．肺野の最後部はS^6の領域でここにみられる帯状陰影はA^6aである．S^6の領域は上葉と下葉間の葉間線が線状陰影としてみられたりあるいはavascular areaとしてみられたりすることでわかる．

　右肺野は前部1/2をS^3が占め，後部1/3をS^6が，その間をS^2が占める．

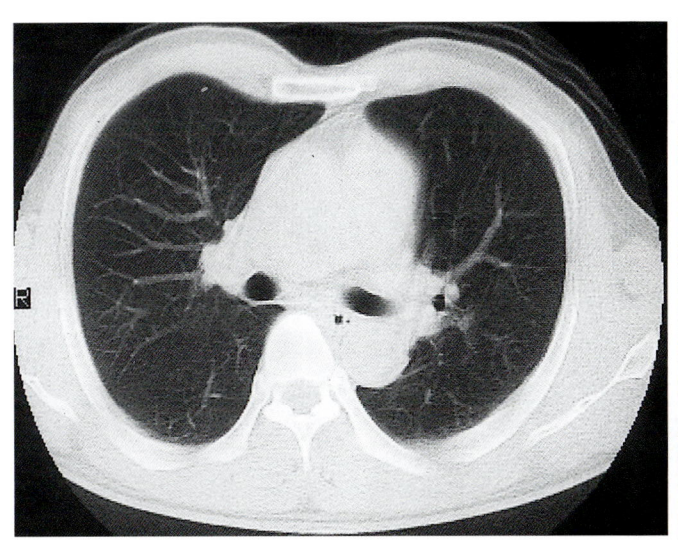

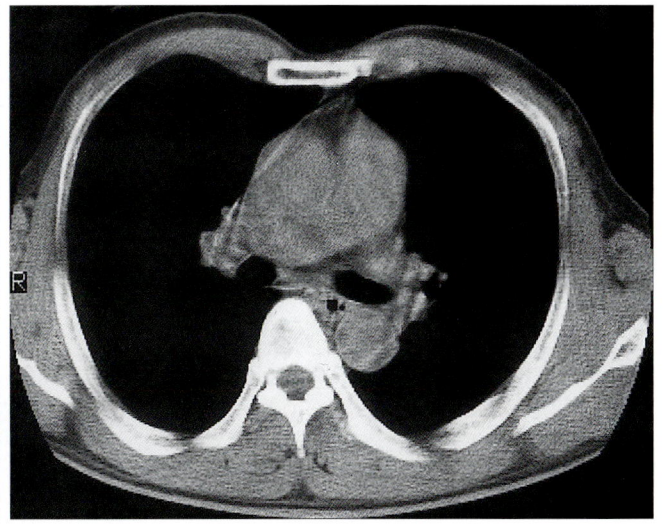

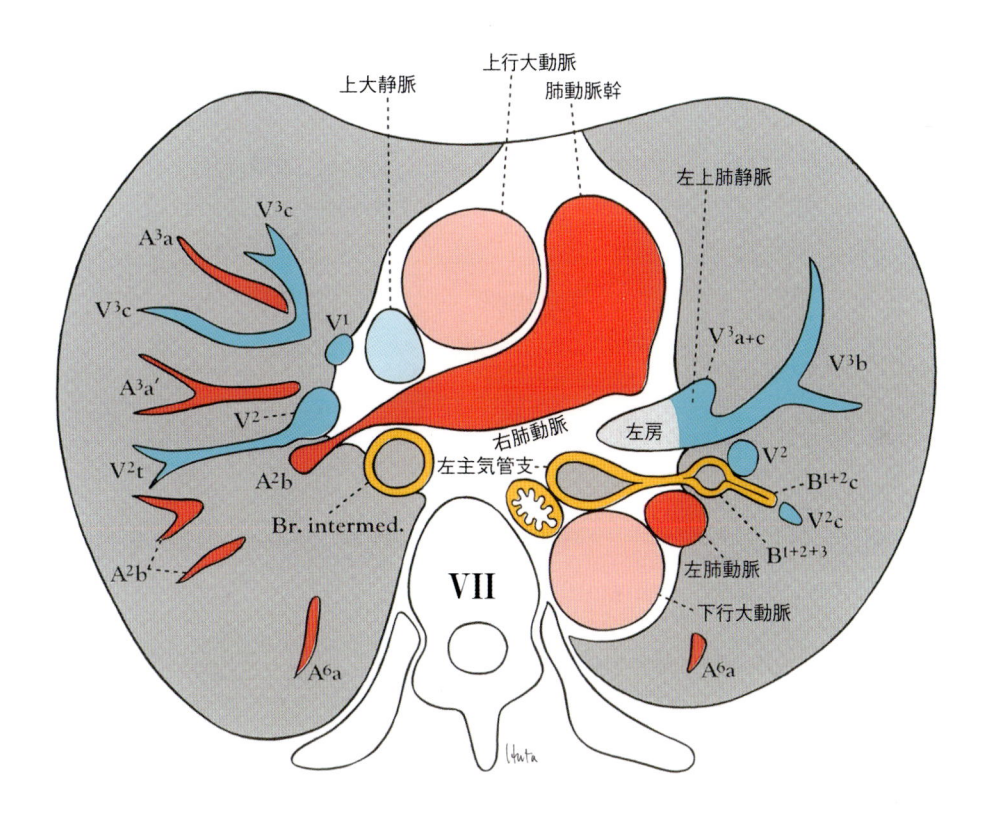

左側では左主気管支の外側に左上葉気管支の上区の輪状陰影を認める．左主気管支の背側では下行大動脈があり，その左後外側には葉間部肺動脈が円形陰影としてみられる．左主気管支と椎体の間には食道が円形陰影あるいは空気を含んだ輪状陰影として認められる．左主気管支の腹側は左房であり，そこに流入する左上肺静脈がこのレベルでの左肺門の最も前部を構成して凸状の陰影としてみられる．左肺野では外側方から左房へ流入する V^3a+c と V^3b がみられる．左肺野の最後部は右側と同様に S^6 の領域であり，その境界は葉間を示す線状陰影や avascular area による．S^6 にみられる帯状陰影は A^6a である．

　左肺野は前部 1/2 を S^3 が，後部 1/3 を S^6 が占め，その間の領域を S^{1+2} が占める．

　このレベルでは通常，前接合線は細くなり，やや左に片寄ることが多い．胸骨は胸骨体の横断面としてみられその背部には両端に内胸動静脈が 2 個ずつ点状陰影として認められる．胸椎は第 7 胸椎である．

レベル21　中間気管支幹と左上葉気管支のレベル（右肺動脈のレベル）

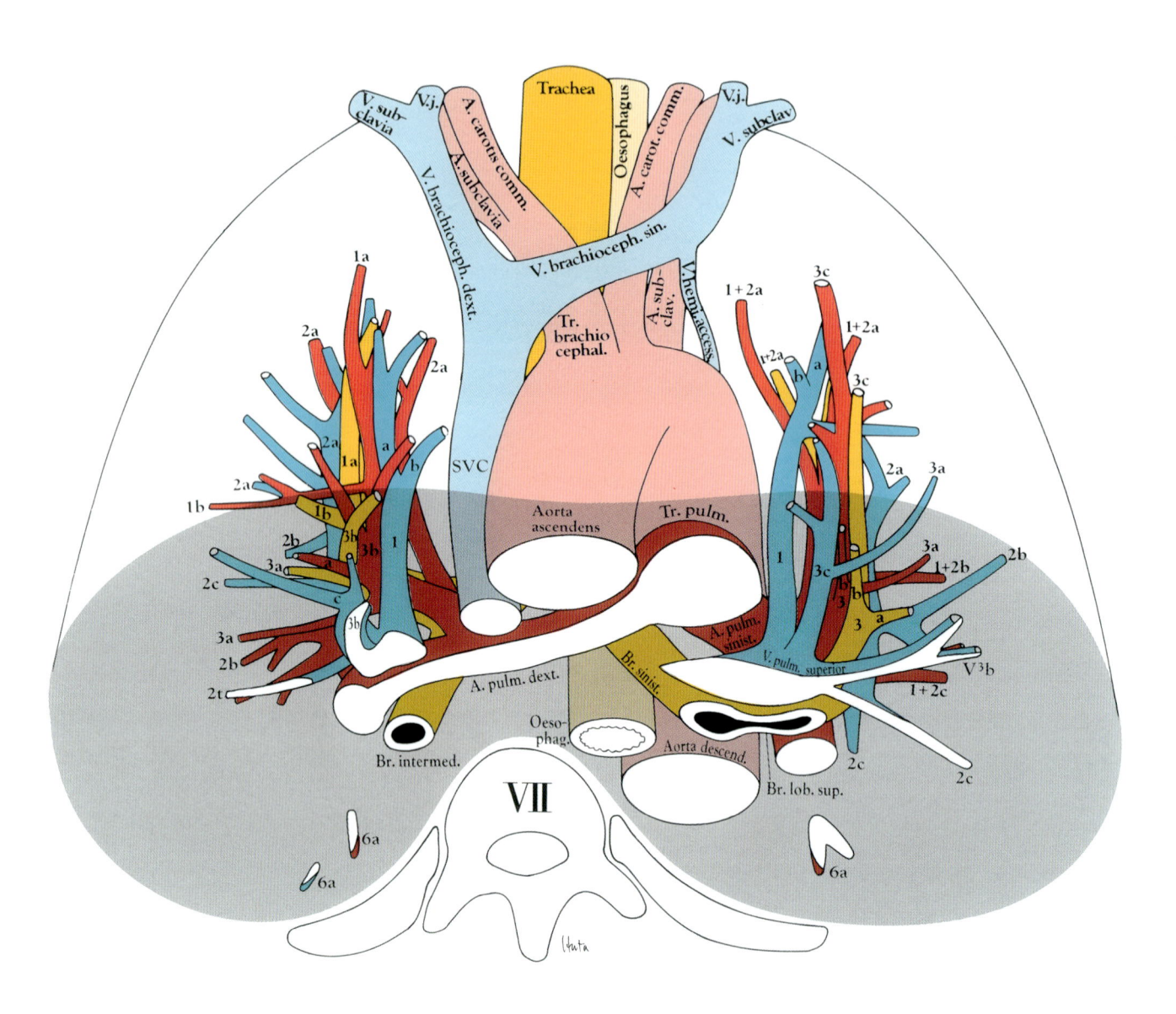

17. 中間気管支幹と左上葉気管支のレベル（右主肺動脈のレベル）（レベル21）

　レベル20よりさらに5mm尾側のレベルでは肺動脈と肺静脈が起始部でスライスされるために肺門を構成する陰影のそれぞれが他のレベルのスライスより大きな陰影としてみられる．

　右側では肺門を構成する陰影は肺門の背側から腹側にかけて，中間気管支幹の輪状陰影，その腹側に右主肺動脈の帯状陰影とそれに連なる葉間部肺動脈の円形陰影，さらに右主肺動脈の腹側では内側から外側にかけて上行大動脈，上大静脈，V^3b+c の円形あるいは楕円形陰影がみられる．

　右肺野では前側方にかけて V^3b，V^3b+c が，右側方には V^2t（V^2 terminalis）* が帯状陰影としてみられる．肺野の後部は S^6 の領域で A^6a や V^6a がみられる．

＊V. interlobaris terminalis: 右 V^2 の枝として葉間面を後方に向かって走る静脈が V^2t であり，しばしば認められる．これは時に右 S^6 に枝を出すこともある．

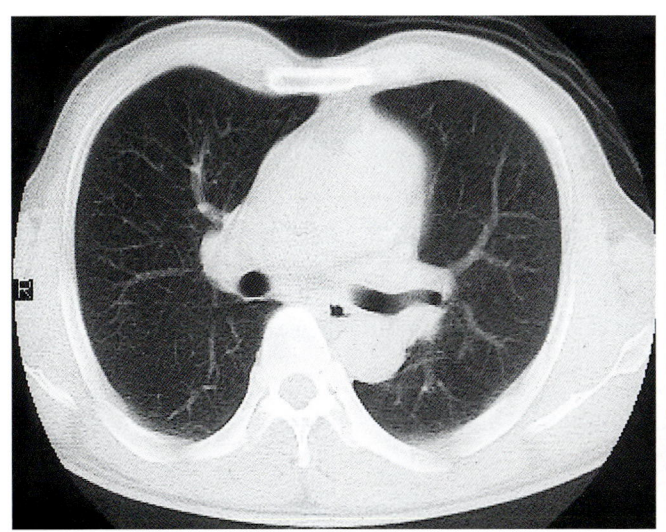

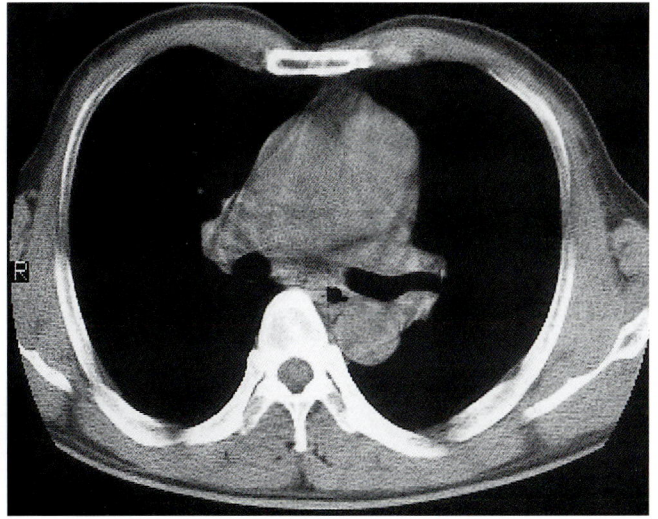

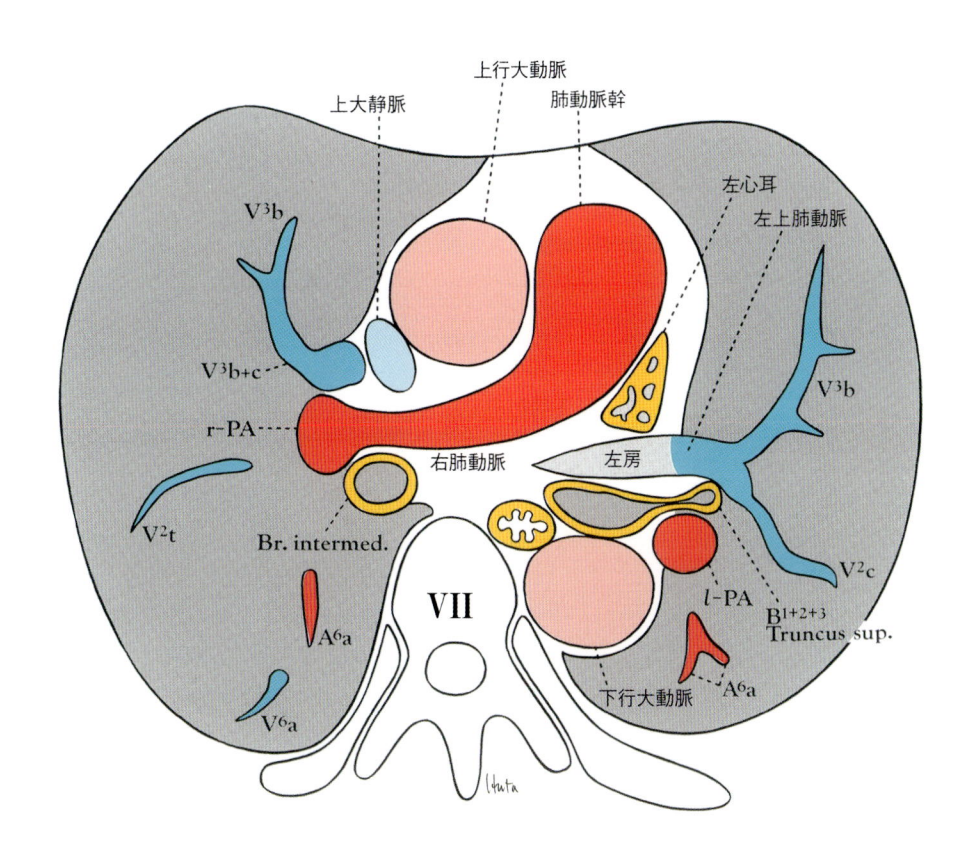

右肺野の前部 1/3 を S³ が占め，後部 1/3 を S⁶ が，その間は S² が占める．

　左肺門では左上葉気管支が管状陰影としてみられ，その背部に葉間部肺動脈の円形陰影がみられる．左上葉気管支の前面にみられる帯状陰影は肺野の前側方からの V³b と後側方からの V²c が合流した左上肺静脈で左房に連続する．左上葉気管支の背側には下行大動脈の円形陰影がみられ，左上葉気管支と椎体の間には食道の輪状陰影がみられる．

　左肺野の前部 1/2 は S³ の領域で，後部 1/3 は S⁶ の領域でその間が S¹⁺² の領域である．

レベル22　中間気管支幹と舌区気管支のレベル（a）

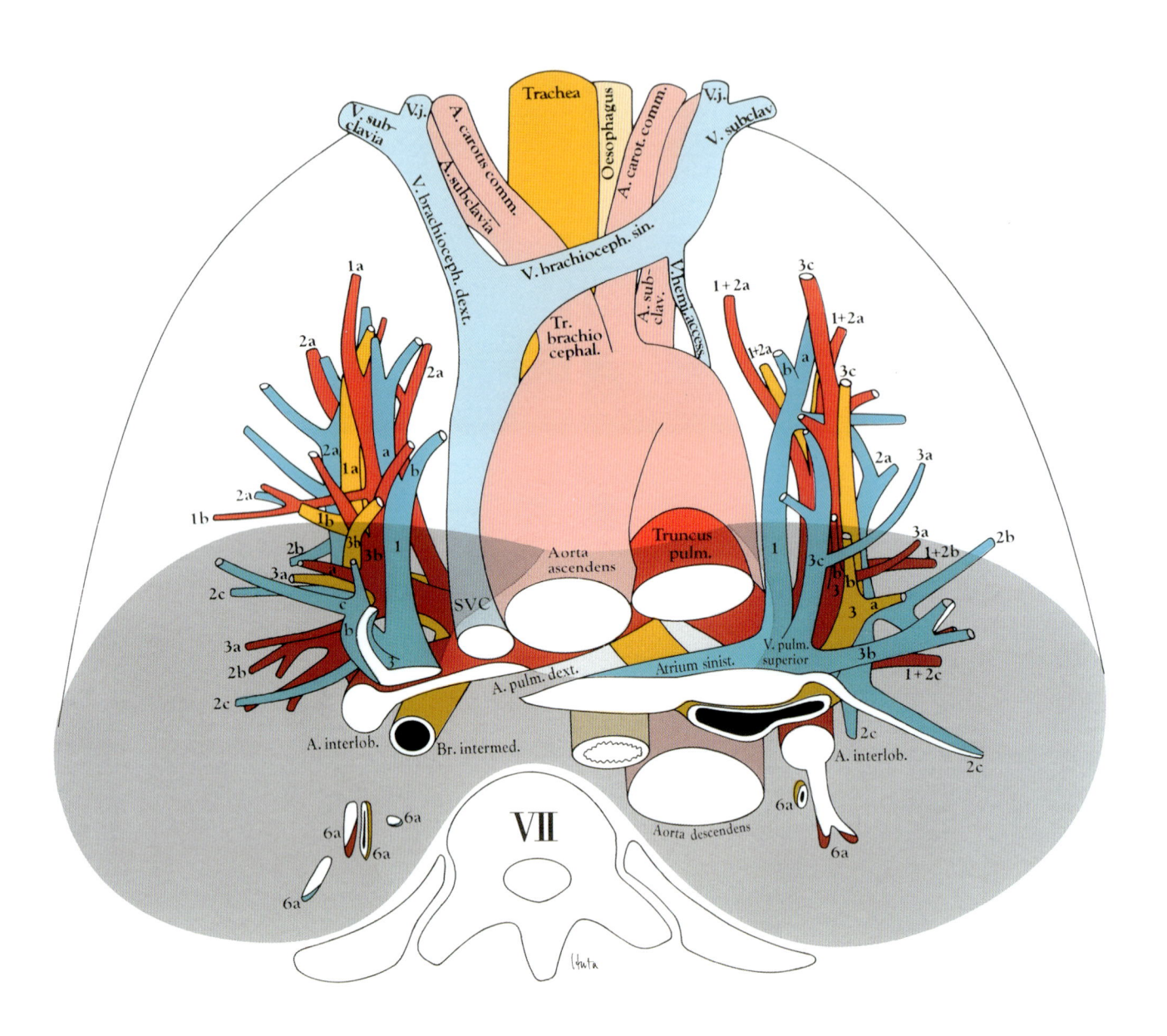

18. 中間気管支幹と舌区気管支のレベル

(1) レベル22

　レベル21より5mm尾側のレベルでは左上葉気管支から分岐した舌区気管支の横断像が現れる．

　右側では肺門を構成する陰影は，レベル21と大差なく肺門の背側から腹側にかけて，中間気管支幹の輪状陰影，その腹側に右主肺動脈の下縁の横断像とそれにつづく葉間部肺動脈の円形陰影がみられる．さらに右主肺動脈の腹側では中央に上行大動脈の横断像がみられ，右側に上大静脈，さらにその右側には右肺野の前方から肺門に向かうV^3b+cの弓状の帯状陰影がみられる．

　右肺野では前1/3がS^3で後部1/4はS^6，残る領域は主にS^2となっているがこの部位はminor fissureが水平にスライスされることがあり，その際にはやや広い無血管領域 avascular area としてみられることがある．

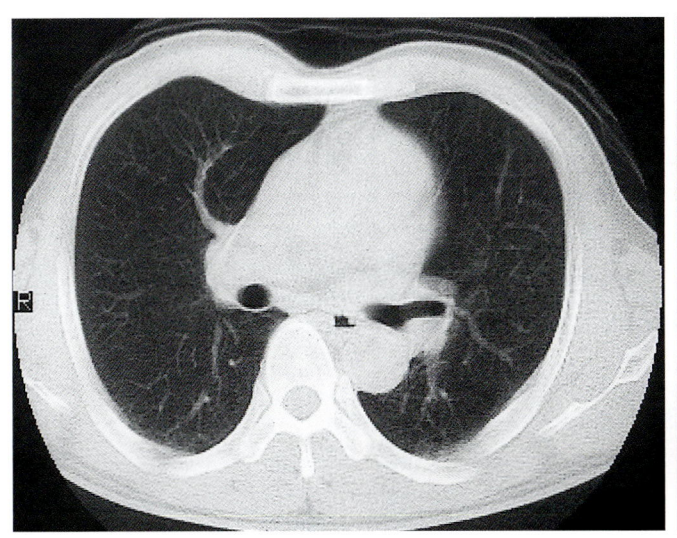

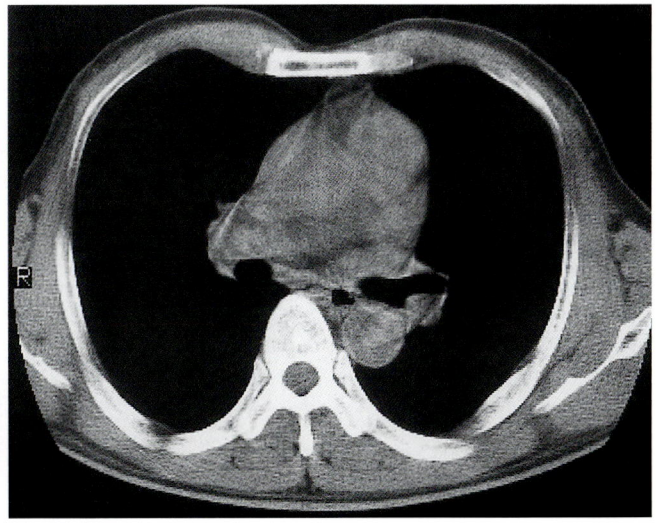

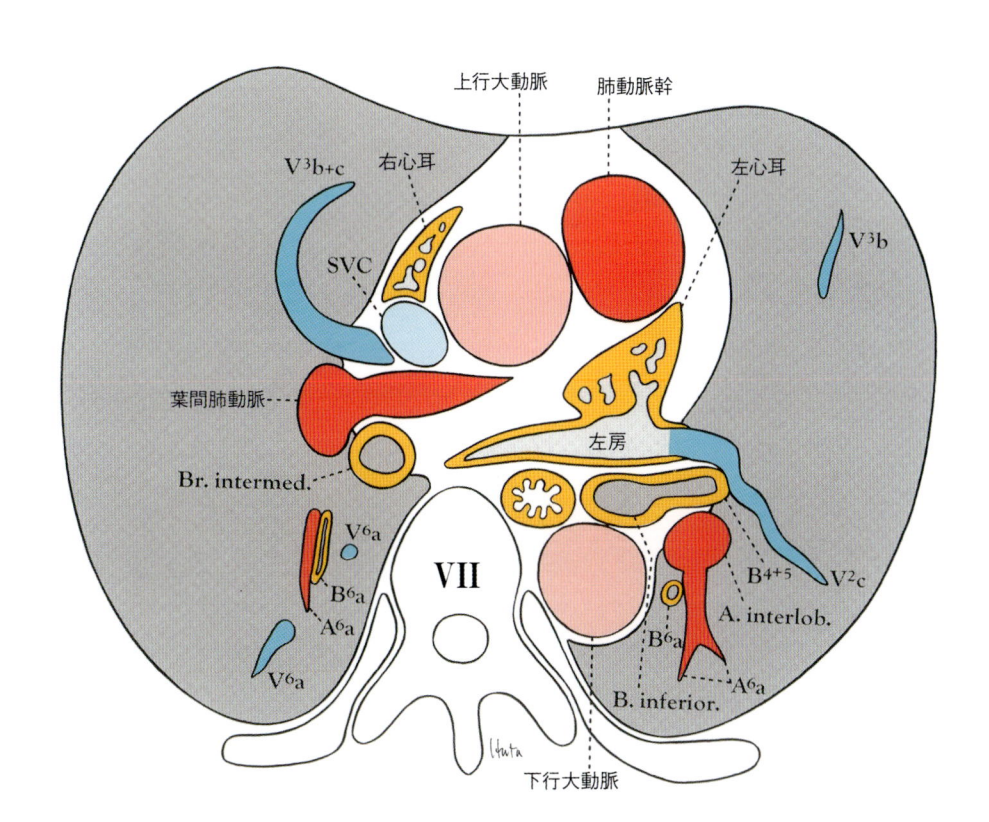

左肺門は舌区気管支が左上葉気管支につながる管状陰影を呈しその背側には葉間部肺動脈の円形陰影と背側に分岐した A^6a の帯状陰影がみられる．舌区気管支の腹側では肺野の背側方から肺門に延びる V^2c の帯状陰影が認められる．肺野の前方には V^3b の帯状陰影がみられる．肺野の後部 1/4 を S^6a が占め，前部 1/2 を S^3，残りの領域を $S^{1+2}c$ が占める．

　椎体の左側は下行大動脈でその腹側の内側には食道がみられる．また，上行大動脈の左側には肺動脈幹の横断像がみられる．

レベル23　中間気管支幹と舌区気管支のレベル（b）

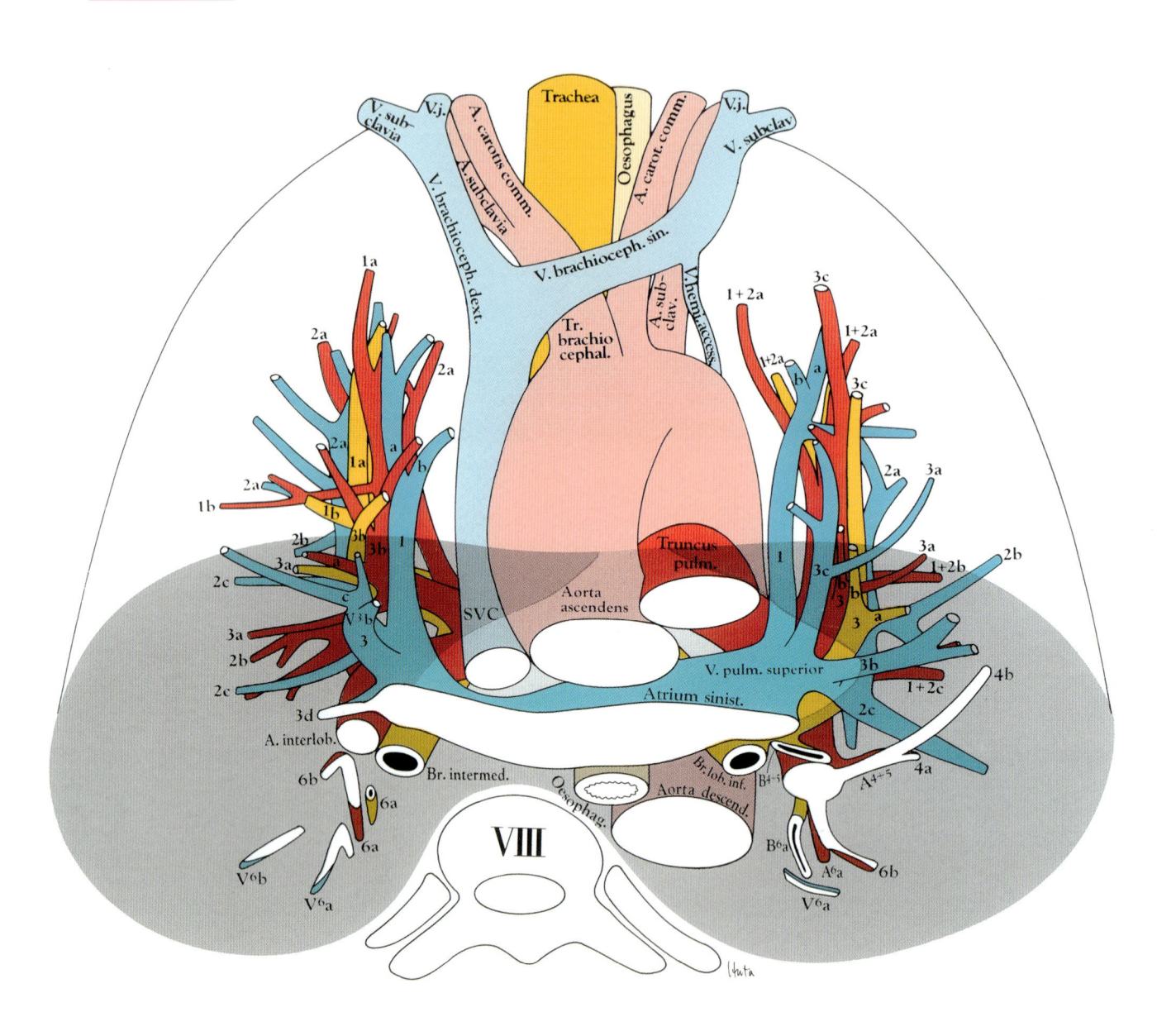

(2) レベル23

　レベル21より1cm尾側のレベルでは，水平に走る右主肺動脈はみられなくなり，葉間部肺動脈の横断像がみられるようになる．

　右側では肺門を構成する陰影は，肺門の最後部に中間気管支幹の輪状陰影，その右側に葉間部肺動脈の横断像，さらに腹側では右肺野の側方から肺門に向かう V^3b の帯状陰影がみられ，このレベルにおける肺門の最も前部を構成している．

　右肺野では前部2/3が S^3 で後部1/3は S^6 の領域となり，中間気管支幹の後方に B^6a の横断像とその外側に A^6a と A^6b が，さらに後方の末梢には V^6a と V^6b の帯状陰影がみられる．

　左肺門では最も後部で下葉気管支の輪状陰影が，その左側に舌区気管支の管状陰影がみられる．

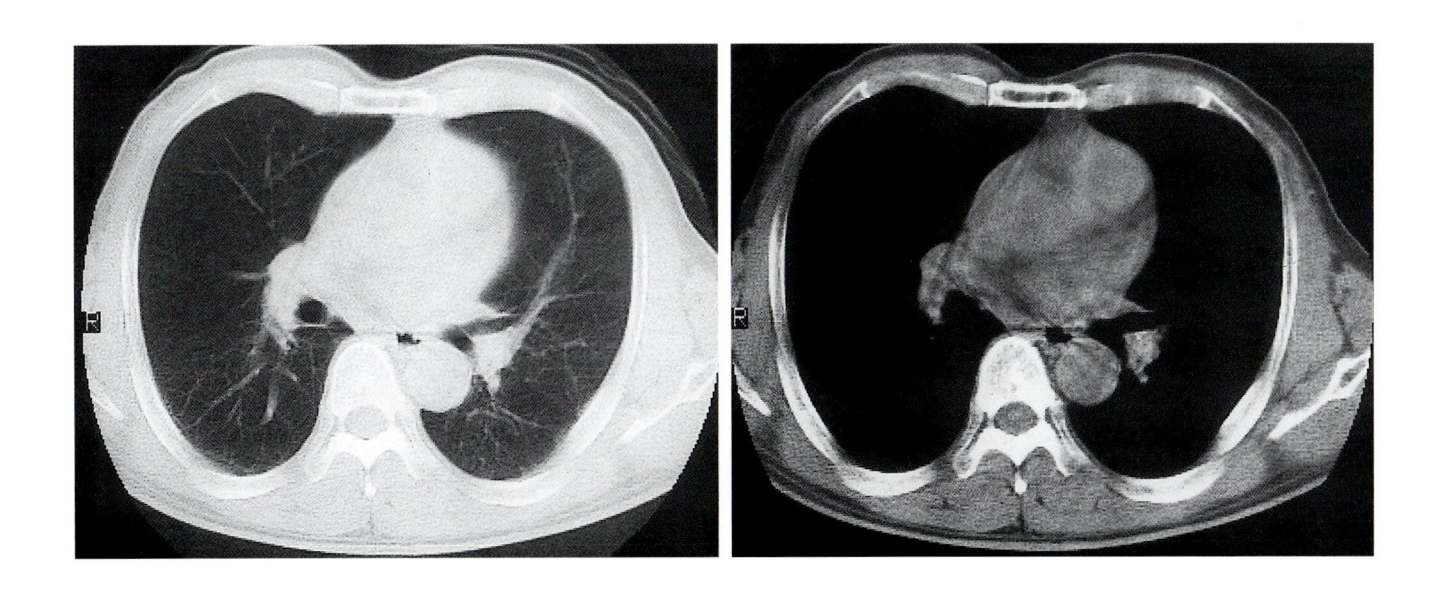

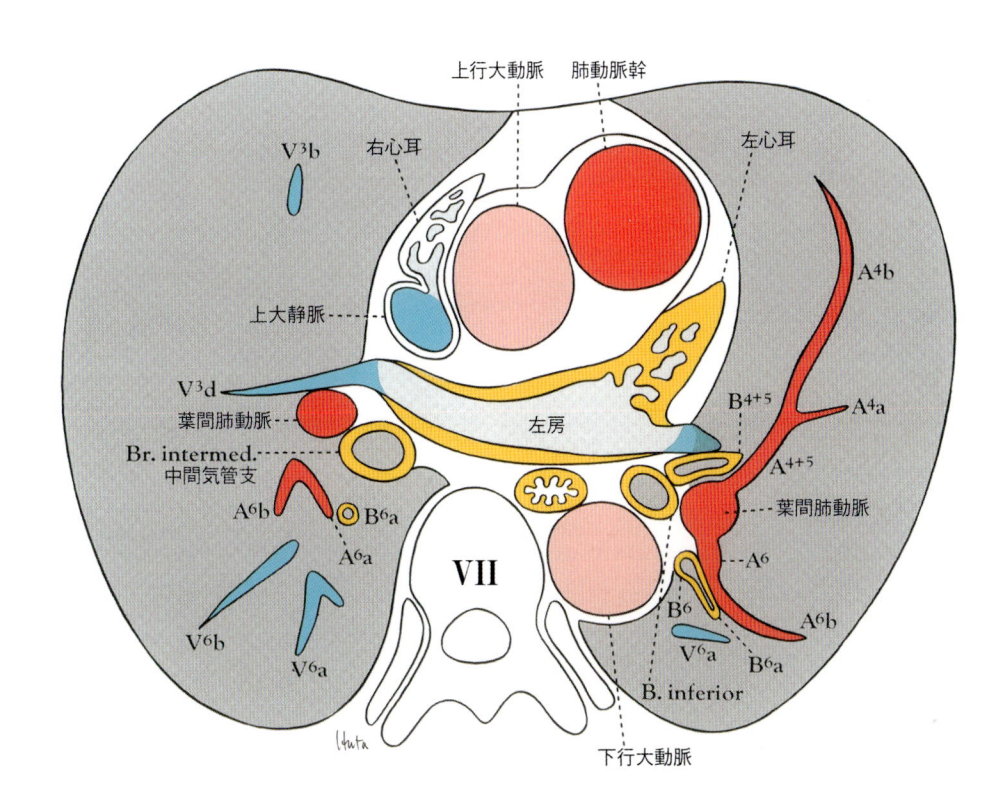

両気管支の分岐角には葉間部肺動脈が円形陰影としてみられ，そこから背側に向かう A^6 と A^6b の帯状陰影がみられる．その内側は B^6 から分岐した B^6a が血管に伴走する．肺野の後方には V^6a がみられる．また，肺野の腹側方に向かう A^{4+5} とその分岐枝 A^4a と A^4b の帯状陰影が末梢に長く延びているのがみられる．舌区気管支の腹側には左房に流入する左上肺静脈の一部が左側に突出してみられる．肺野の後部の 1/3 が S^6a，前 2/3 が S^4a と S^4b の領域である．

レベル 24 　中葉気管支と舌区気管支のレベル

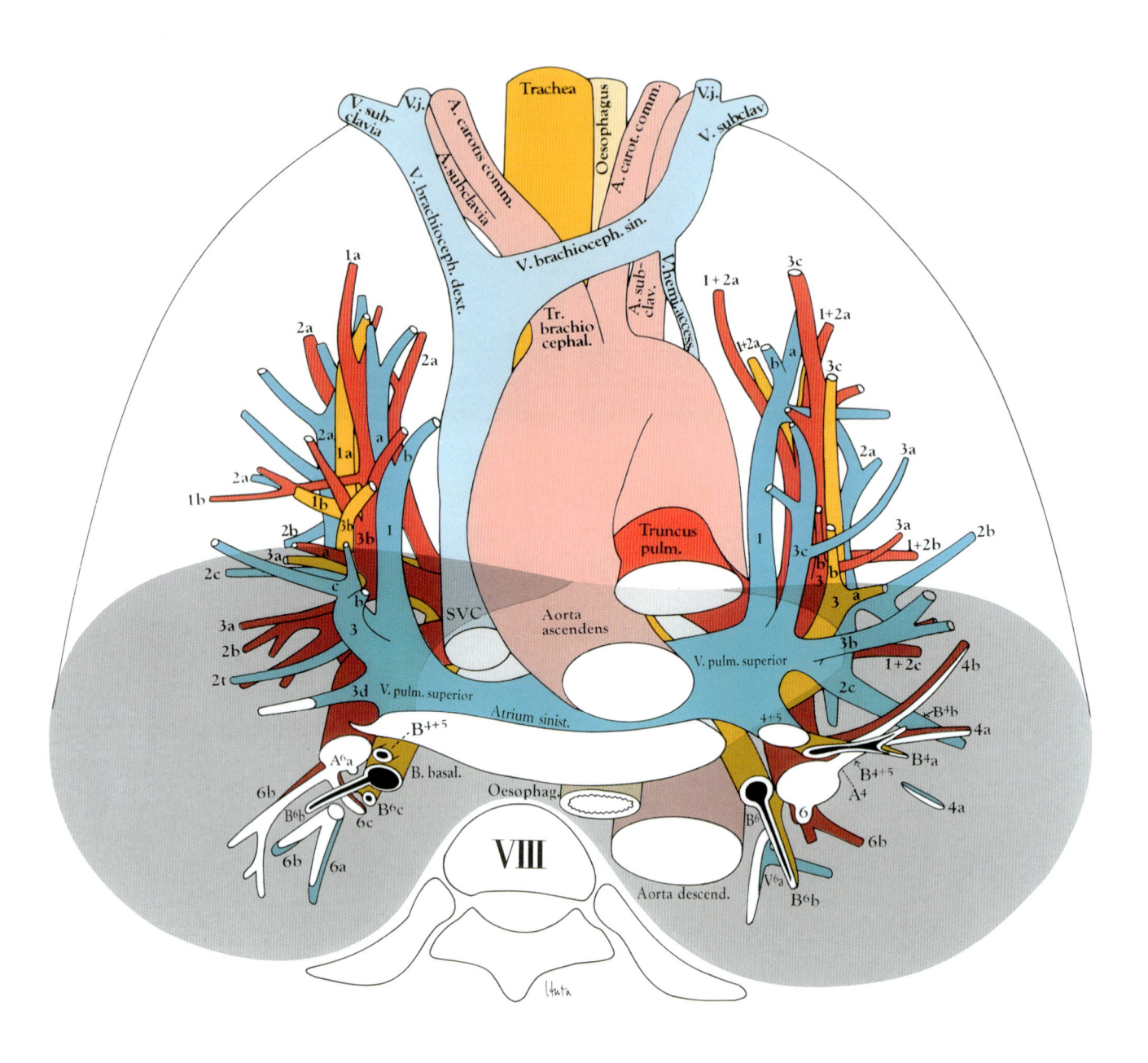

19. 中葉気管支と舌区気管支のレベル（レベル 24）

　気管分岐部から 4 cm 下のレベルの右側では中間気管支幹からの分岐直後の中葉気管支とその背部の肺底区気管支が 8 の字形にみられ，肺底区気管支から後方に向かって走る B^6b の管状陰影がみられる．8 の字形を呈している中葉気管支と肺底区気管支の左側には葉間部肺動脈の円形陰影がみられ，そこから右肺野の背側に向かう A^6a と A^6b がフォーク状の陰影をつくり，その内側には同様の形態をした V^6b と V^6a がみられる．中葉気管支の腹側は上肺静脈で肺野の前外側方から肺門に向かう V^4a の帯状陰影がみられる．外側方向には V^3b がみられる．このレベルでの右肺野は後部 1/2 を S^6 が占め，前部 1/2 の内で肺門は S^4 が占めてその外側は S^3 が占める．

　左側では左肺門の中央から肺野の前外側方に向かって舌区気管支のフォーク状の管状陰影がみら

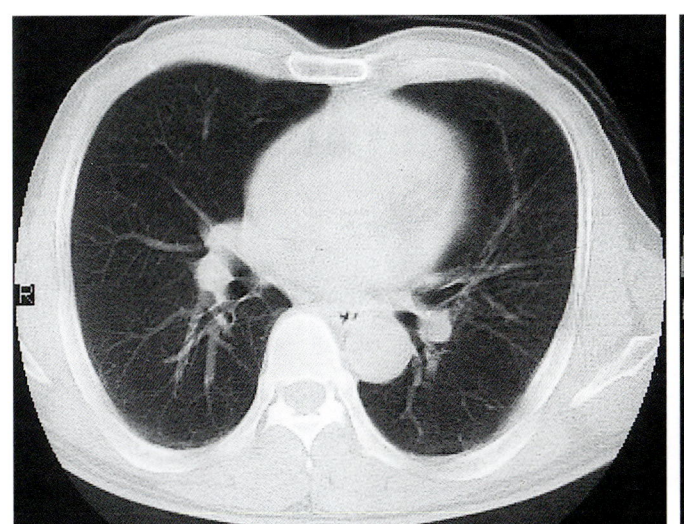

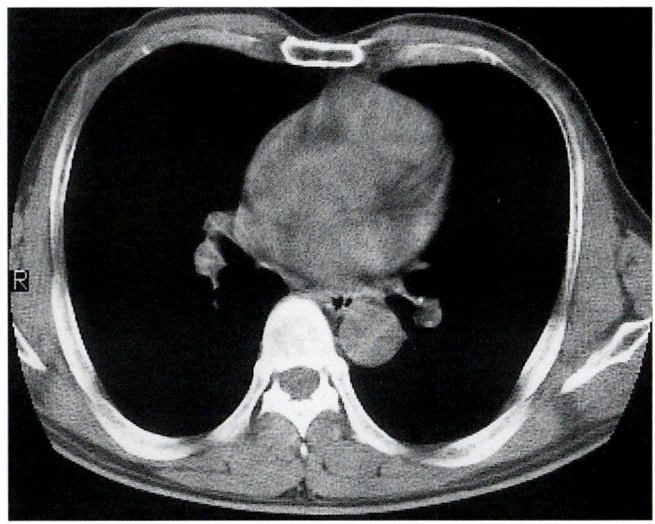

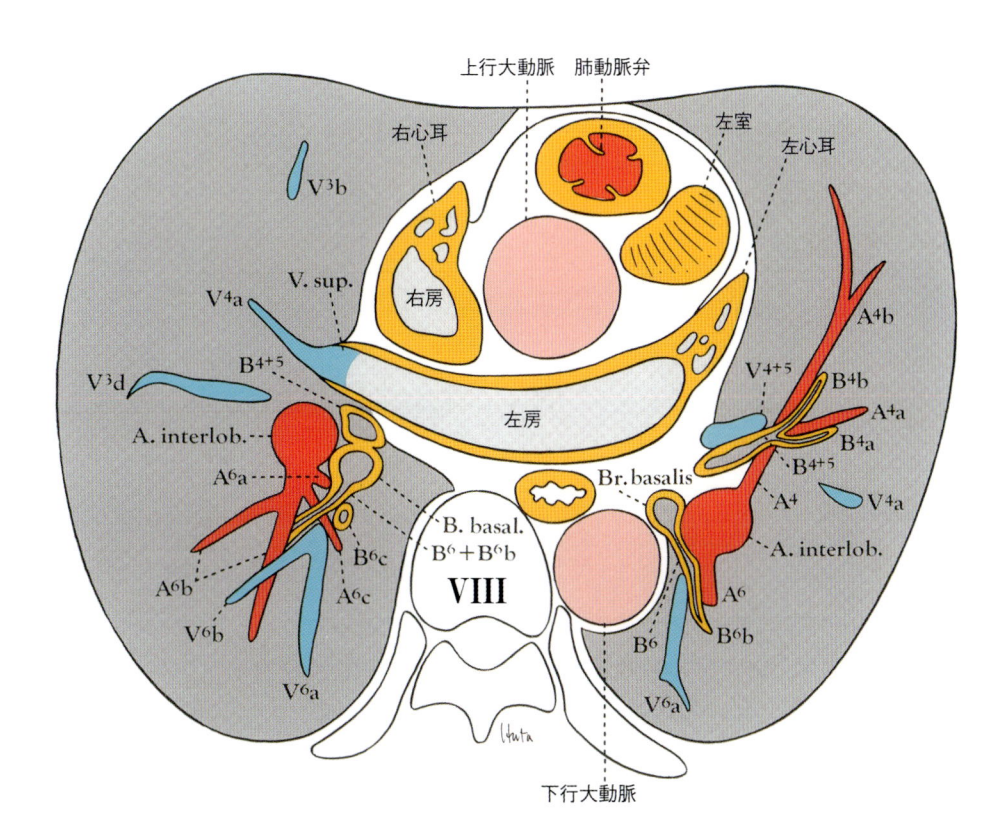

れ，後内側には肺底区気管支の輪状陰影とそこから後外側に延びる B⁶b の管状陰影がみられる．肺底区気管支の外側には葉間部肺動脈の円形陰影と，左肺野の前外側方に B⁴⁺⁵ に伴走して延びる A⁴ とそこから分岐する A⁴a と A⁴b の枝がみられる．V⁴⁺⁵ は舌区気管支の腹側に伴走してみられる．左肺野は後部 1/3 を S⁶ が，前部 2/3 を S⁴ が占める．

　このレベルの心臓は最後部が左房で左房の腹側中央に上行大動脈，その両端には左右心耳がみられる．最も前部は肺動脈の起始部にあたる．椎体のレベルは第 8 胸椎である．

レベル25　肺底区気管支のレベル（a）

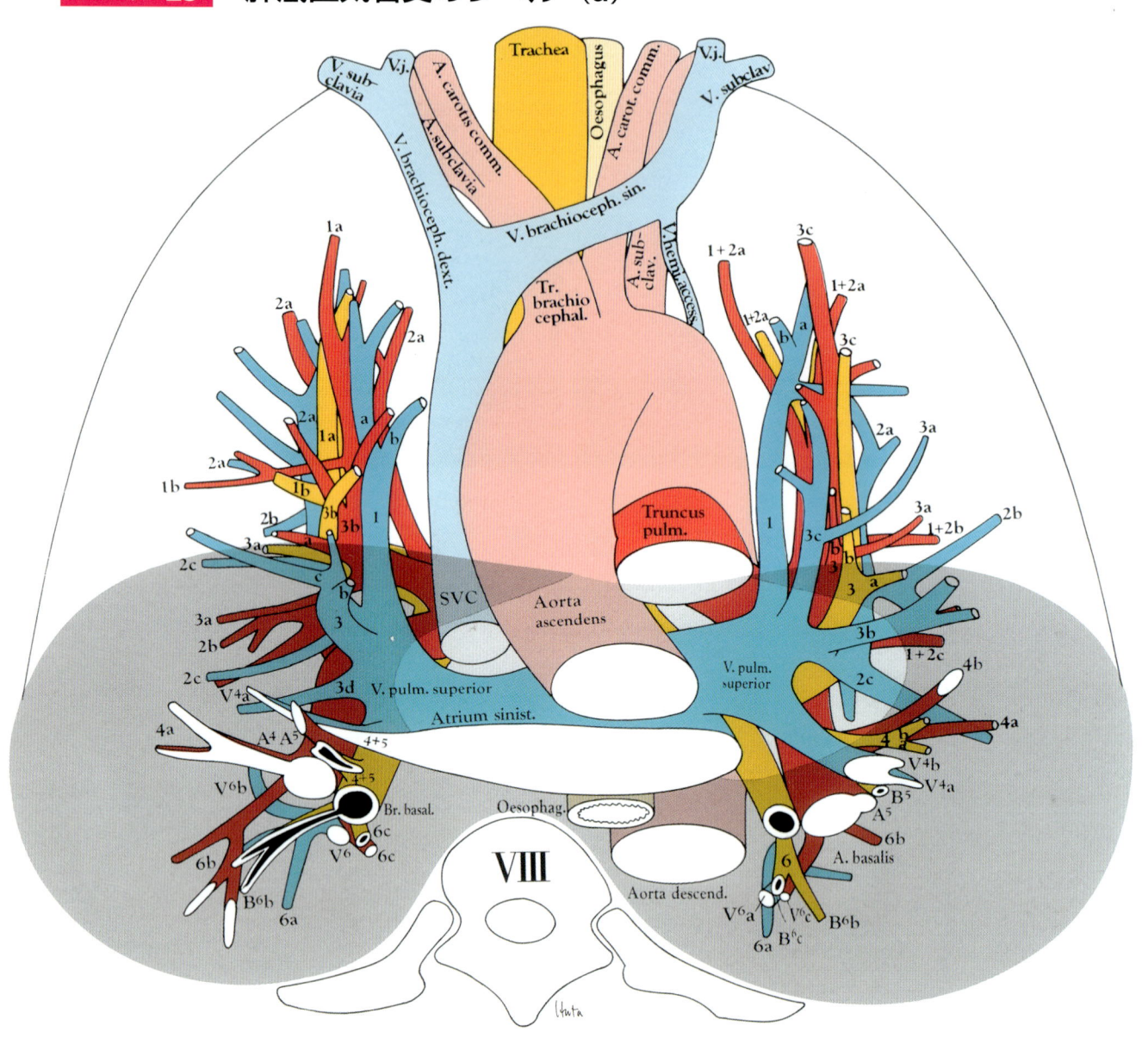

20. 肺底区気管支のレベル（レベル25〜27）

　CTの読影上の目標陰影として肺底区気管支がみられるのはレベル25からレベル27までのスライスである．この領域では気管支，肺動脈枝，肺静脈枝とも頭側から尾側に向かって走っているためにCTスライスでは小輪状陰影や小円形陰影として描出される．気管支，血管の同定には常に上下のCTスライスを追う必要がある．したがってここではこのレベルでの読影の基本となるスライス25を詳解し，レベル26, 27についても重複する部分も含めて記述する．

　（1）レベル25

　レベル24から約5mm下のレベルでは左右の肺底区気管支と中葉および舌区気管支，さらにB^6の気管支の横断像が同じスライス上にみられる．

　右側では肺門の最後部に肺底区気管支の輪状陰影がみられ，その腹側に接してB^{4+5}が肺野の前外側方に向かった紡錘型の管状陰影としてみられる．これら両者の外側には葉間部肺動脈の円形陰影がみられる．そこから右肺野の腹側にかけてA^4とA^4aの帯状陰影が認められる．B^{4+5}の腹側にはA^5の一部が前方に延びる帯状陰影としてみられる．このレベルの肺門の最前部はV^{4+5}がみられ左房に流入する．V^{4+5}の前外側方にはV^4aがみられる．肺底区気管支の背側には後外側方に向かって走る

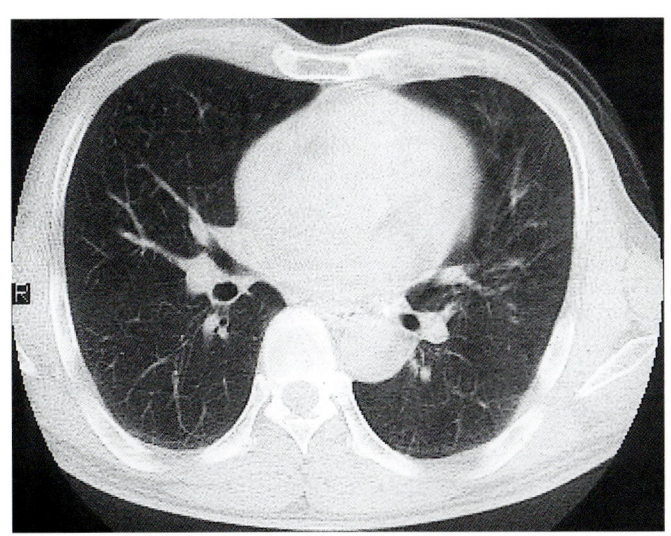

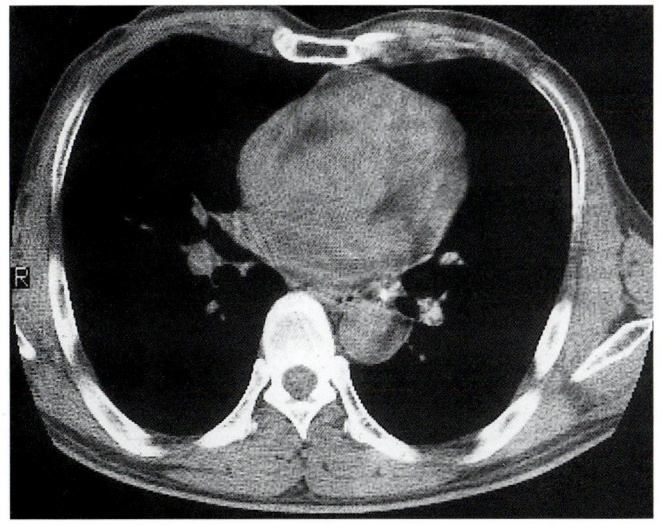

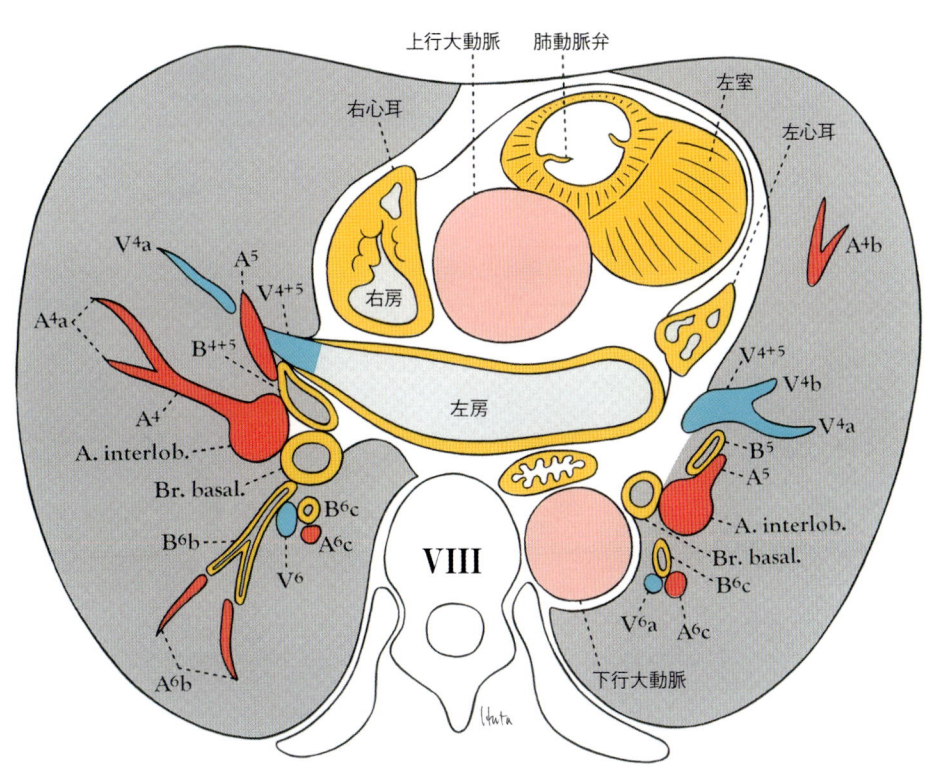

B⁶ の水平の枝 B⁶b の管状陰影がみられ，内側には尾側に走る B⁶c の小輪状陰影とその背側にこれに伴走する A⁶c，さらに両気管支に挟まれて V⁶ の小円形陰影がみられる．B⁶b の背側には A⁶b の帯状陰影がみられる．

　右肺野は前部 2/3 を S⁴ と S⁵ が占め，後部 1/3 は S⁶ の領域が占める．

　左側では肺門の最後部は内側にみられる肺底区気管支の輪状陰影とその外側にみられる葉間部肺動脈の円形陰影である．葉間部肺動脈から前外側方に向かって A⁵ の帯状陰影が延び，その内側の管状陰影は B⁵ で，その腹側に外側から肺門に続く帯状陰影として V⁴⁺⁵ がみられ，このレベルでの肺門の最前部を構成している．V⁴⁺⁵ に合流する V⁴a と V⁴b の帯状陰影もみられる．肺野の前部にみられるフォーク状の陰影は A⁴b である．

　左肺野は前部 2/3 を S⁴ と S⁵ が占め，後部 1/3 は S⁶ が占める．

　このレベルの心臓は，レベル 24 と同じく最後部が左房でその腹側中央に上行大動脈，その両端には左右の心耳がみられるが，右心耳には右房の一部が現れる．下行大動脈と左房に挟まれて食道の輪状陰影がみられる．

レベル 26　肺底区気管支のレベル（b）

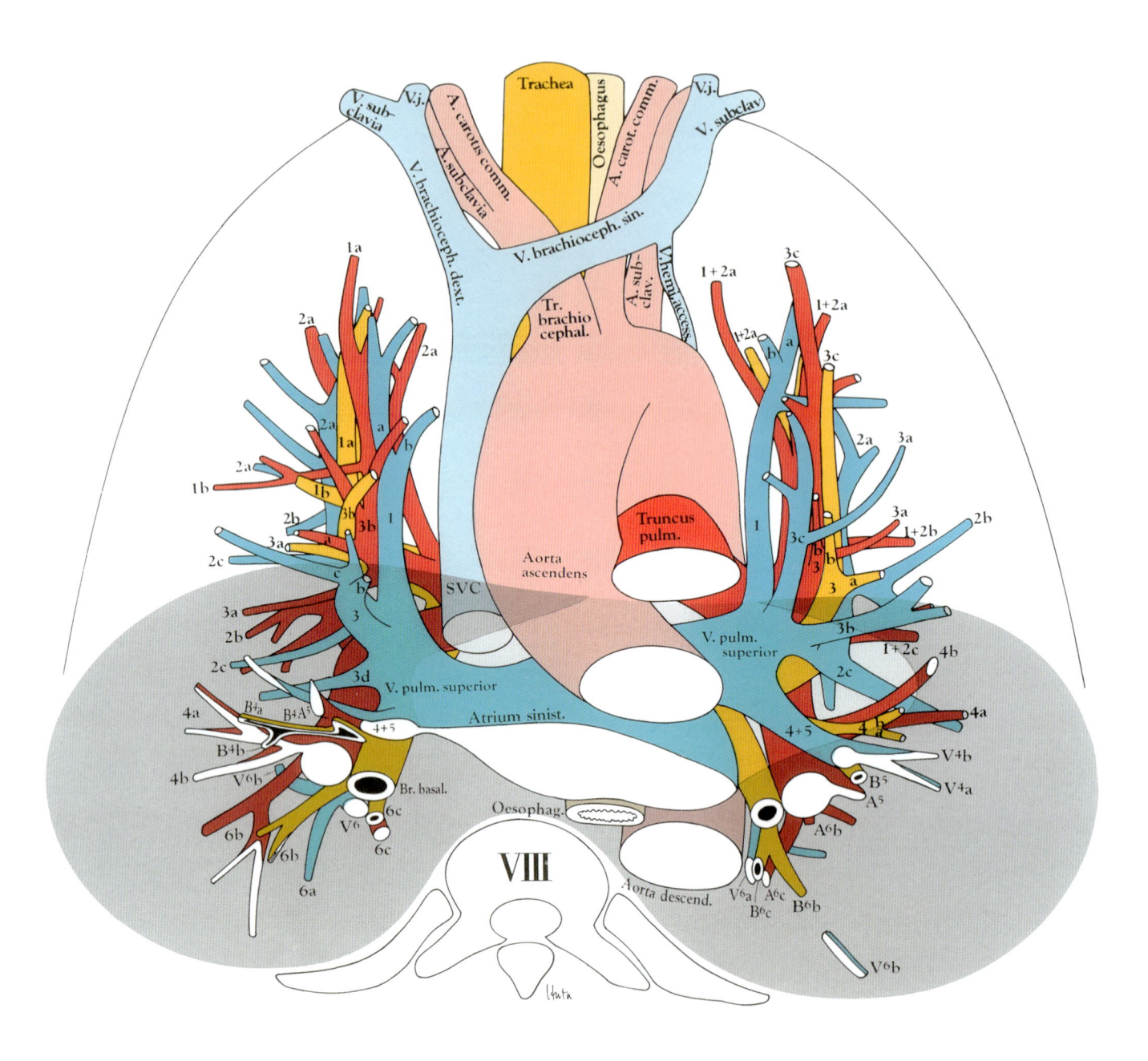

(2) レベル 26

レベル 25 から約 5 mm 下のレベル 26 では基本的な陰影はレベル 25 と変わらない．

右側では肺底区気管支，B^6c，葉間部肺動脈，A^6c，V ともその位置と形態はレベル 25 とほぼ同じであるが中葉気管支から分岐する B^4 は亜区域枝 B^4a と B^4b に 2 分岐し，右肺野の外側方向に走る管状陰影として観察される．また，これに伴走する A^4 も葉間部肺動脈の円形陰影から外側方へ走り A^4a と A^4b を分岐している．静脈は左房に流入する中葉静脈の中枢部がわずかにみられるほかには肺野の前外側方にみられる V^4a の一部の帯状陰影だけとなる．肺野は後部より 1/3 が S^6 で前部 2/3 は S^4 と S^5 の領域である．

左側では肺底区気管支，B^6c，葉間部肺動脈，A^6c，V^6a ともレベル 25 と大差ない．B^5 は小輪状陰

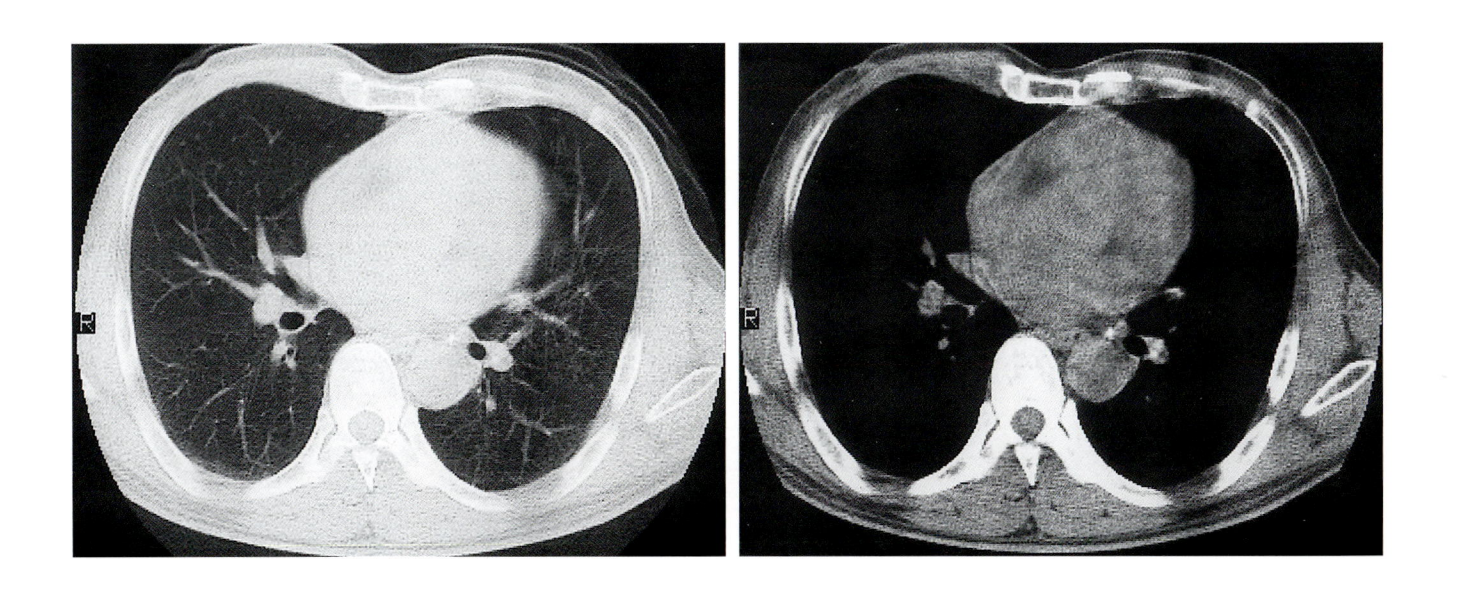

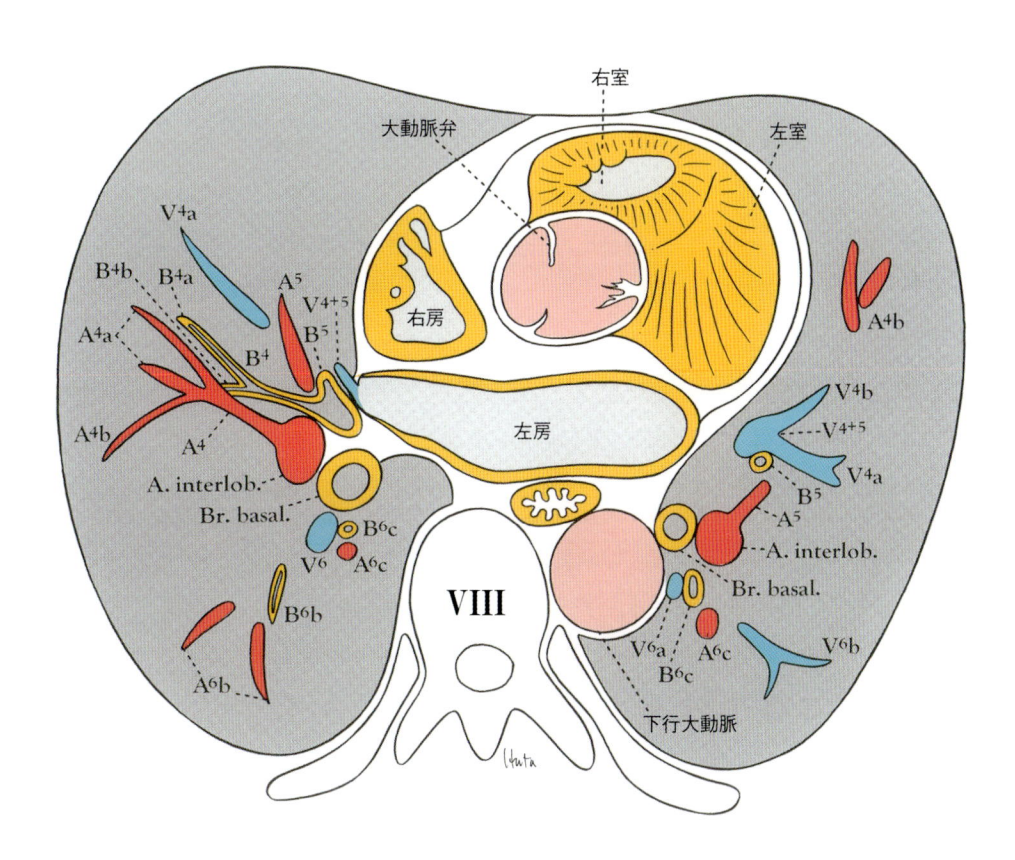

影となり肺野のほぼ中央の縦隔側寄りにみられ，その腹側には肺門と連続しないV^{4+5}にV^4aとV^4bが流入している．肺野の後部1/4がS^6で，残りの肺野はS^{4+5}の領域である．このレベルでは左房の腹側の上行大動脈は起始部となり，高齢者ではしばしば大動脈弁の石灰化がみられることがある．

レベル27　肺底区気管支のレベル（c）

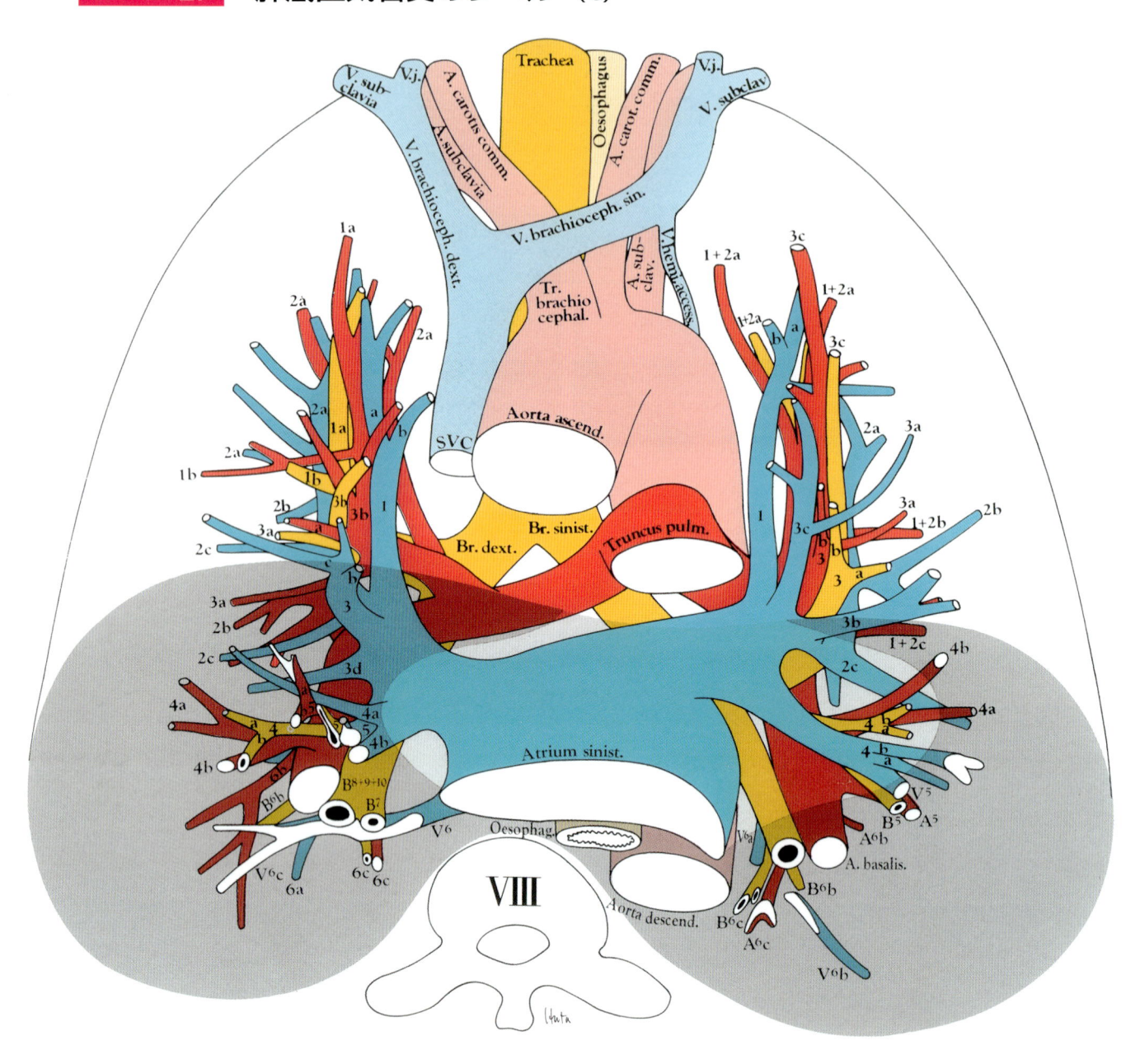

(3) レベル27

レベル26より5 mm下のレベル27ではこれまで肺門寄りにみられた左右の肺底区気管支や葉間部肺動脈は肺門部から離れさらに末梢の分枝の横断像がみられるようになる．このレベルでは肺底区気管支は全て輪状陰影としてみられる．肺底区気管支のB^7，B^8，B^9，B^{10}の同定は基本的にはその解剖学的な位置関係，すなわち内側がB^7（左は欠損），前がB^8，外側がB^9そして後がB^{10}となり，それぞれが輪状陰影としてみられるが，分岐にはバリエーションも多く，必ずしも4つの区域枝を同一レベルのCTスライスで同定することはできない．レベルによってはB^9とB^{10}は共通幹としてみられる．また，気管支に伴走する動脈枝はそれぞれの気管支の背側か外側にみられる．

右側では肺底区気管支のB^7が縦隔側に，他の肺底区気管支（B^8，B^9，B^{10}）の共通幹がその後外側にみられる．その背側には後外側に分岐したV^6cとそれにつながるV^6がみられる．胸椎の外側方にはB^6cと伴走するA^6cがそれぞれ小輪状陰影と小円形陰影としてみられる．この領域はS^6である．

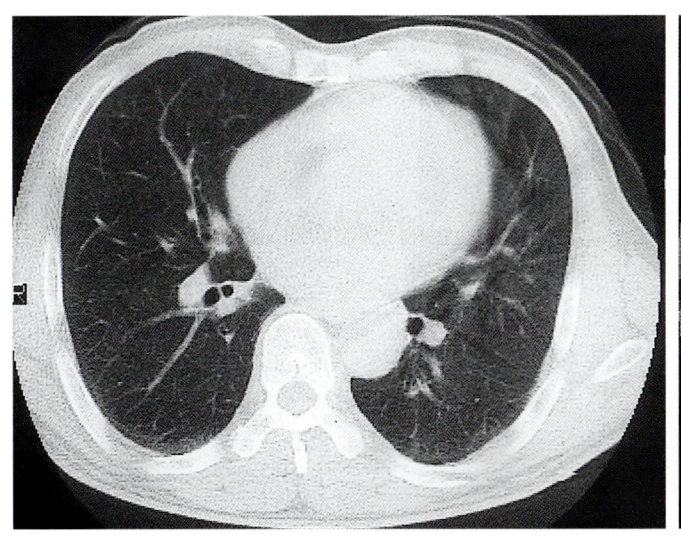

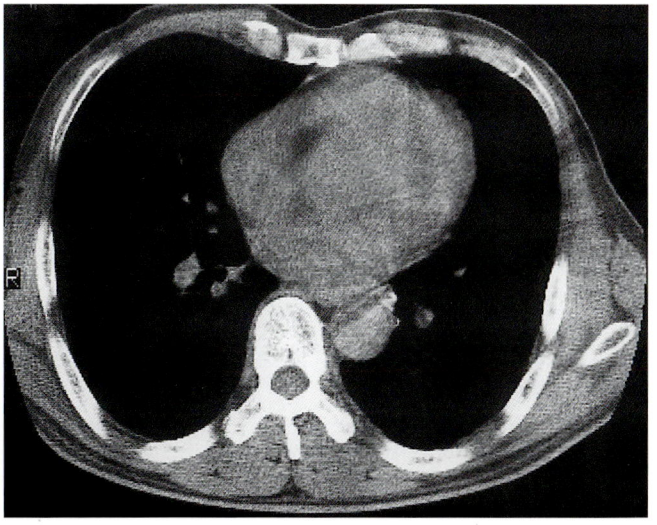

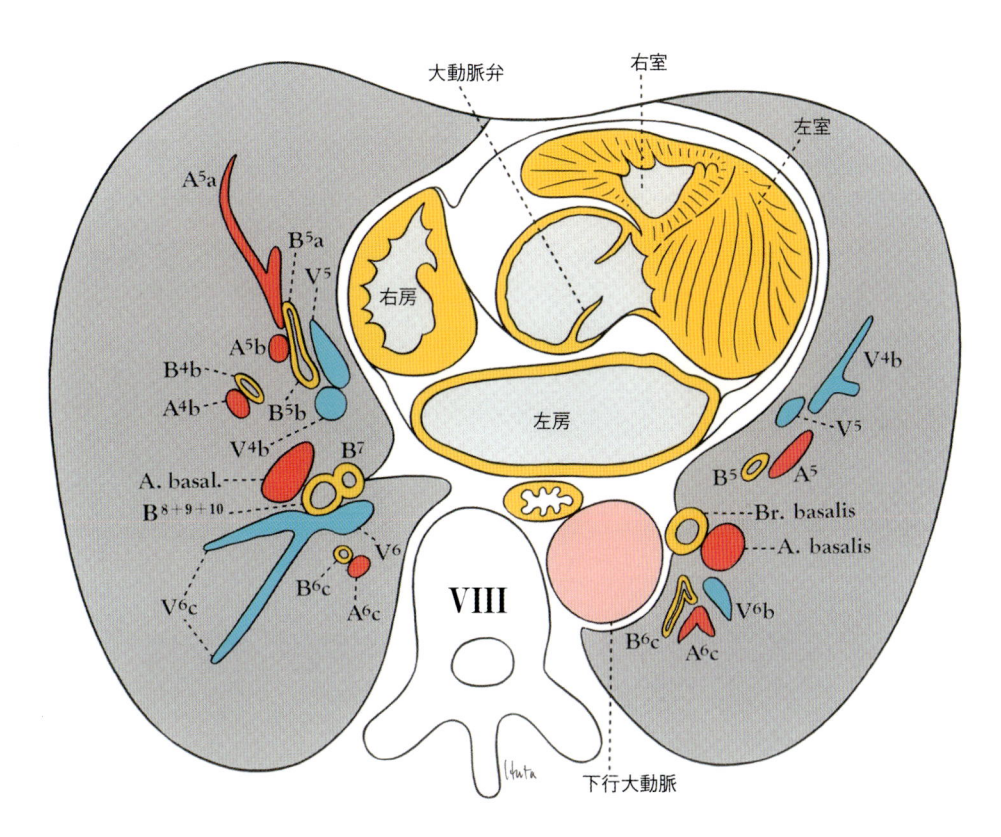

肺底区気管支の外側には肺底区動脈が紡錘状の陰影を呈している．肺野の中央で縦隔寄りには前方に走るB^5aの管状陰影と，側方にB^4bの小輪状陰影がみられる．B^5aの内側にはV^5とV^4bがみられる．B^5aの外側には伴走するA^5bの円形陰影と前外側方にA^5aの帯状陰影がみられる．これら気管支・血管の分布領域はS^{4+5}である．

　左側では下行大動脈の外側に肺底区気管支の輪状陰影，さらにその外側に肺底区動脈の円形陰影がみられる．肺野の後部はB^6cとその外側にA^6c，さらに外側にV^6bがみられる．肺野の中央にはB^5の小輪状陰影がみられ，その外側にA^5が，さらに肺野の前外方にV^5の横断像とV^4bの斜断像がみられる．肺野の後部1/3がS^6，前部はS^{4+5}である．

　心陰影の後部は左房領域でほぼ1/3を占めるようになる．

レベル 28　右下肺静脈のレベル（a）（左房のレベル）

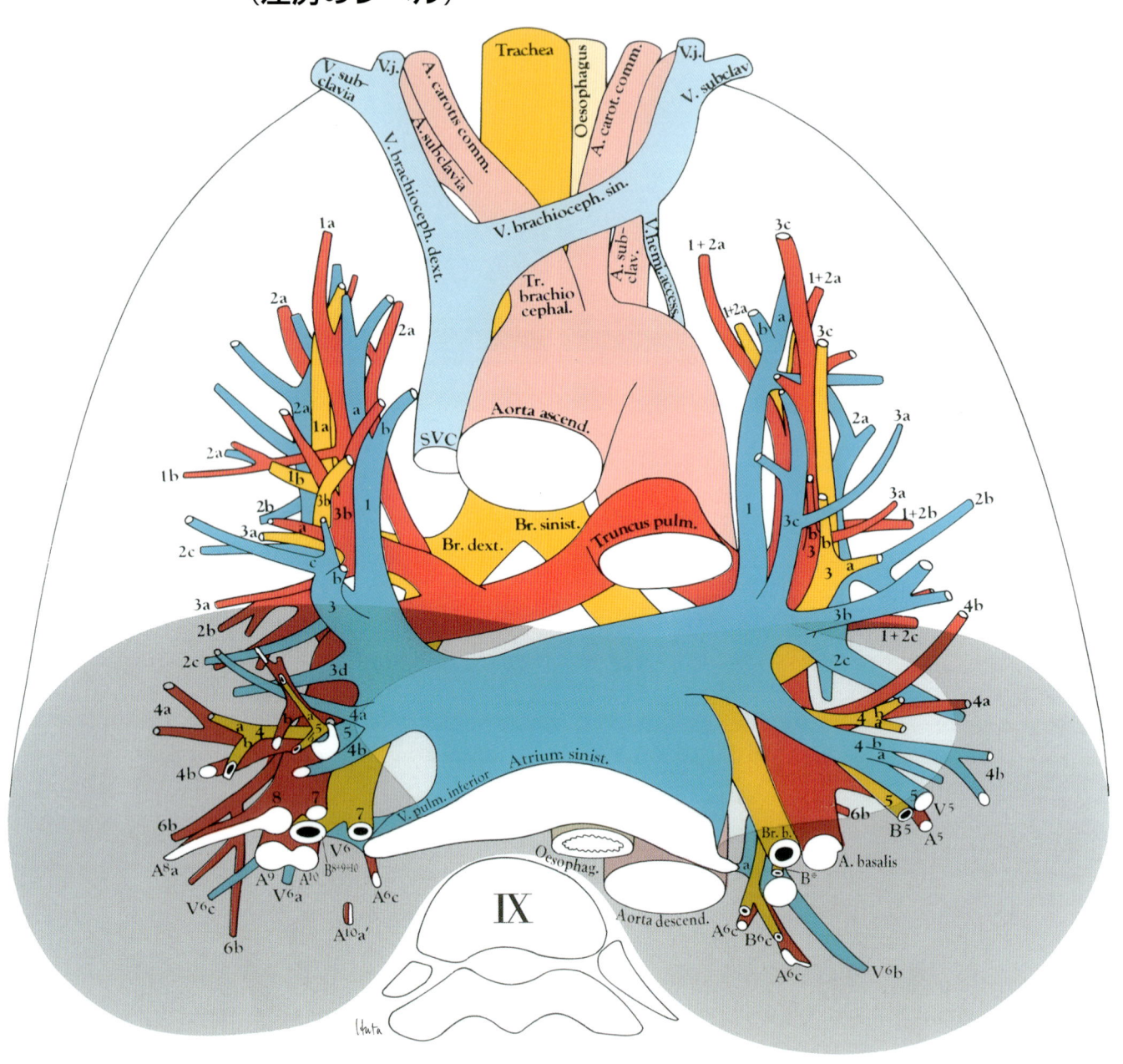

21. 右下肺静脈のレベル

　中葉気管支の分岐から約 2 cm 尾側のスライスでは肺野から肺門に向かって流入する右下肺静脈が描出される．このレベルでは左房に流入する下肺静脈を除き，大部分の気管支，動脈枝，静脈枝は次第に分岐しながら尾側に向かって扇型の走行をとるようになる．したがってこれら気管支，血管の陰影は横断または斜めのスライスとなり，下位のレベルほど縦隔から離れるとともに肺野には陰影の分布が増える．

（1）レベル 28

　中葉気管支の分岐のレベルから 2 cm 尾側のレベルで，心陰影の最も後部に位置する左房の右側に流入する右下肺静脈の流入部位が外側に向けた太い帯状の陰影としてみられる．その外側には B⁷ および B⁸，B⁹，B¹⁰ の共通幹が輪状陰影としてみられる．この共通幹の外側には気管支を取り囲むよ

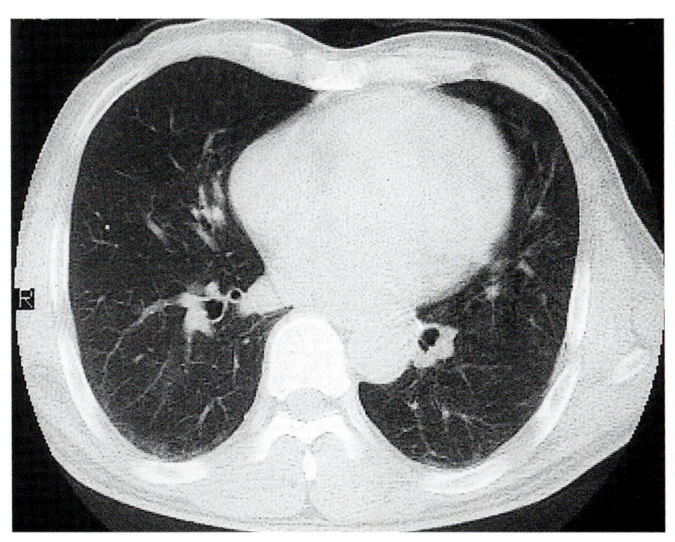

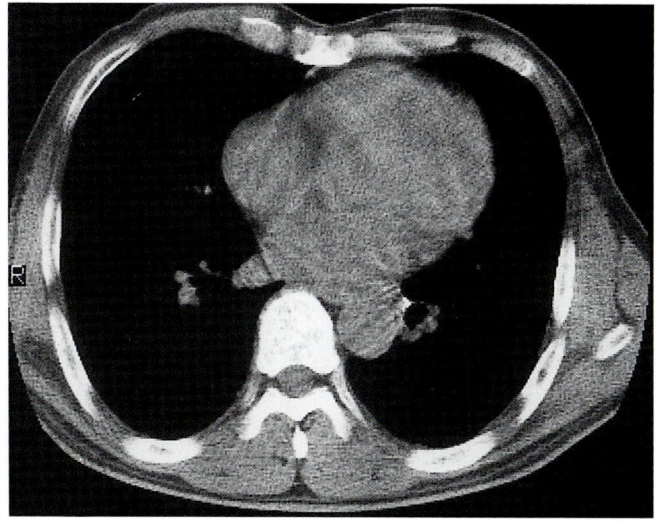

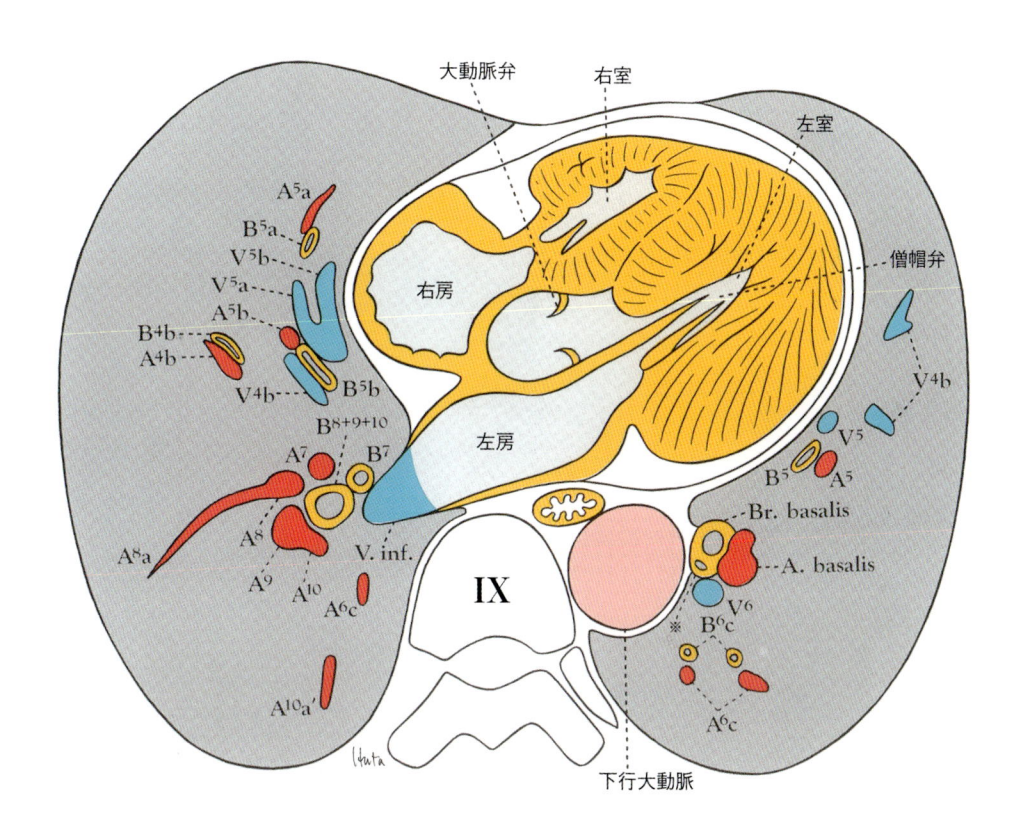

うに腹側から反時計周りに A^7, A^8, A^9 および A^{10} の順で横断像がみられ, A^8 から後外側方に延びる A^8a の帯状陰影がみられる. 肺野の中央やや前寄りの縦隔側には B^5b の管状陰影がみられ, その周りを取り囲むように内側に V^5b と V^5a, 前部に A^5b, 外側に V^4b がみられる. さらに外側方には B^4b とそれに伴走する A^4b の横断像がみられる. さらに肺野の前方には B^5a と伴走する A^5a がみられる.

右肺野の前部 1/2 は S^4 と S^5 で占め, 後部 1/2 は S^7〜S^{10} および S^6 の一部が占める.

左側では下行大動脈の外側に肺底区気管支と分岐する B※ が輪状陰影としてみられる. この気管支の外側は肺底区動脈, 背側は V^6 の横断像がみられる. 肺野の後部には B^6c の横断像と伴走する血管の A^6c の小円形陰影がみられる. 肺野の前部では中央で縦隔寄りに B^5, 外側に A^5, 腹側に V^5 の横断像がみられ, さらに前方では V^4b の帯状陰影がみられる.

62　1章　胸部の立体解剖

レベル29　右下肺静脈のレベル（b）

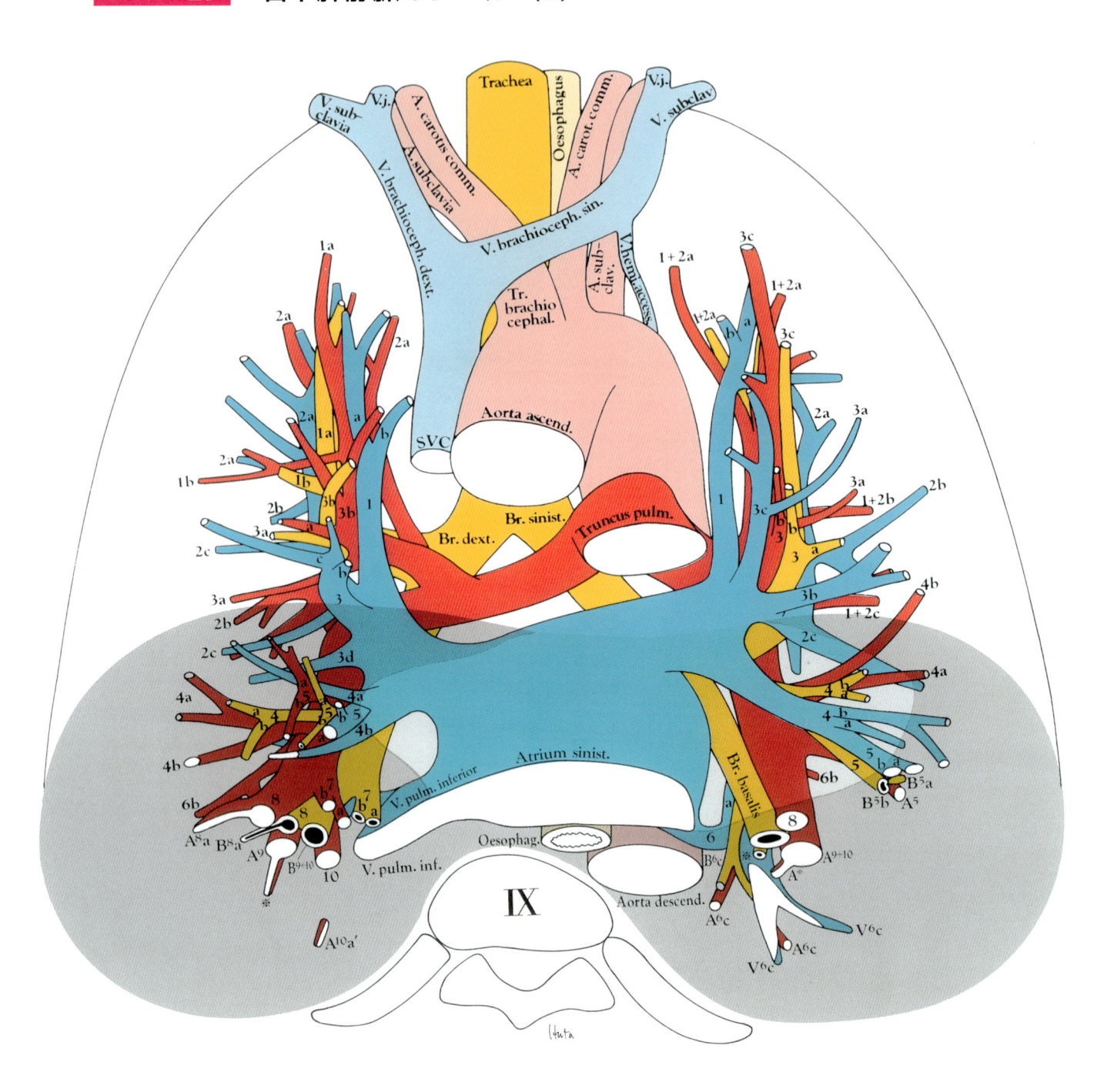

(2) レベル29

　レベル28から5mm尾側のレベルでは，左房に流入する右下肺静脈がレベル28よりもさらに後外側方に延びた太い帯状陰影として心陰影の最後部にみられる．その腹側にはB⁷a+bがみられその外側に伴走する動脈のA⁷aとA⁷bの横断像がみられる．B⁸，B⁹，B¹⁰の共通幹はB⁸とB⁹，B¹⁰の共通幹に分岐する．B⁸からはさらに外側方にB⁸aが分岐し，その腹側には伴走するA⁸と外側に延びるA⁸aの帯状陰影がみられる．B⁹，B¹⁰の共通幹の外側にはA⁹と後方に延びるA※が，背側にはA¹⁰の横断像がみられる．肺野の後部1/2はS⁷，S⁸，S⁹，S¹⁰の領域となる．肺野の前部1/2はS⁴とS⁵の領域で，B⁵bとA⁵bの横断像が中央に，縦隔側にはV⁵aとV⁵bが，また，外側にはV⁴bとA⁴bが帯状陰

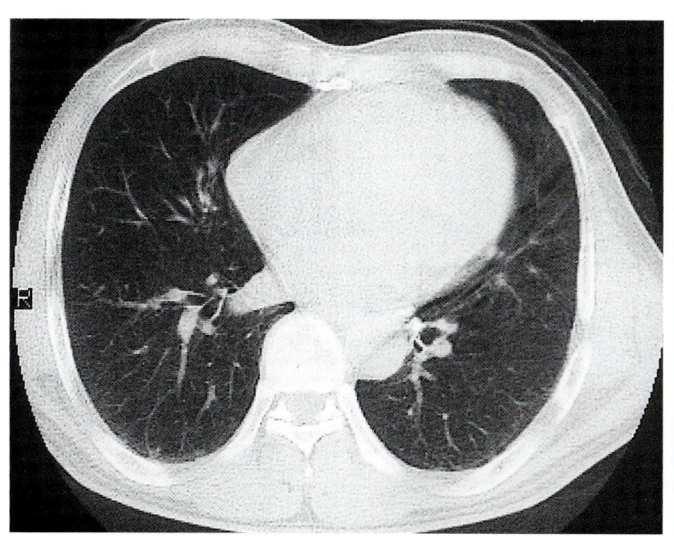

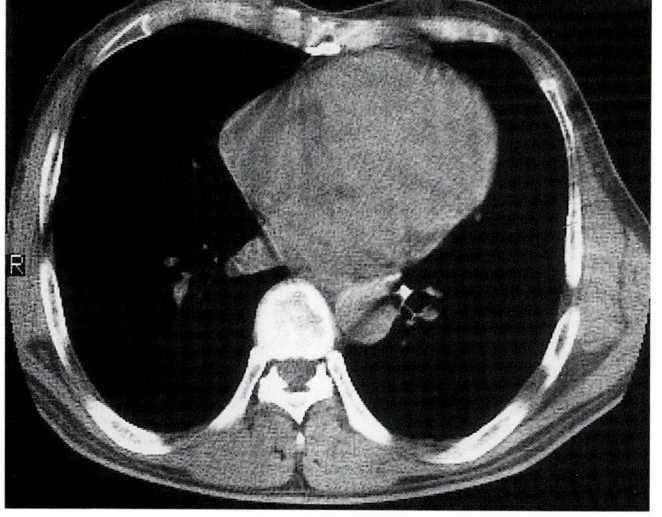

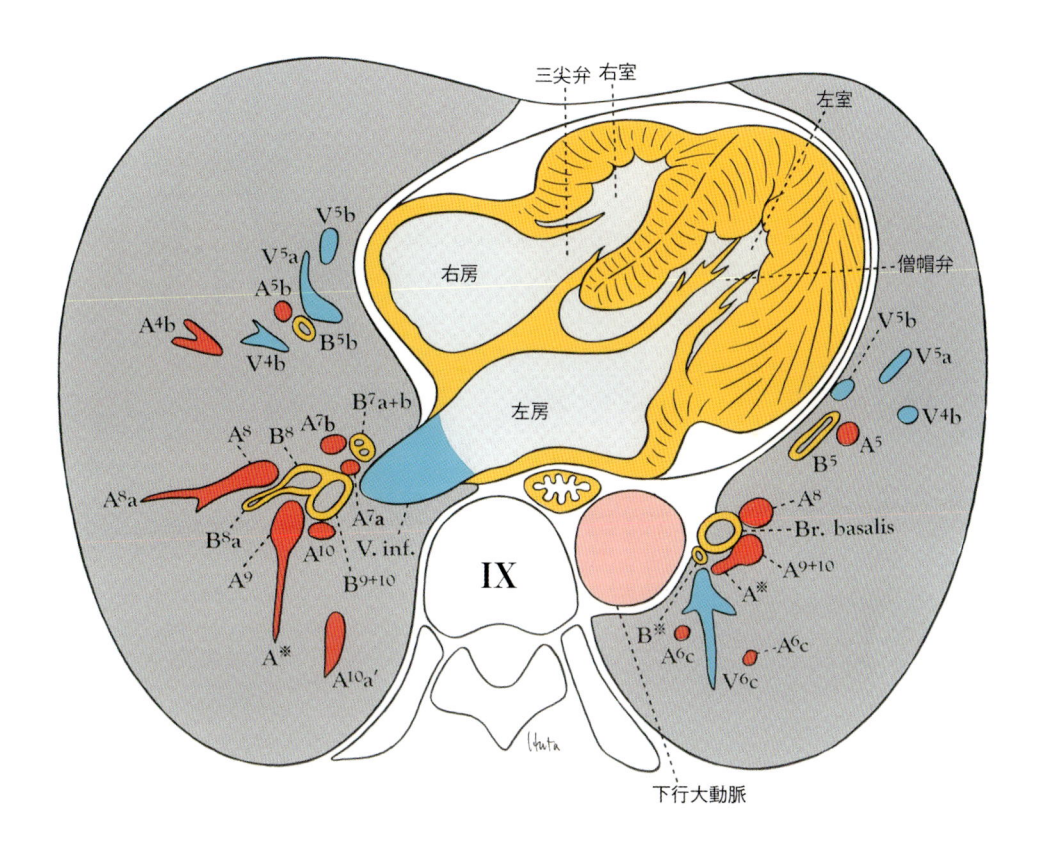

影としてみられる．

　左側では下行大動脈の外側に肺底区気管支とそれから分岐した B* が大小 2 個の輪状陰影としてみられ，肺底区気管支の外側には伴走する肺底区動脈の横断像が，気管支を取り囲むように，時計回りに A^8, A^{9+10} の順でみられる．肺野の最後部には S^6c の領域が残っており A^6c と V^6c もみられる．したがってこのレベルのスライスでは肺野の後部は S^8, S^9, S^{10} と S^6c が占める．肺野の前部では，縦隔側に B^5b の管状陰影がみられ，その外側に A^5a の小円形陰影がみられる．前方では外側から縦隔側にかけて V^4b, V^5a, V^5b の横断像が分布し，S^4 と S^5 が占めている．

64 1章 胸部の立体解剖

レベル30 右下肺静脈のレベル（c）

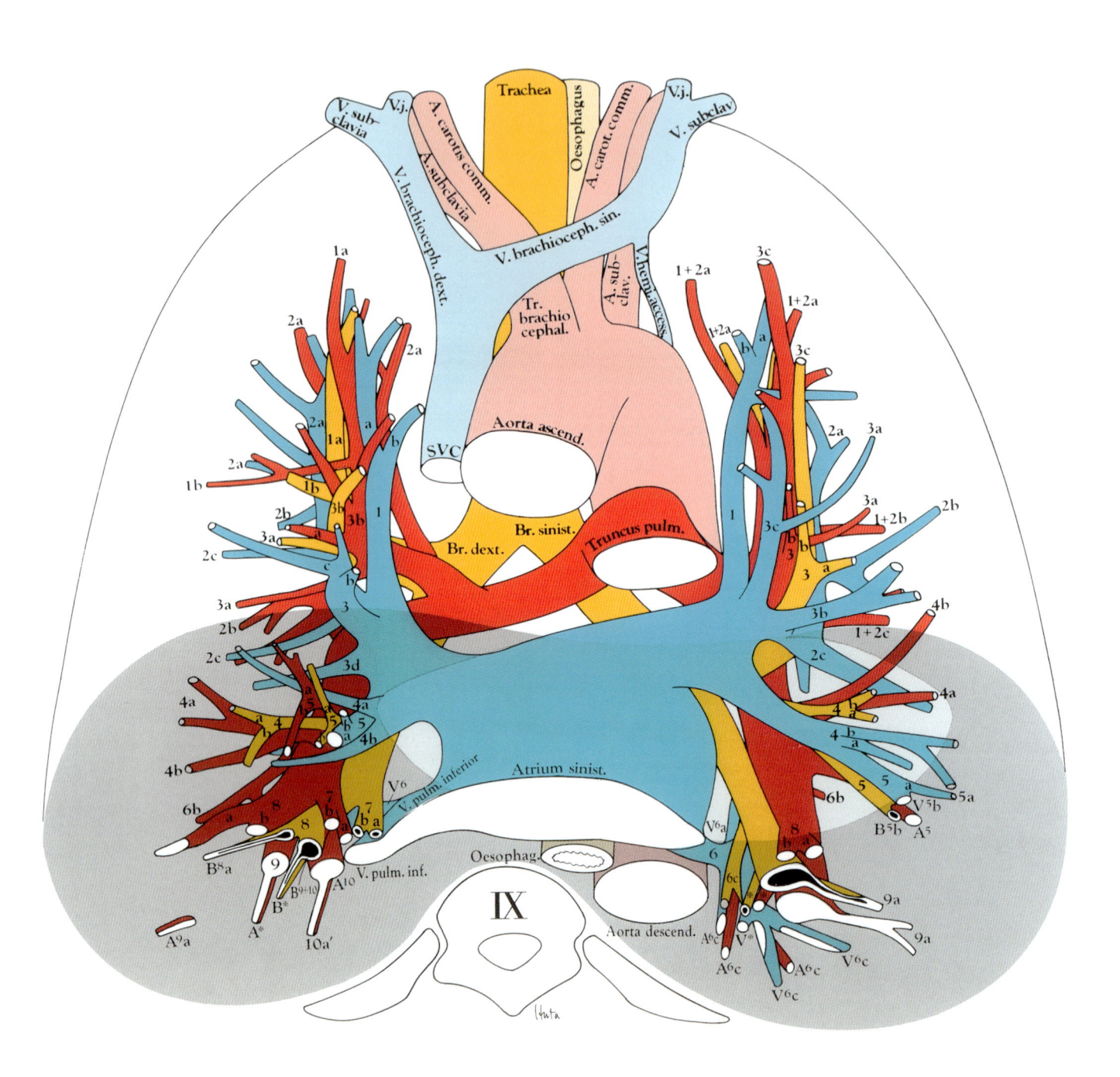

(3) レベル30

　レベル28からさらに1cm尾側のレベルで，左房に流入する右下肺静脈は，幅広い帯状陰影として，後外側方から心陰影の最後部にみられる．その腹側には分岐したB^{7}a，B^{7}bがみられ，その外側に伴走するA^{7}aとA^{7}bの小さな円形陰影がみられる．B^{8}からはさらに外側方にB^{8}aが分岐し，その腹側には伴走するA^{8}bの小円形陰影と外側に延びるA^{8}aの帯状陰影がみられる．B^{9+10}からはB*が後方に延びる管状陰影としてみられ，外側にはA^{9}と後方に延びるA*が，さらに外側に離れてA^{9}aの一部かみられる．背側にはA^{10}とそれから後方に延びるA^{10}aの帯状陰影がみられる．肺野の後部はS^7，S^8，S^9，S^{10}の領域となる．肺野の前部はS^{4}とS^{5}の領域で，縦隔寄りにV^{5}aとV^{5}bが，また外側に

は A⁵b がみられる．

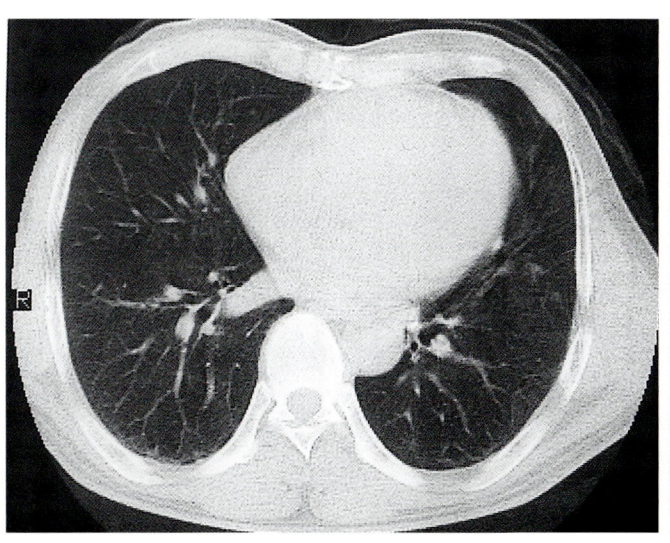

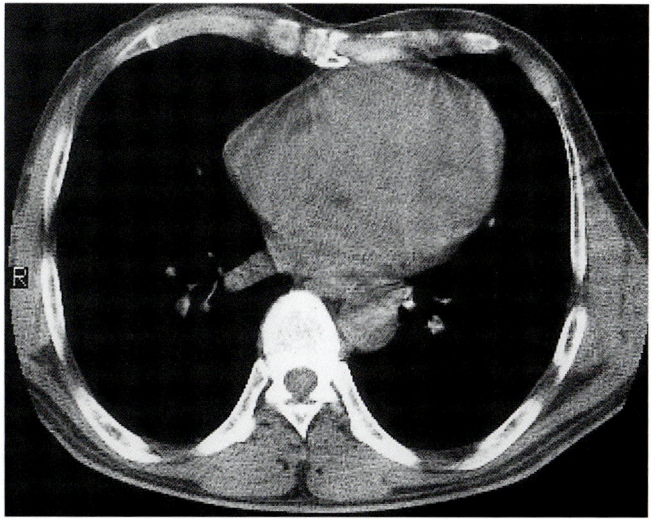

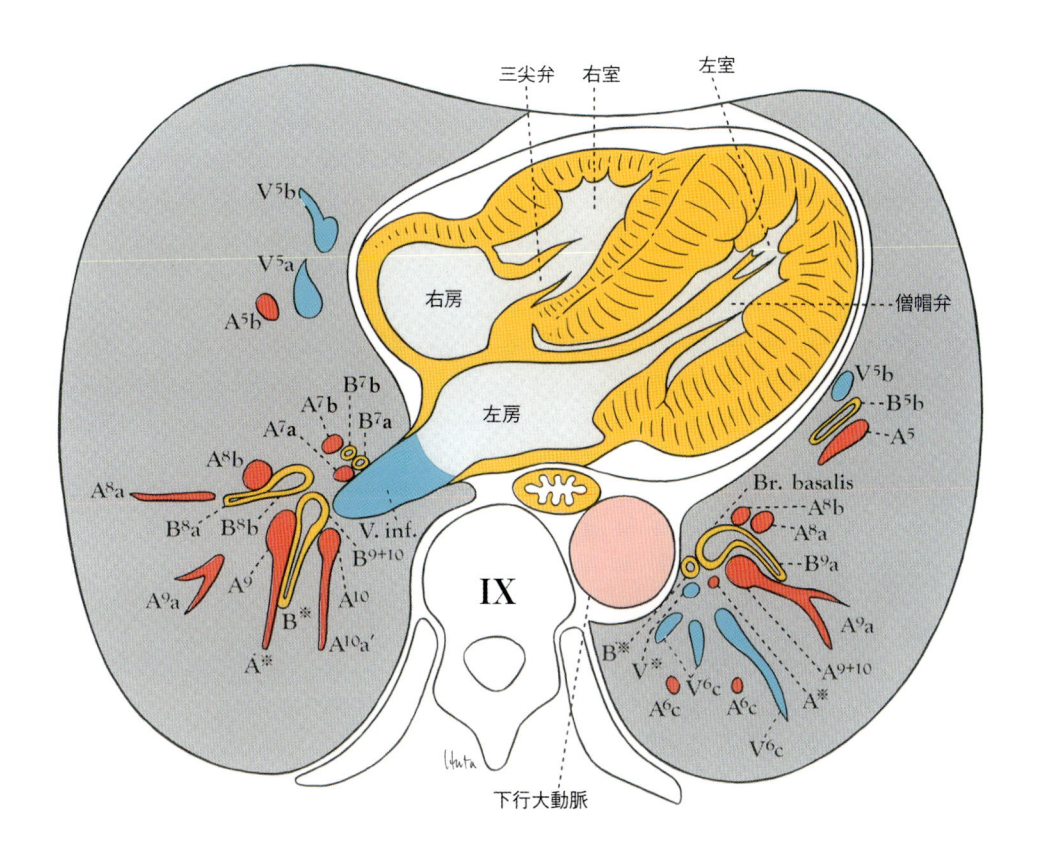

　左側では下行大動脈の外側に肺底区気管支とそれから分岐した B⁹a が後外側に延びる管状陰影としてみられ，その腹側には伴走する肺動脈枝が縦隔側から外側にかけて A⁸b，A⁸a の順で小円形陰影としてみられる．B⁹a の背側には A⁹⁺¹⁰ から分岐した A⁹a が外側方に延びる帯状陰影としてみられる．肺野の最後部には S⁶c の領域が残っており A⁶c と V⁶c もみられる．このレベルのスライスでは肺野の後部は S⁸，S⁹ と S＊，さらに S⁶c の一部が分布することになる．肺野の前部では縦隔側に B⁵b が管状陰影としてみられ，その外側に A⁵ の斜断像が，さらに内側にかけて V⁵b の横断像がみられる．

レベル31 左下肺静脈のレベル

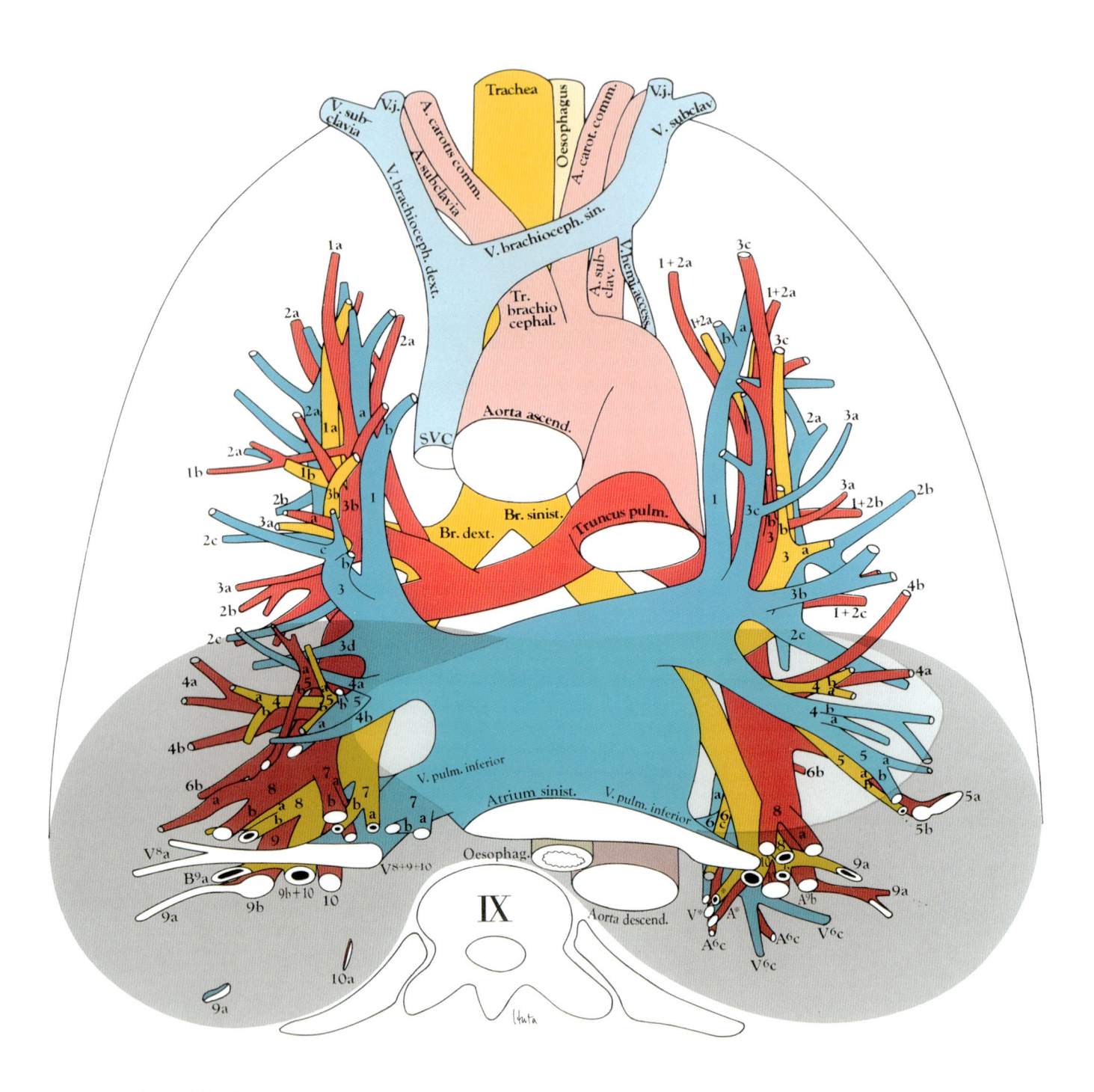

22. 左下肺静脈のレベル（レベル31）

左下肺静脈の左房への流入部がみられるレベルである．

左胸腔では，下肺静脈の流入部の近くに肺底区気管支の断面像が前方から B⁸，B⁹，B¹⁰ と三つ並んでみられるのが特徴的で，B¹⁰ の輪状陰影がいちばん大きい．B* の小さい輪状陰影が B¹⁰ に隣接してみられることがある．これらの区域気管支の後縁にはそれぞれの区域動脈が接している．肺区域では前方で心陰影の近くに S⁵，側方から背側にかけて S⁸，S⁹，S¹⁰，胸椎体近くに S⁶ の一部がみられる．

右胸腔では右下肺静脈の左房流入部はみられず，肺の中央で総肺底静脈が水平方向に帯状陰影と

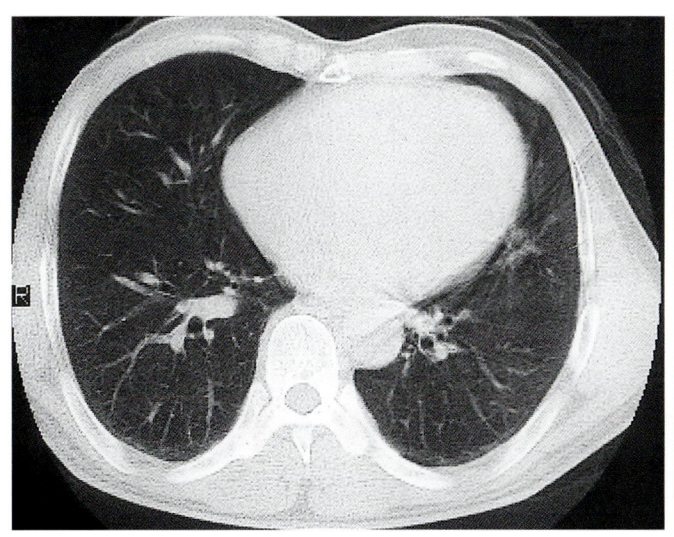

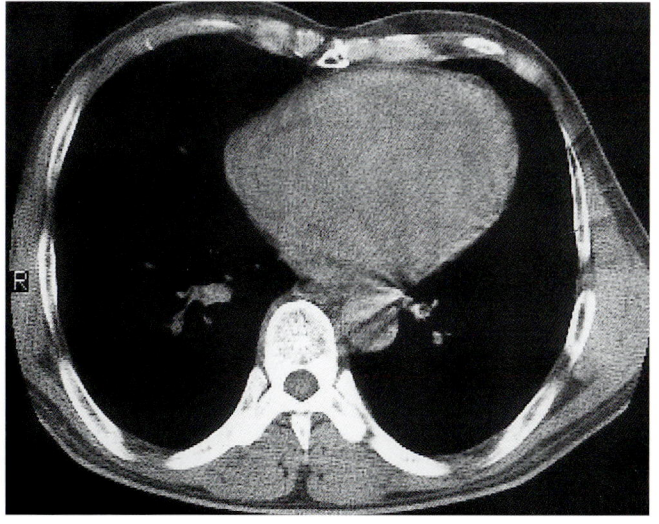

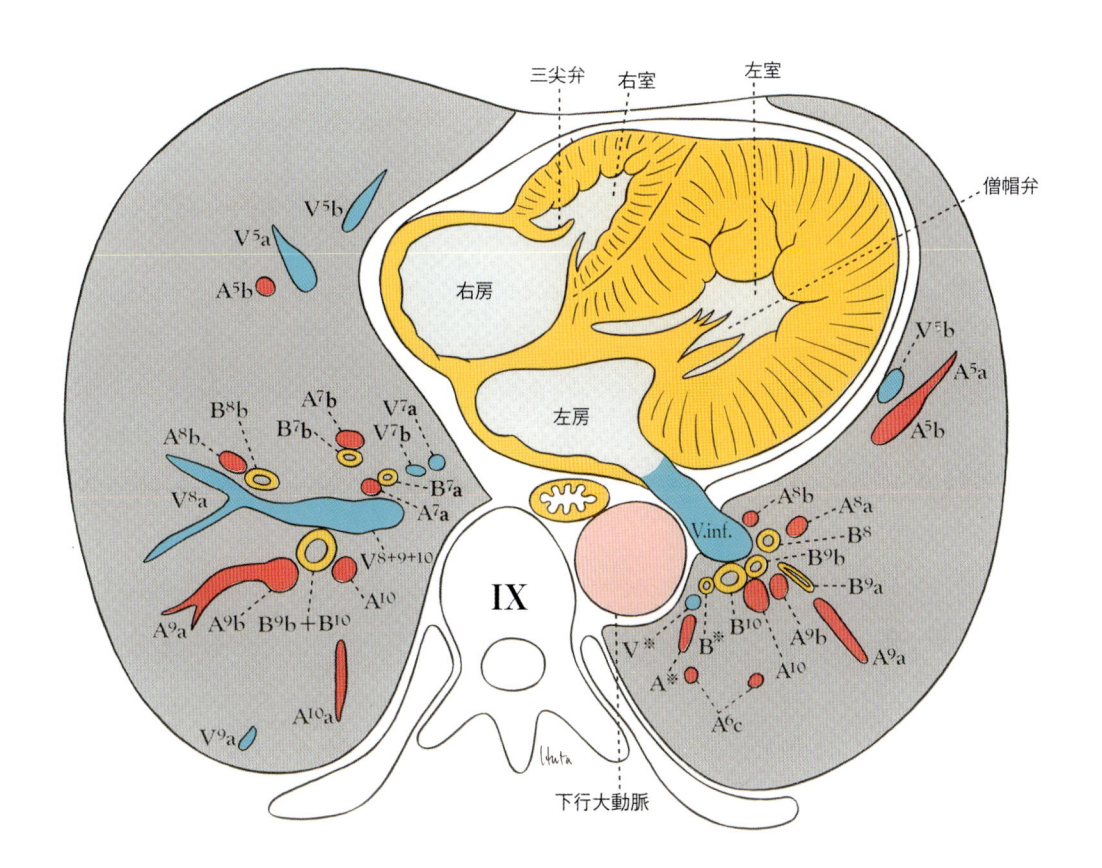

してスライスされているのが特徴的である．V^{8}a が分岐しているのがみられるが，V^9，V^{10} の末梢はこのレベルではみられない．区域気管支は総肺底静脈の前方に A^7 に並んで B^7，V^8 の前方で B^8 の小さな輪状陰影がみられる．総肺底静脈の背側には B^{9+10} のやや大きな輪状陰影がみられる．肺区域では胸腔の前方を S^5 が占め，側方から背側にかけて S^8，S^9，胸椎体に近く S^{10} がスライスされ椎体の右前方を S^7 が占めている．右 S^6 はこのレベルでは認められないことが多い．

レベル 32　左房下縁のレベル

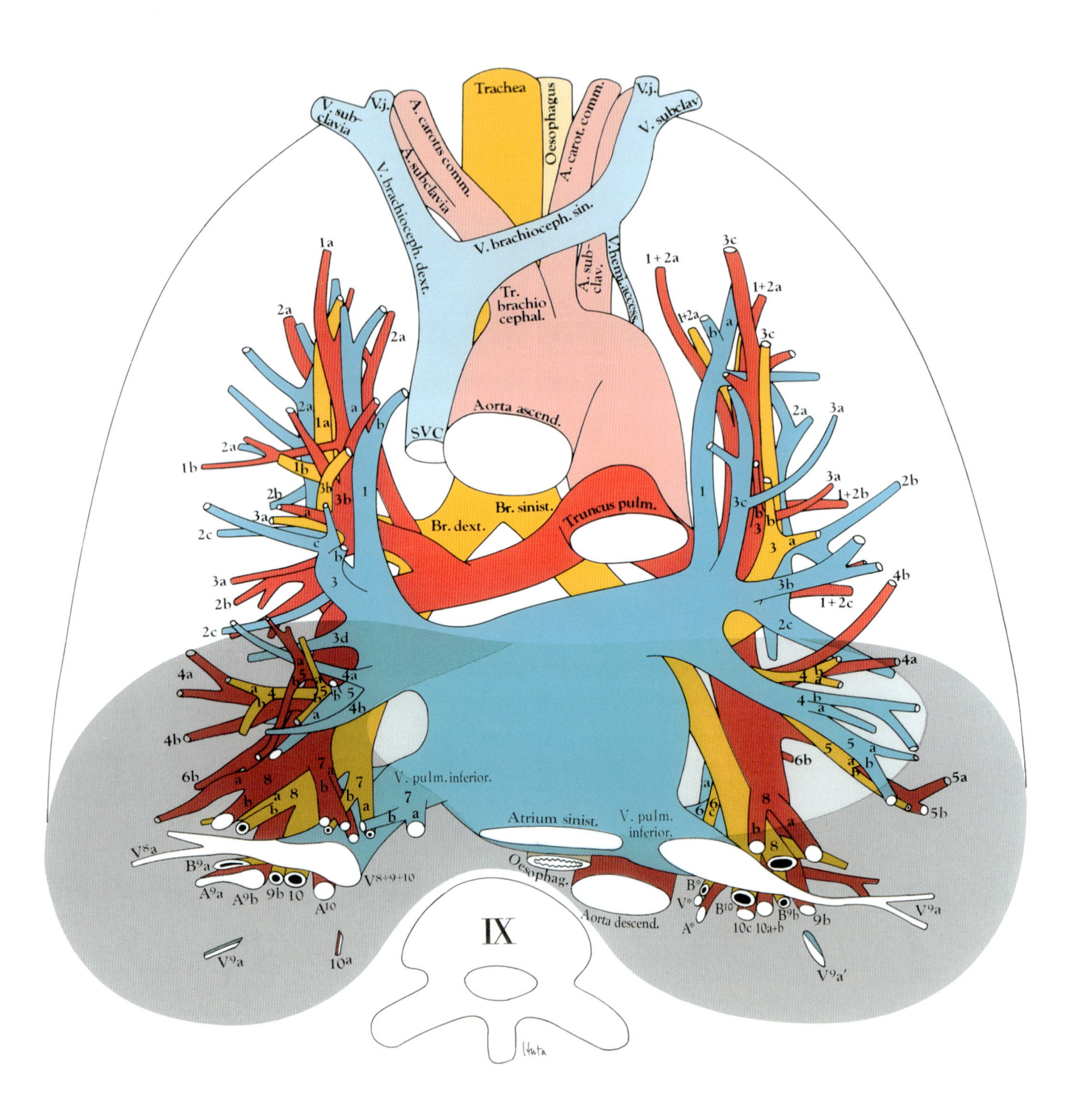

23. 左房下縁のレベル（レベル32）

左房下縁がスライスされるレベルである．

左胸腔では，下肺静脈の断面が水平方向に末梢までスライスされ，V^9 の分岐がはっきりとみられる．下肺静脈の背側には B^{10} のやや大きな輪状陰影，前縁には B^8 の小さな輪状陰影がみられる．前方では心陰影の左縁に近く B^5 の細長い管状陰影がみられる．

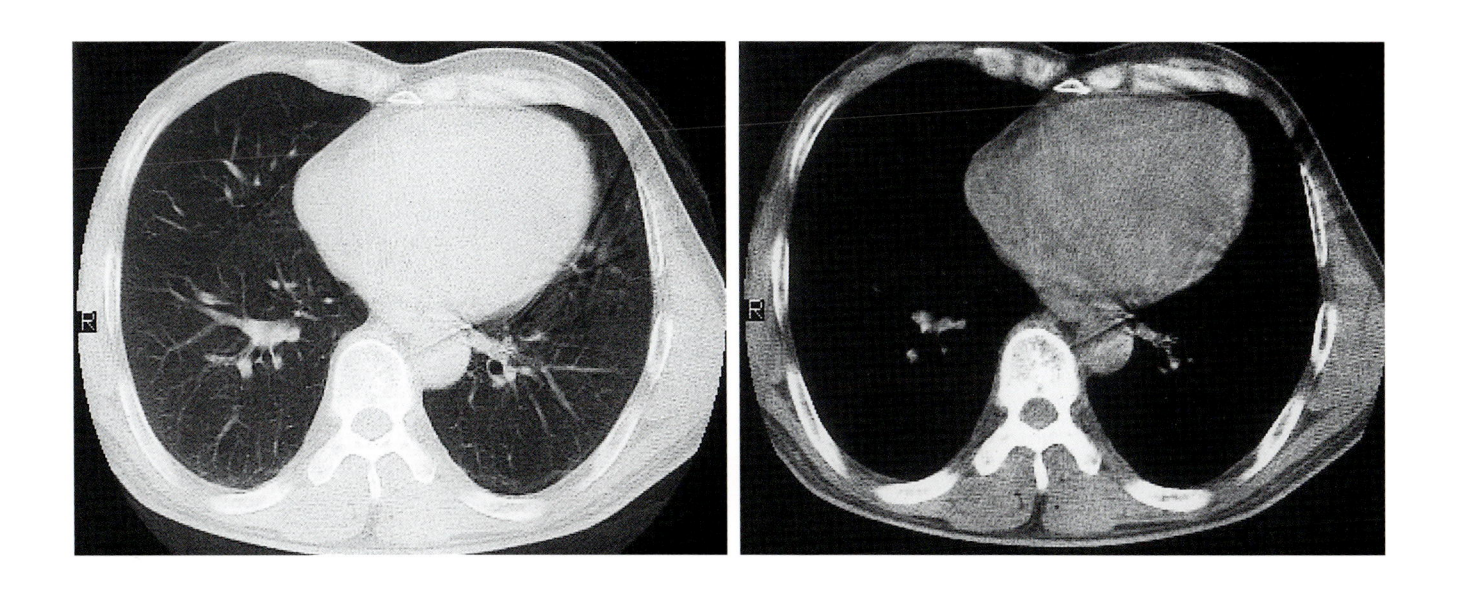

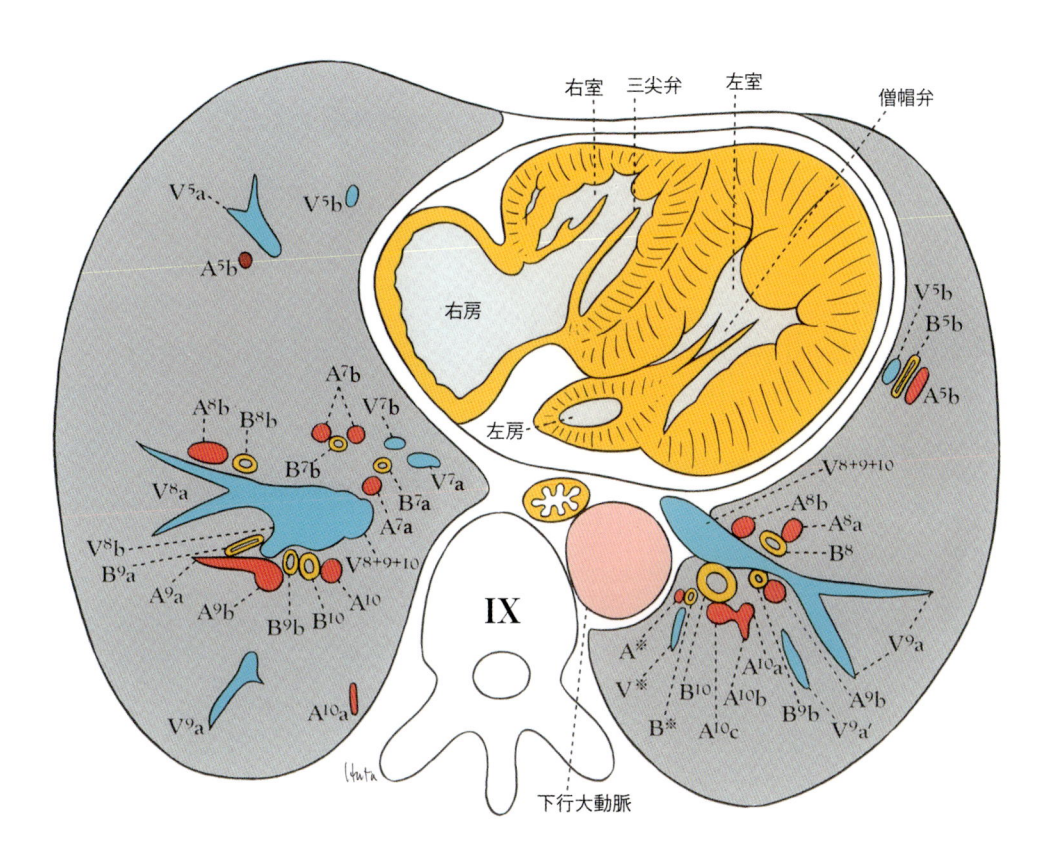

右胸腔では，総肺底静脈が幅広くスライスされ，V^8，V^9 の分岐が認められる．総肺底静脈の背側に分岐した B^9，B^{10} の輪状陰影が並んでみられるのがこのスライスでは特徴的である．

レベル33　冠状静脈洞流入部のレベル

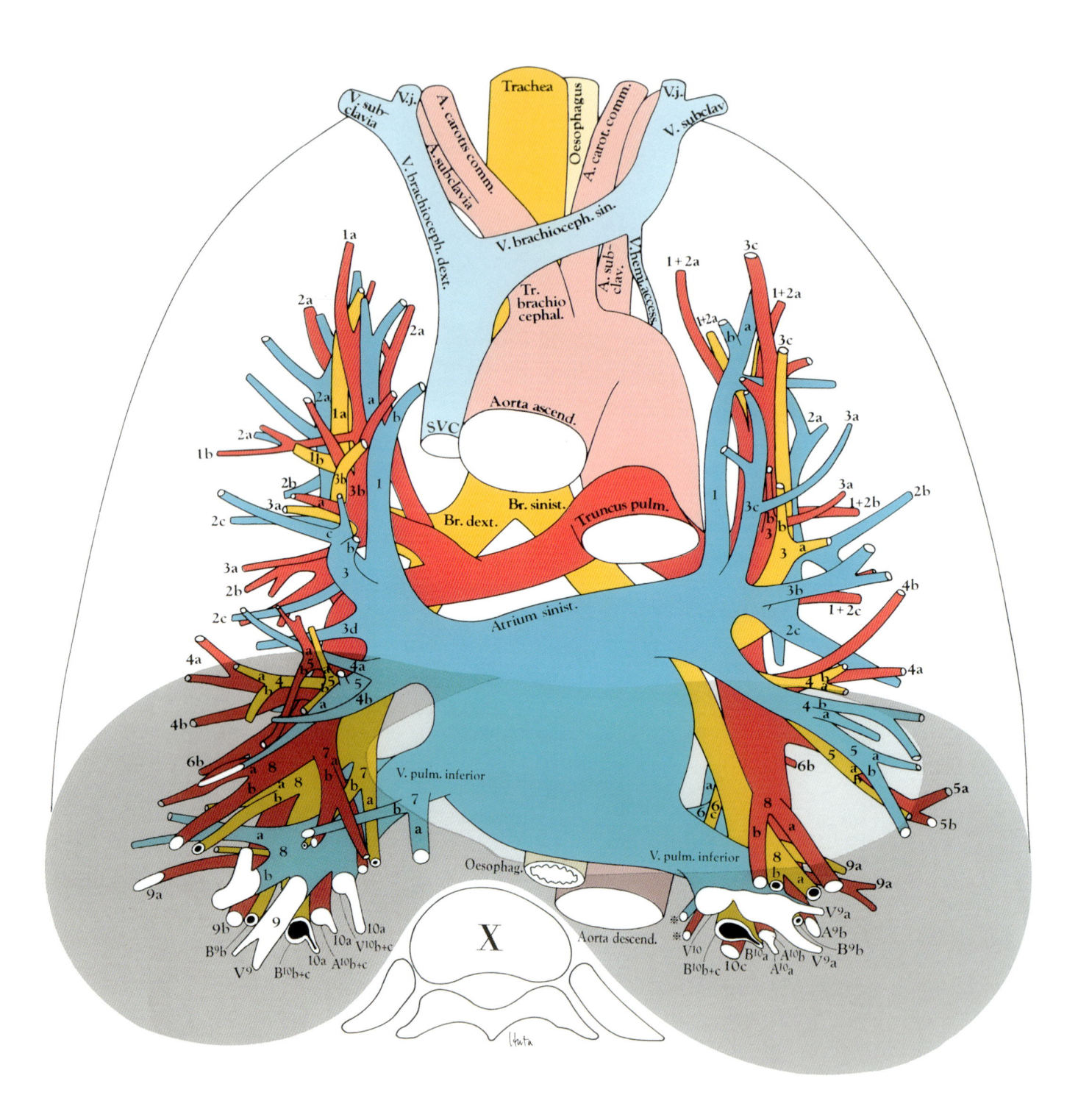

24. 冠状静脈洞流入部のレベル（レベル33）

このレベルでは左房はみられなくなり右房への冠状静脈の流入部がスライスされる．

左胸腔では，総肺底静脈の合流部と末梢のV⁹aがスライスされている．B¹⁰から分岐した細長い管状陰影のB¹⁰aに接してA¹⁰b，小さな輪状陰影のB⁹bの背側からA⁹bが線状陰影を呈して末梢に走っているのがみられる．

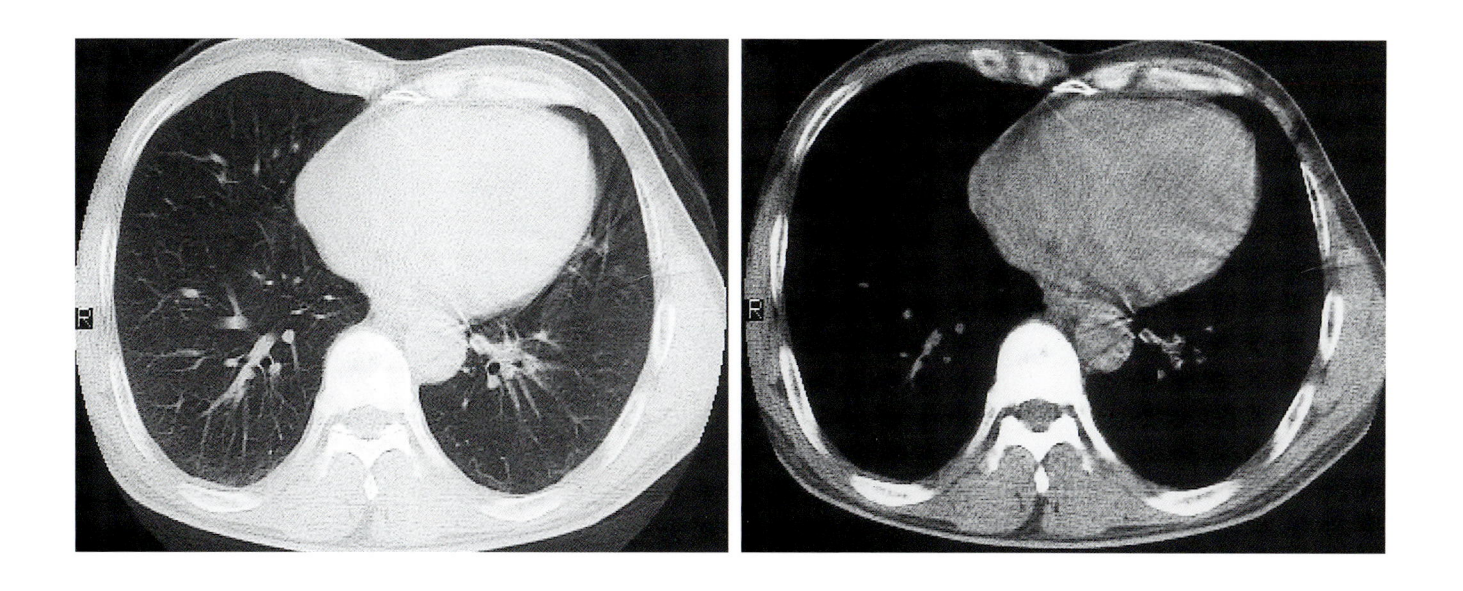

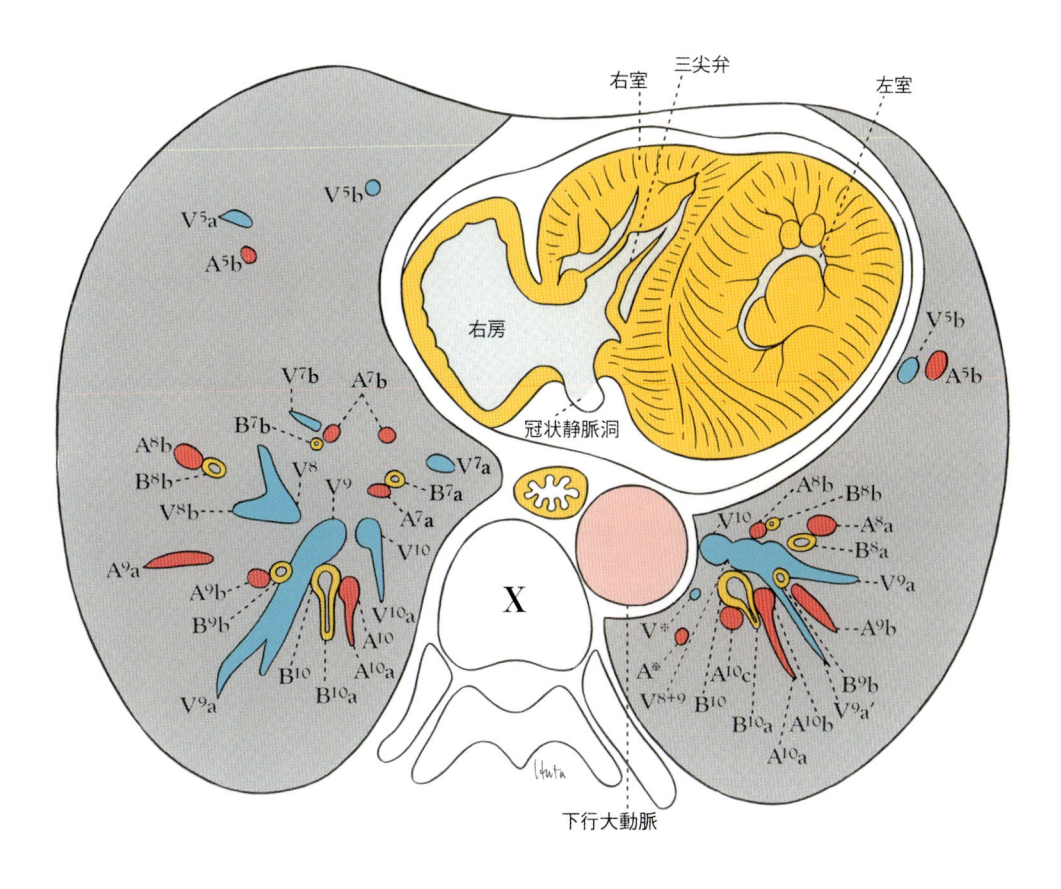

右胸腔ではV⁹aがB⁹bとB¹⁰aの間で末梢までスライスされている．B¹⁰aはV⁹aの縦隔側で細長い管状陰影を呈し，線状陰影を示すA¹⁰aが伴走している．

72 1章 胸部の立体解剖

レベル34　冠状静脈洞拡張部のレベル

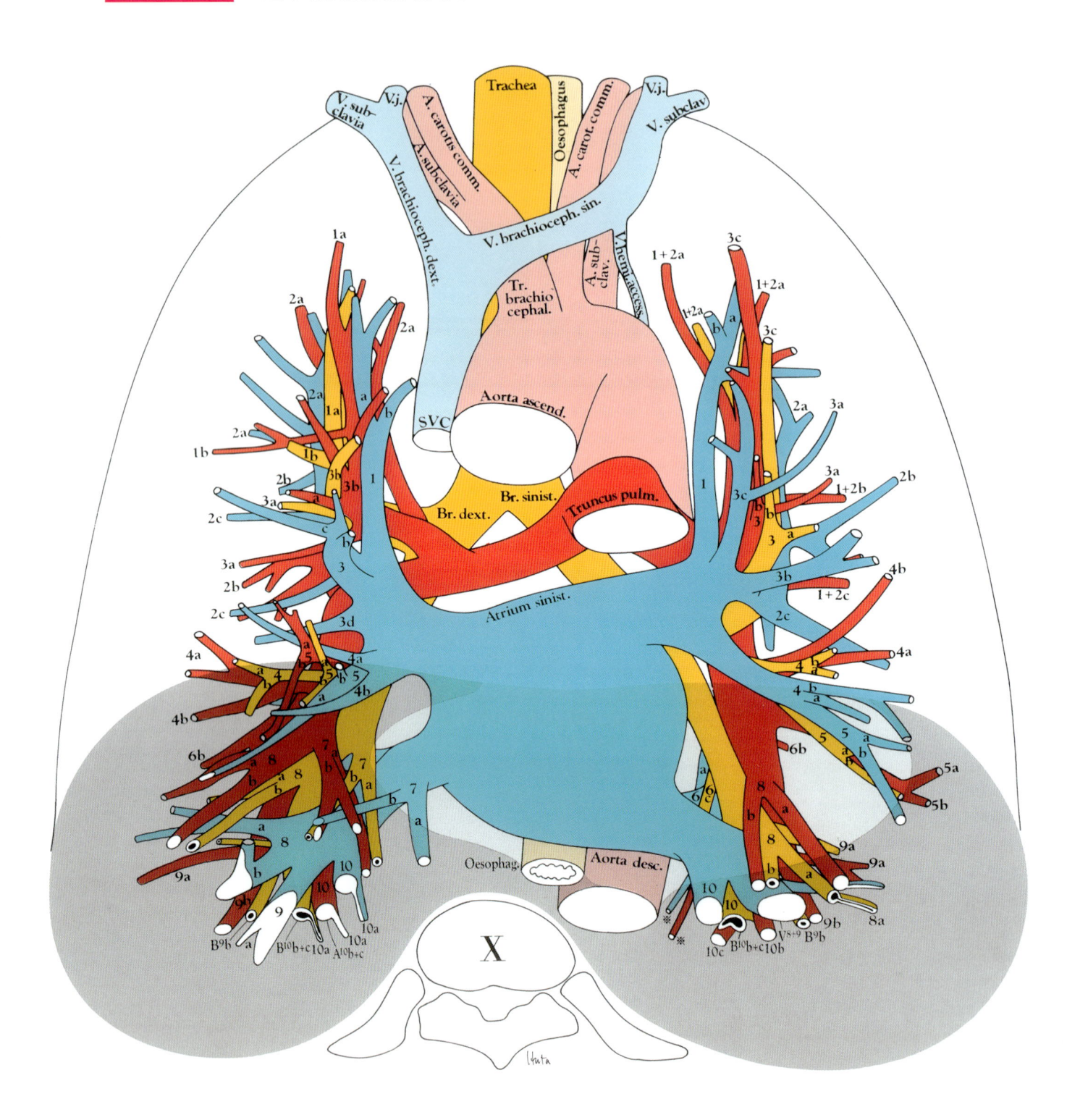

25. 冠状静脈拡張部のレベル（レベル34）

　右房へ流入する冠状静脈拡張部が心陰影の最後部に帯状陰影としてはっきり認められるレベルである．

　このレベルになると肺野の前方では肺血管陰影がみられることは少なくなり，左右とも僅かにV⁵の末梢がみられるだけである．右肺野ではやや幅の広い帯状陰影を呈したV⁹aがB⁹bとB¹⁰aの小さ

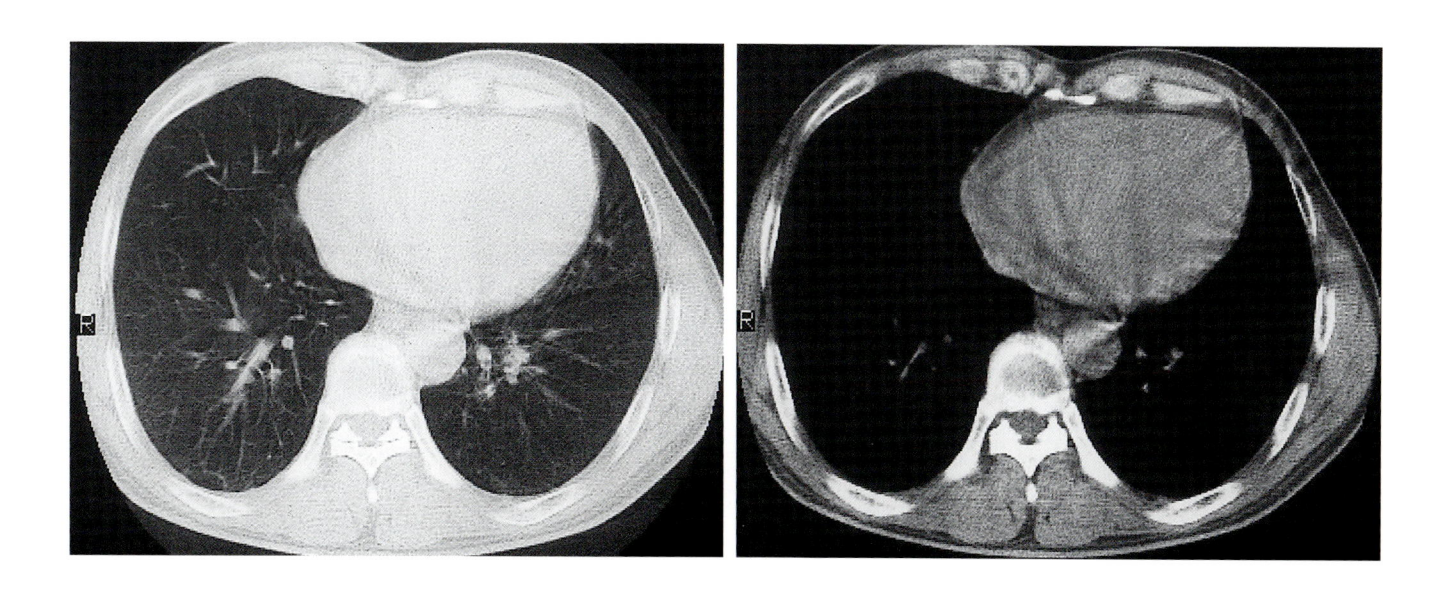

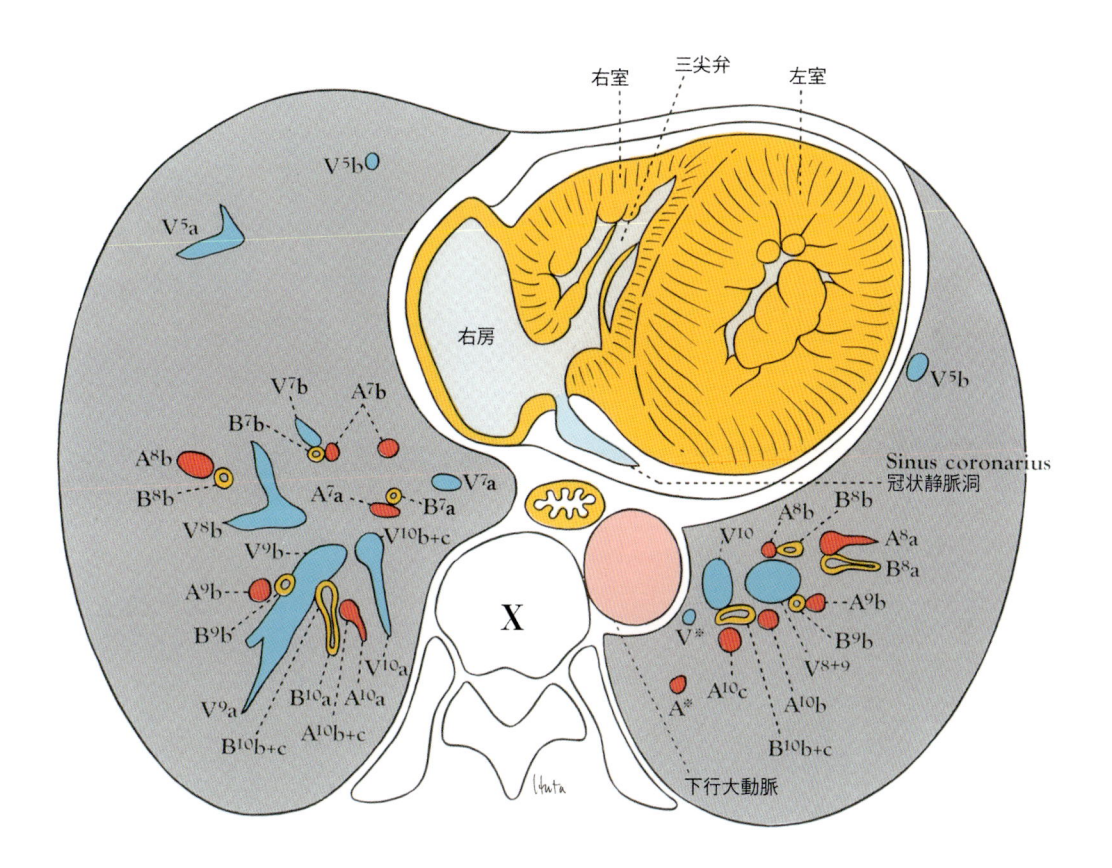

な輪状陰影の間にみられる．左肺野の後部では B¹⁰b+c の輪状陰影の前後に V¹⁰，A¹⁰c，A¹⁰b などの小円形陰影，やや中央に V⁸ と V⁹ の合流部による円形陰影がみられる．

レベル35　下大静脈（右房流入部）のレベル

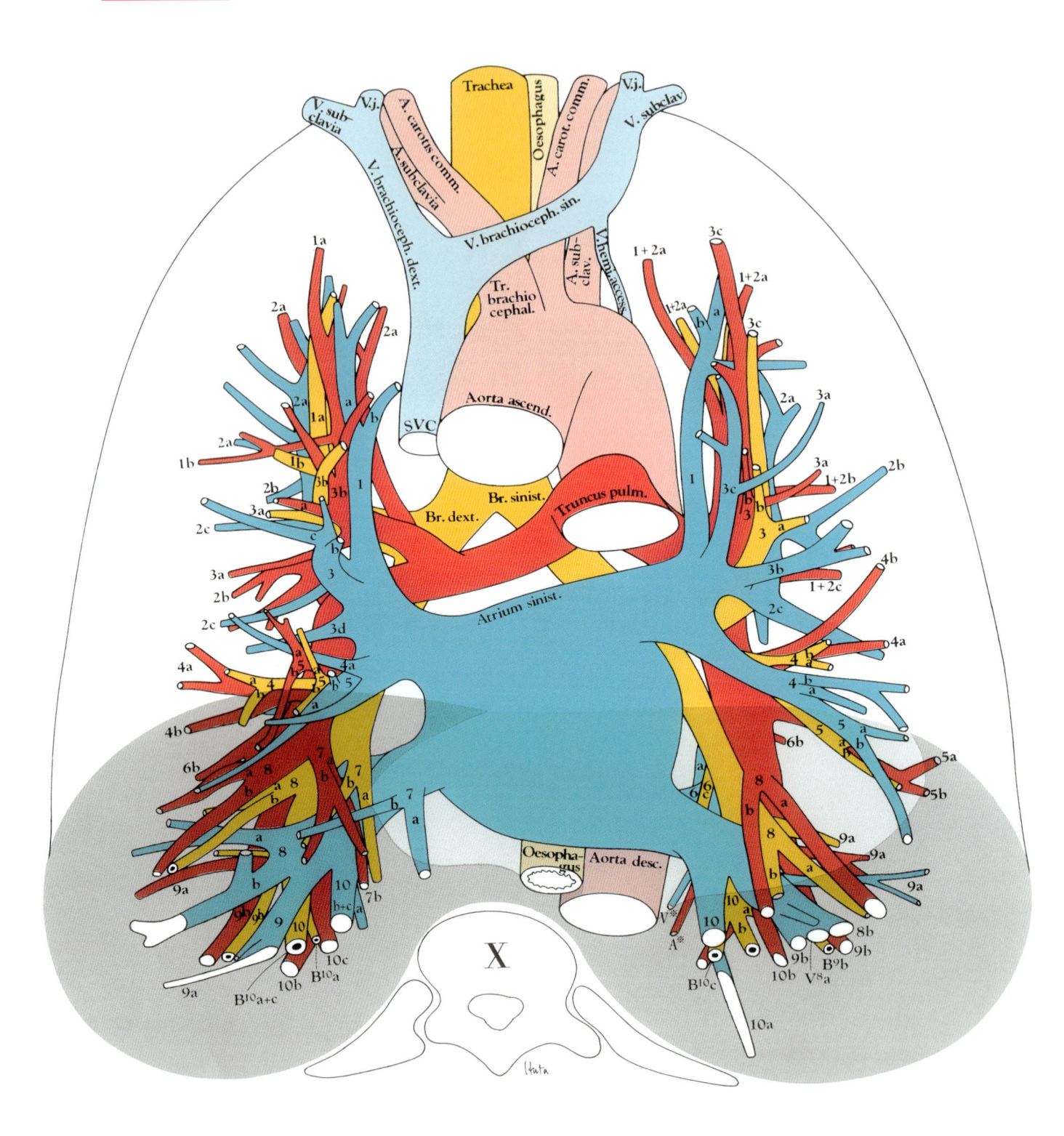

26. 下大静脈（右房流入部）のレベル（レベル35）

　このレベルは下大静脈が右房へ流入する高さであるため，心陰影は右房，右室，左室によって構成され左房はみられない．右房陰影の後部に楕円形の下大静脈の横断像がみられる．椎体の前面にほぼ接して下降してきた食道は，このレベルになると椎体からさらに前方に離れて，空気を含んだ

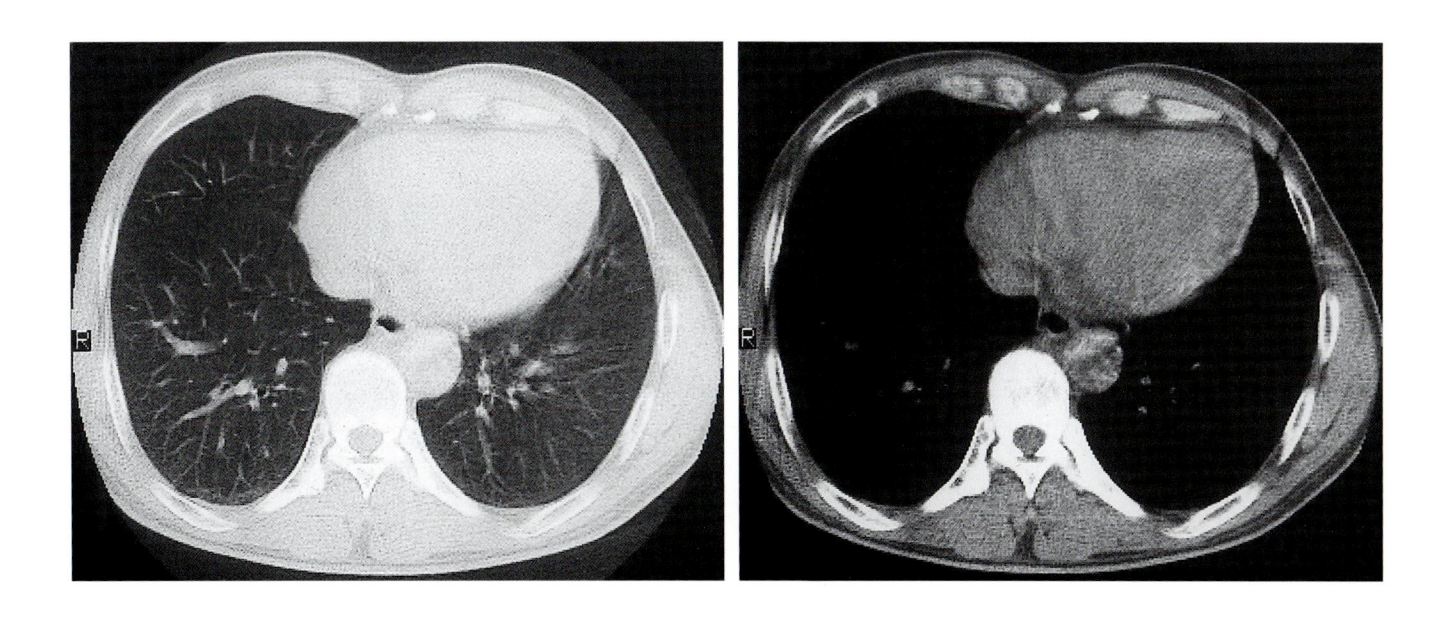

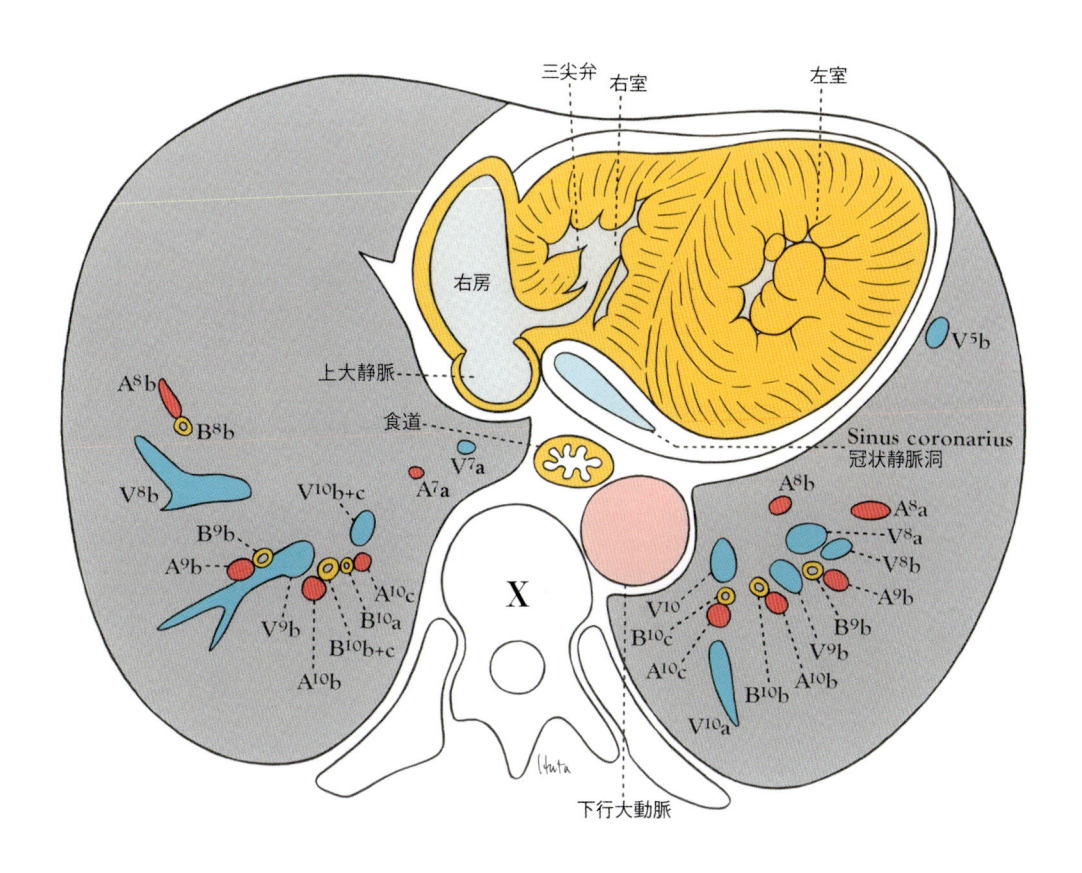

輪状陰影としてみられる．右肺野では椎体と右房との間を S⁷ が占め，同部に V⁷b，A⁷b が点状陰影としてみられる．V⁸b が S⁸ と S⁹，V⁹b が S⁹ と S¹⁰ のそれぞれの区域間を走り，帯状陰影を呈しているのが特徴的である．

76　1章　胸部の立体解剖

レベル36　右中下葉間（葉間溝）のレベル

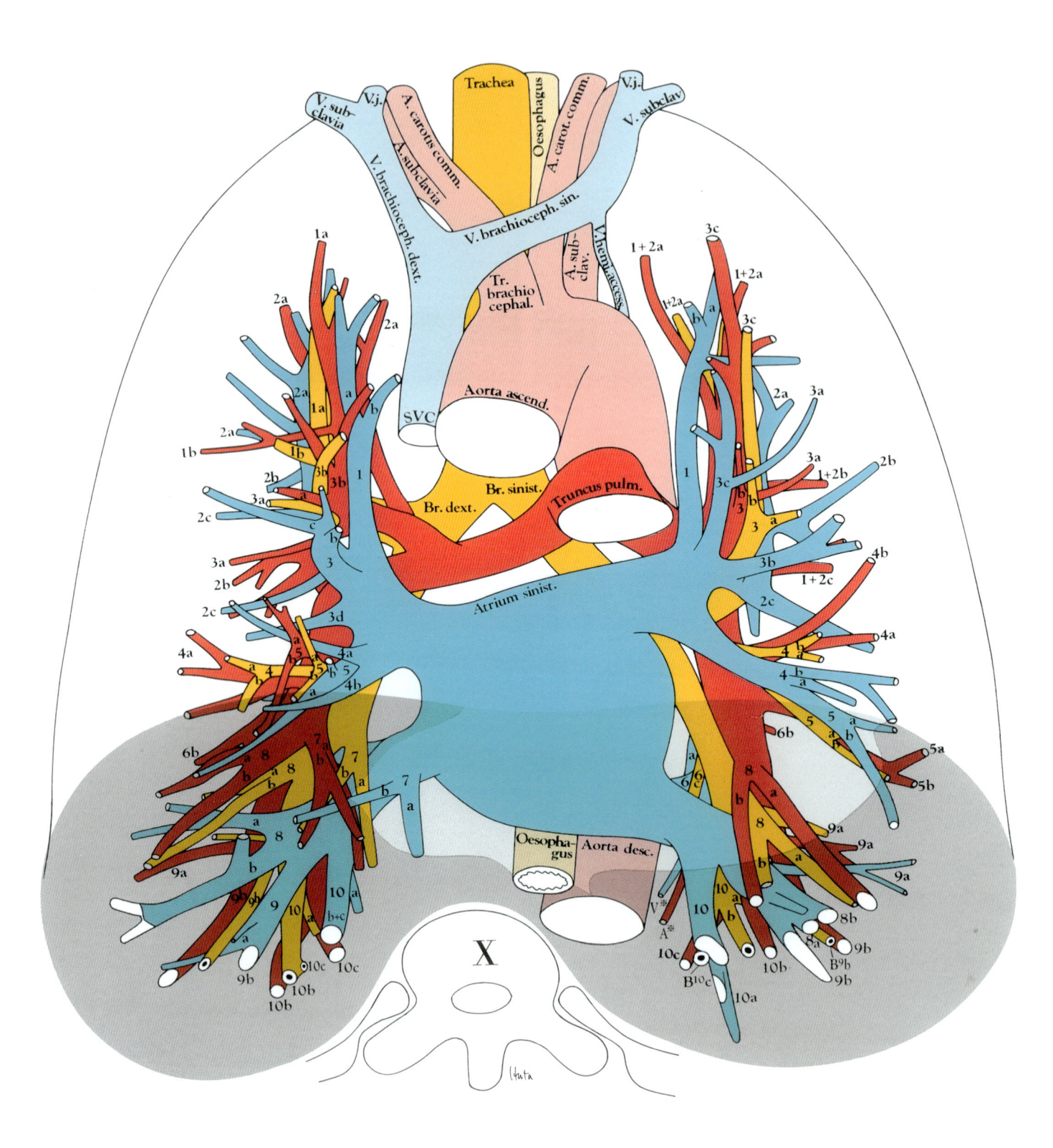

27. 右中下葉間（葉間溝）のレベル（レベル36）

このレベルでは，右中下葉の葉間溝である斜裂が右房陰影の中央部から前側方に走る線状陰影としてみられる．斜裂の前方にはS^5，後側方にはS^8，S^9，椎体に近い後部にはS^{10}が占めている．左

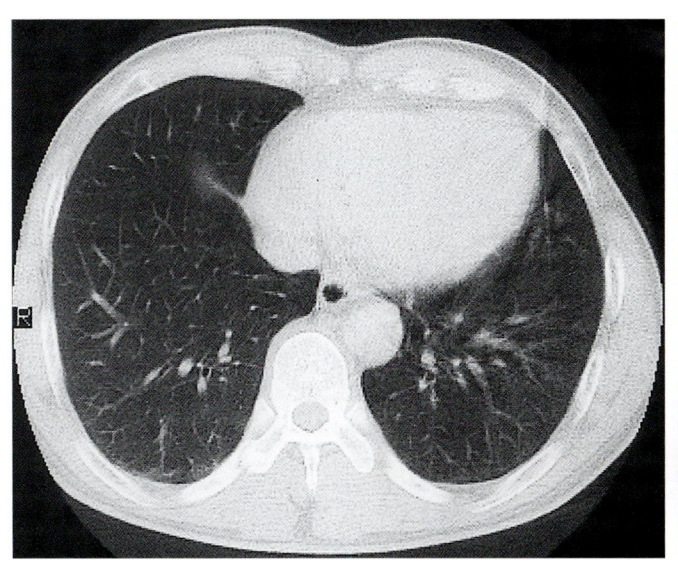

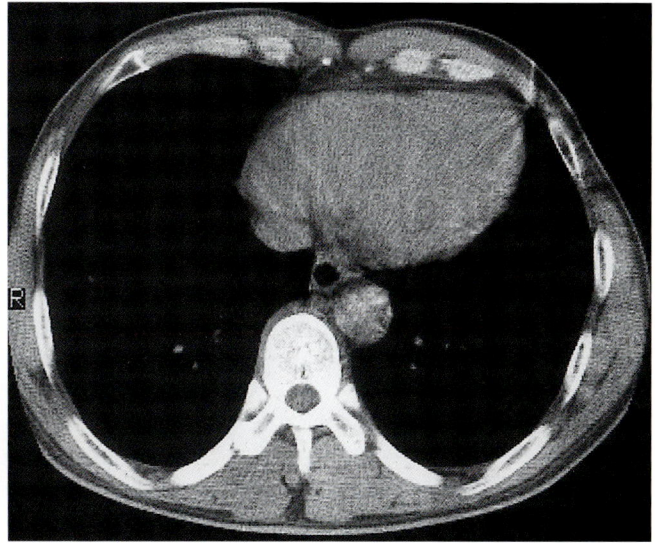

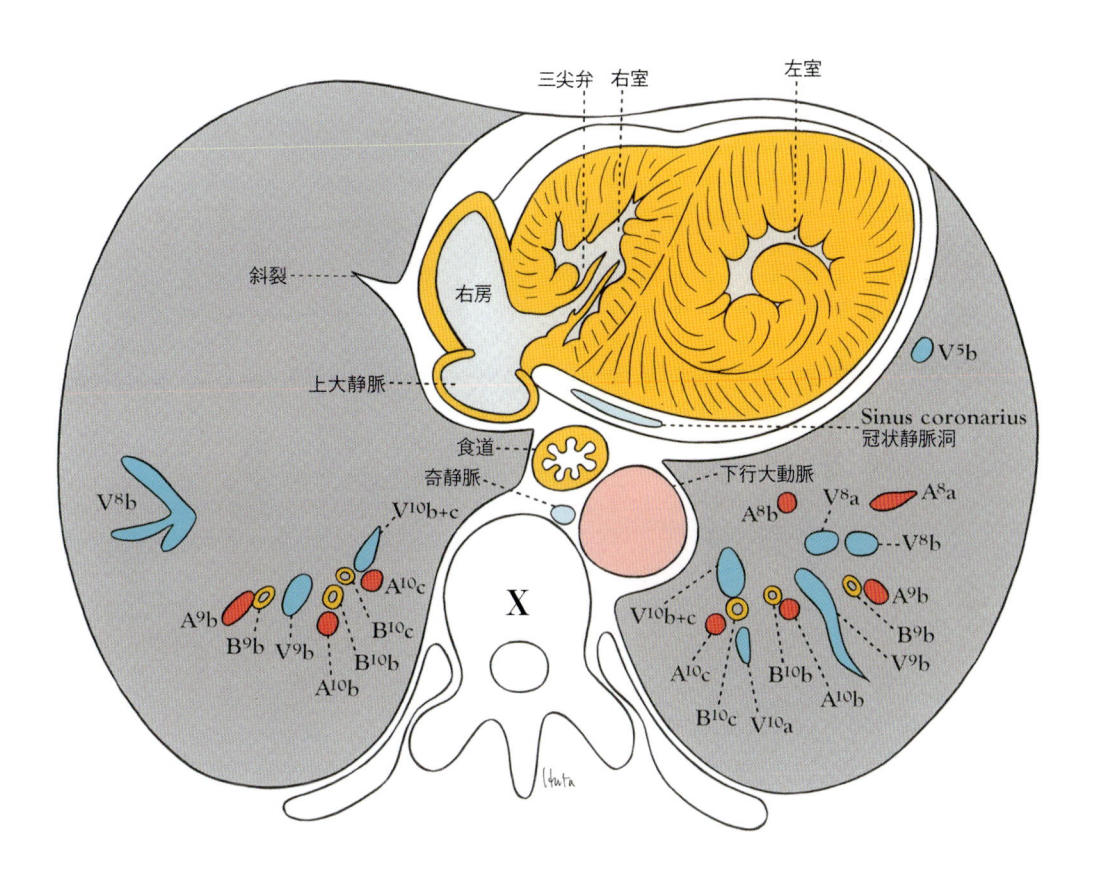

肺野でも右と同じように，前部に S^5, 後部を S^{10}, その間を S^8, S^9 が占め，S^9 と S^{10} の区域間を走る V^9b が帯状陰影としてみられる．

78　1章　胸部の立体解剖

レベル37　右房（最下縁）のレベル

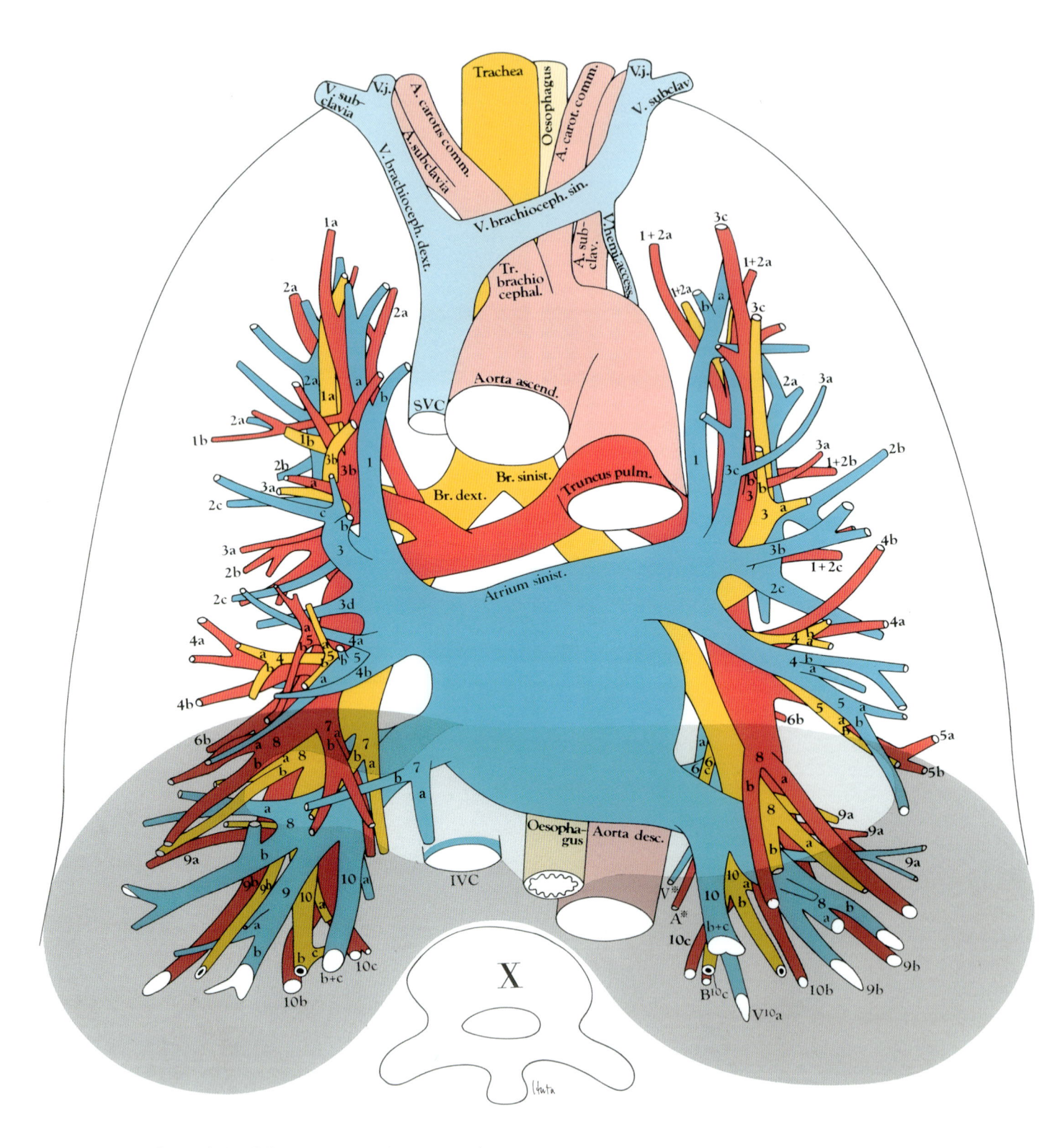

28. 右房（最下縁）のレベル（レベル37）

　右房の最下縁がスライスされるレベルで，右房の後部で下大静脈は楕円形を呈し，右横隔膜の一部が心陰影に接してみられる．

　右肺野では，前部はますます肺紋理が少なく，後部でも V^9b，$A^{10}b$，$V^{10}b+c$ が小円形陰影と細い線

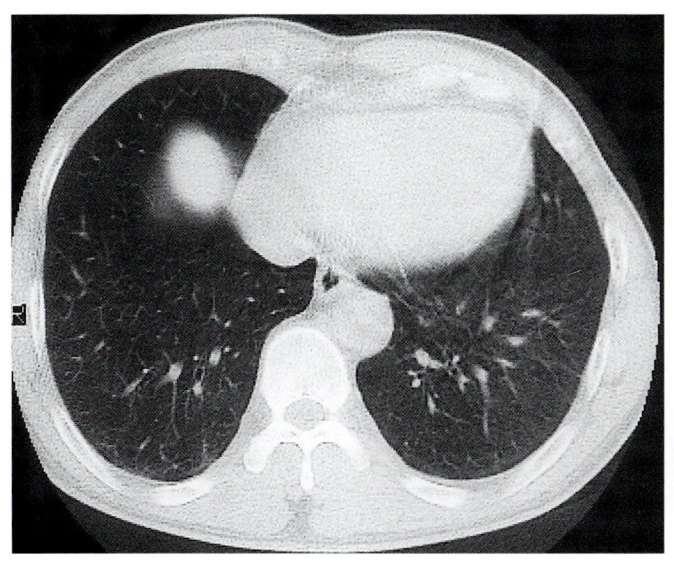

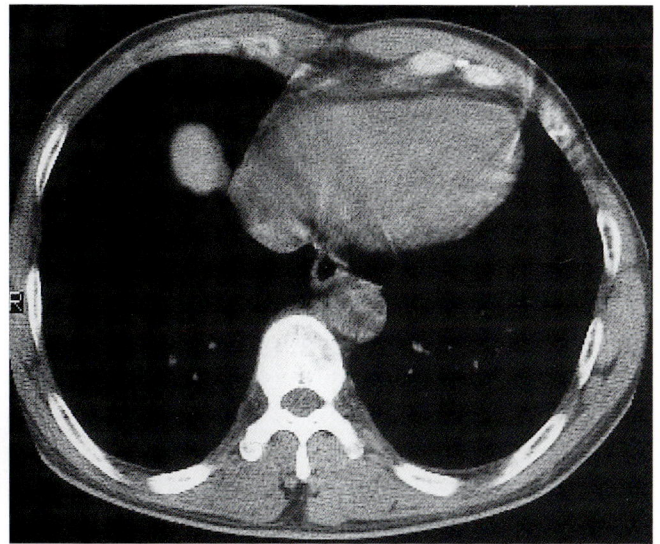

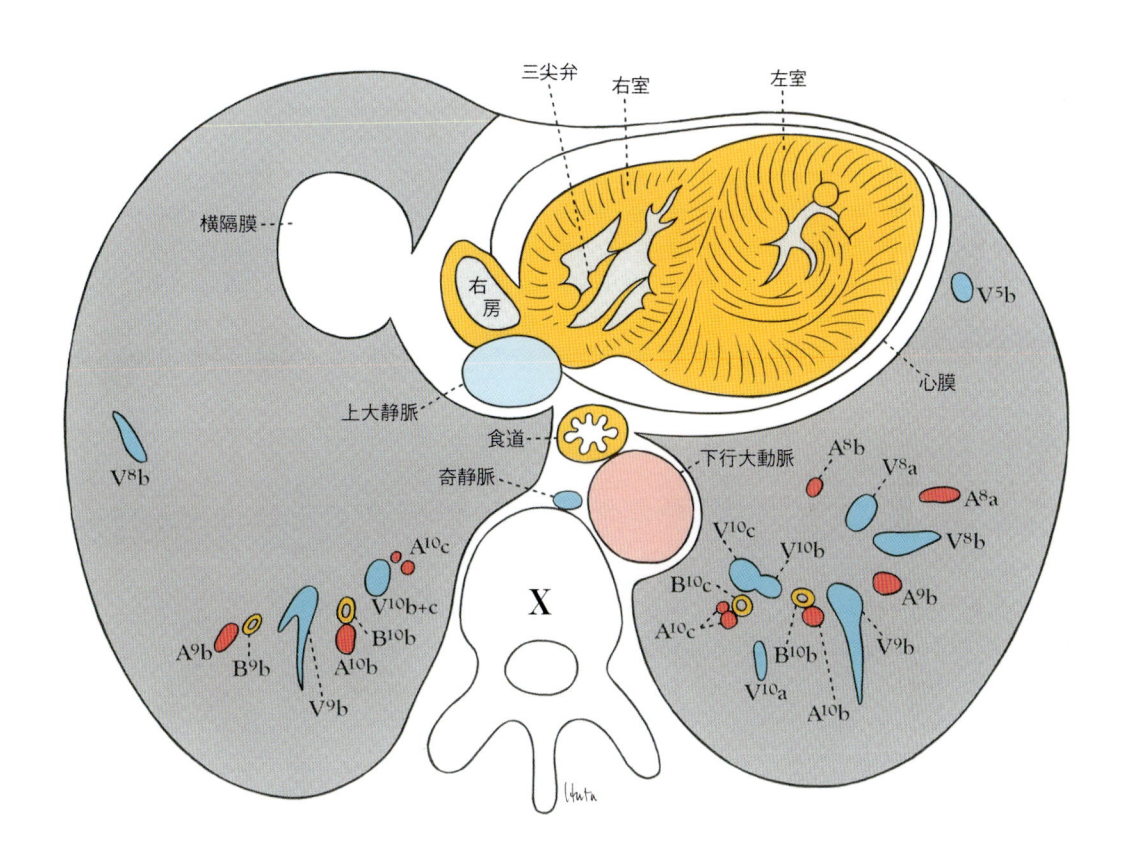

状陰影を呈しているのが同定できる程度である．左肺野では肺の中央部で前から後内側方に A^{8}a，V^{8}b，A^{9}b，V^{9}b が短い帯状陰影を呈して並んでいるのがみられる．区域気管支は右では B^{9}b，B^{10}b，左では B^{10}b，B^{10}c が小さな輪状陰影としてみられる．

レベル 38　右横隔膜のレベル

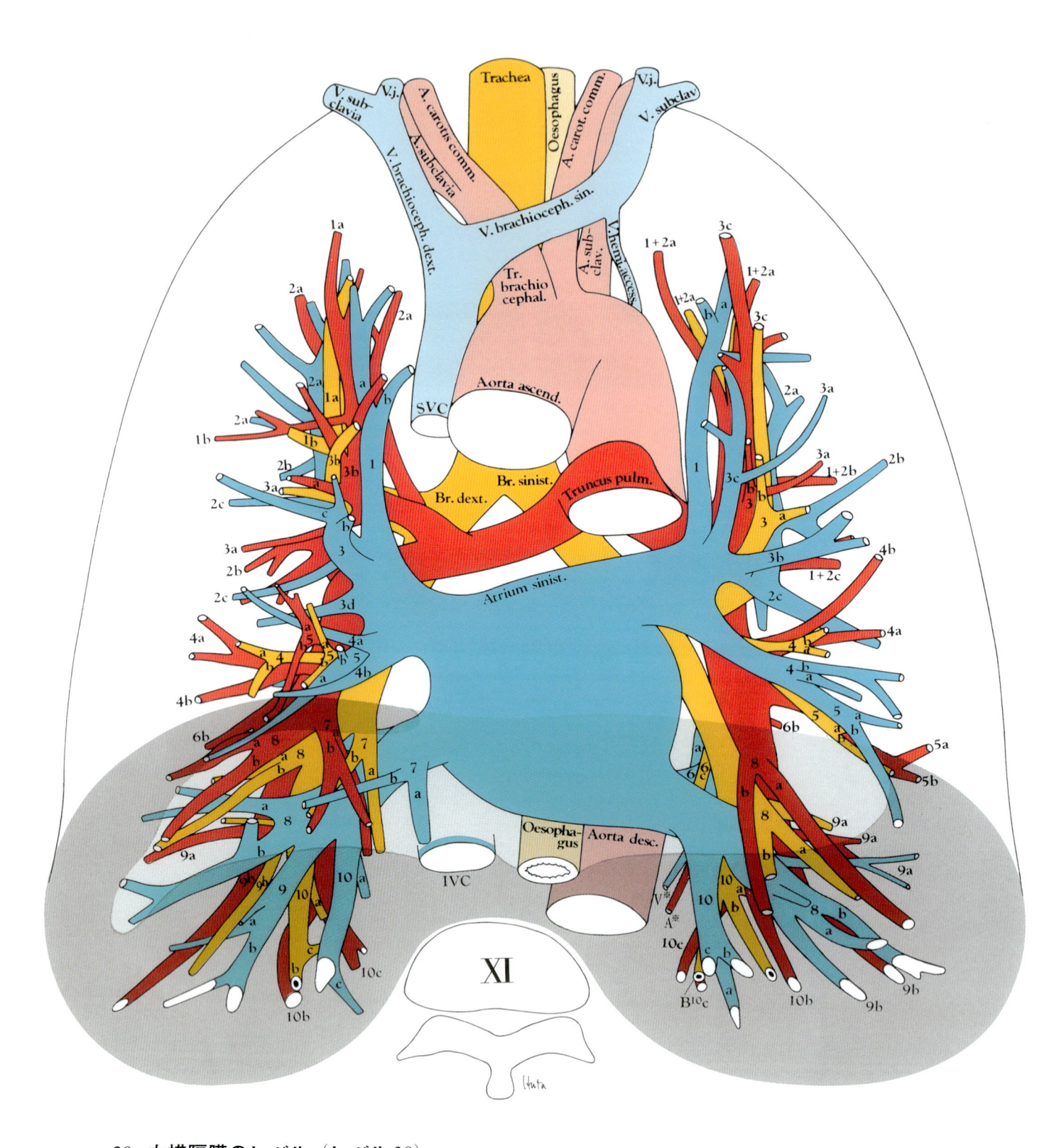

29. 右横隔膜のレベル（レベル 38）

　右は肝右葉を含む横隔膜が胸腔の前部にスライスされてくるレベルである．左横隔膜はまだスライスされず，左胸腔の前部を占めるのは左室の陰影である．右肺野では，下大静脈と椎体の間を占めるのは S^{10} となり，右横隔膜と前胸壁の間は S^5 が残存し，中央部から後部は S^9 と S^{10} が占めている．

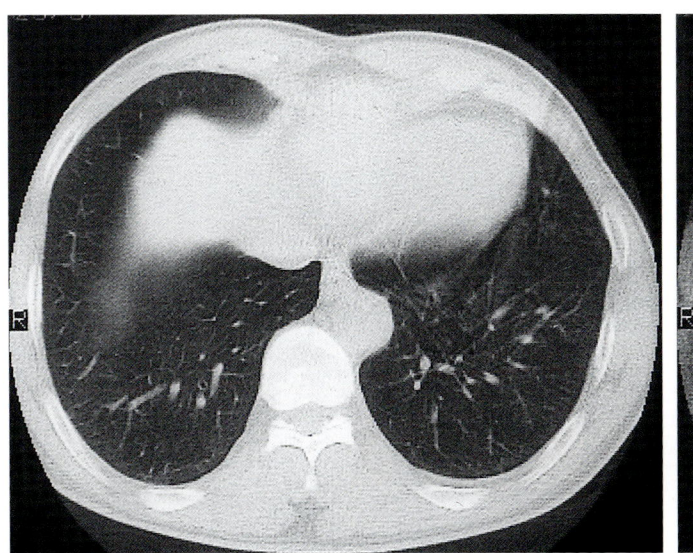

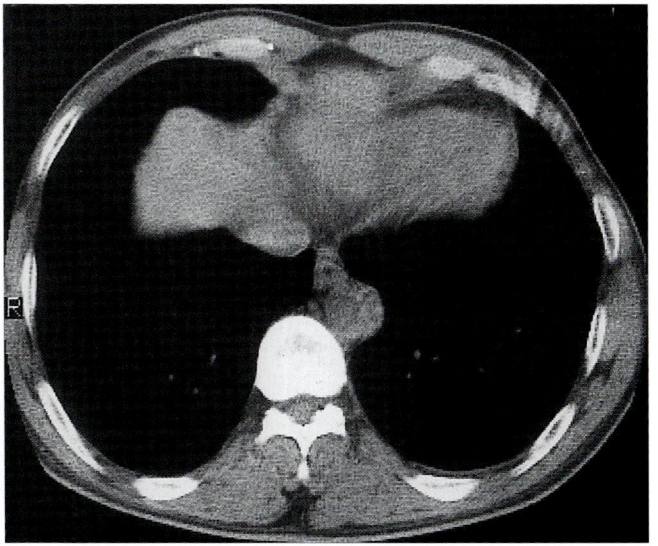

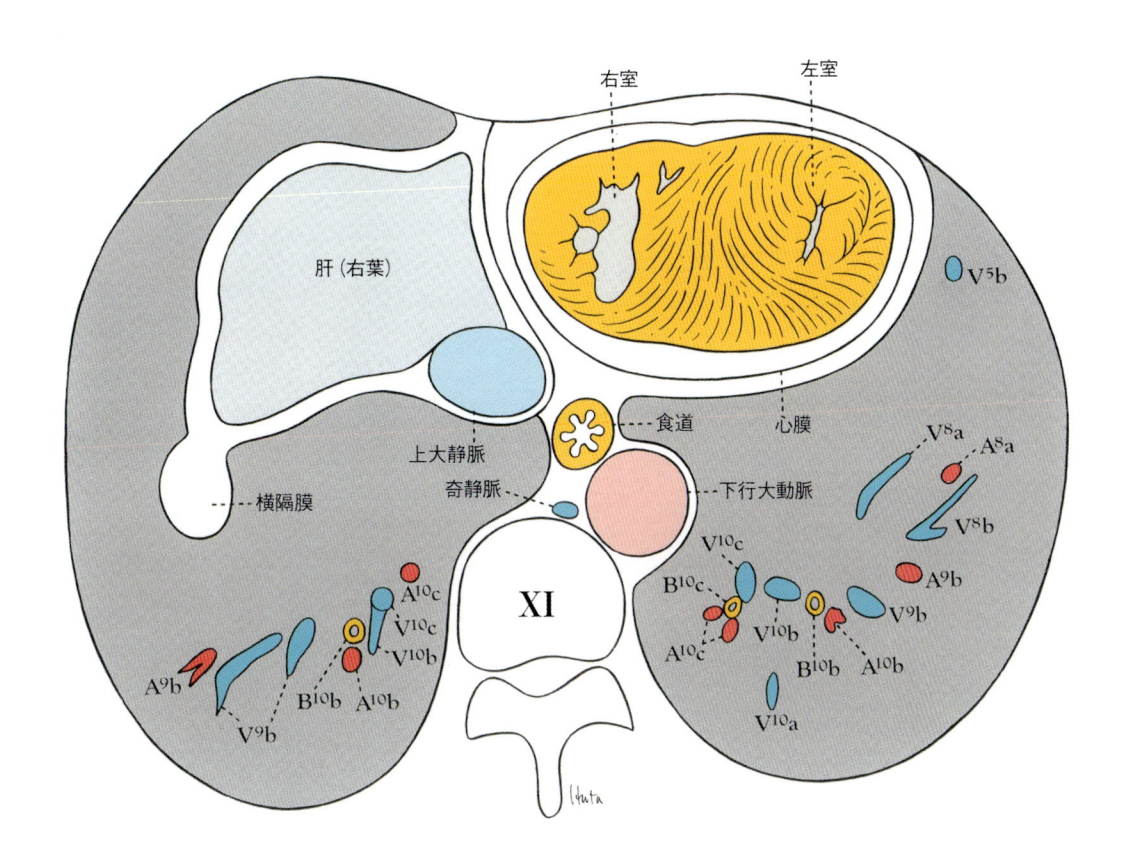

左肺野では心陰影に接して S⁵，中央部から後部に S⁸ の一部と S⁹，S¹⁰ が占めている．心陰影と左右の S⁵ が前胸部で接する部位には，心膜の表面に沈着した脂肪組織 epicardial fat pad が心陰影に比して低濃度の陰影として認められることが多い．

レベル39　左右横隔膜（心臓最下縁）のレベル

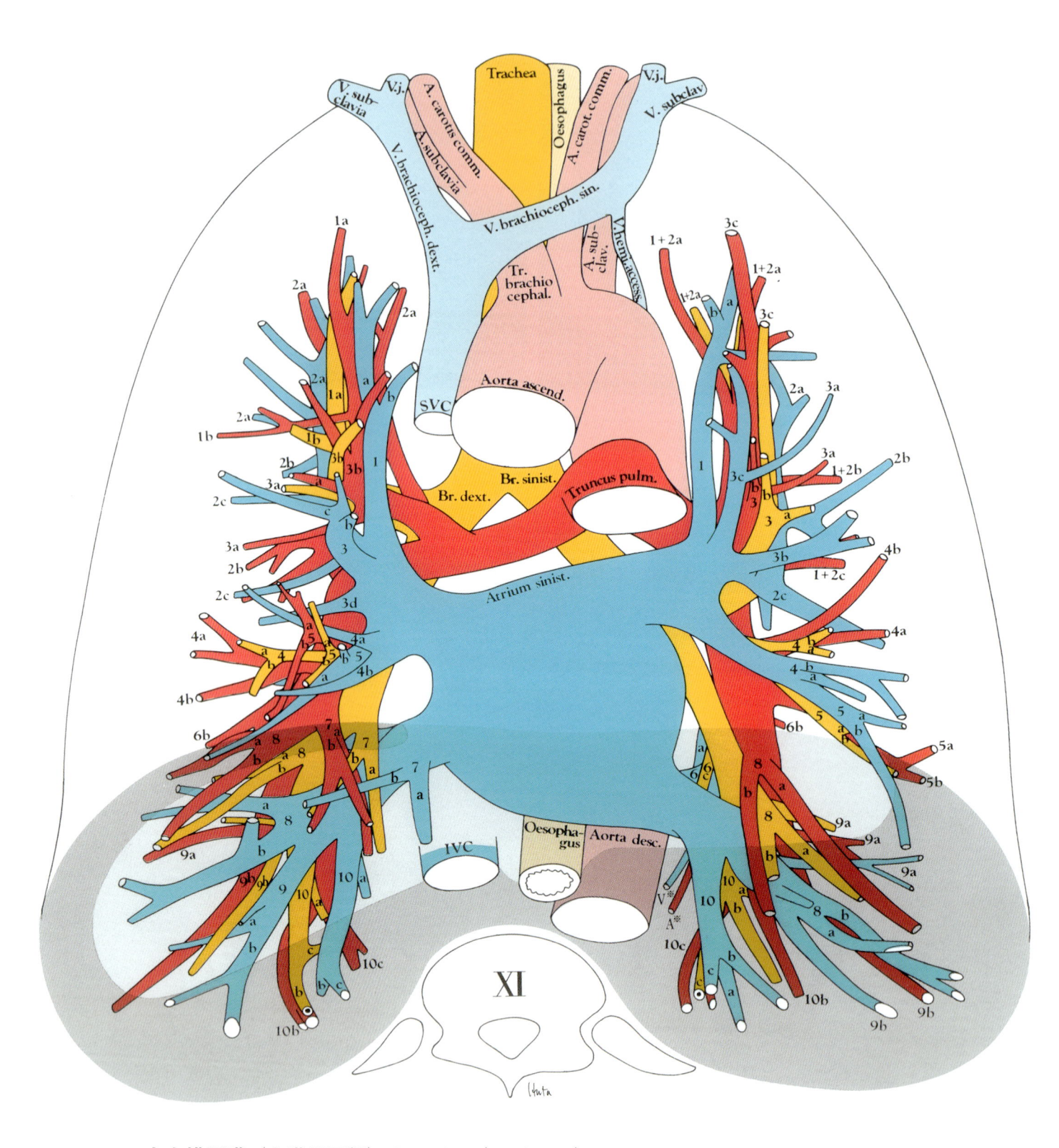

30. 左右横隔膜（心臓最下縁）のレベル（レベル39）

　心臓の最下縁である左室の心尖部が左胸腔の前部にスライスされ，縦隔の中央部には肝左葉を含んだ左横隔膜がみられるようになるレベルである．

　右胸腔は肝右葉と横隔膜による陰影が大部分で，その陰影と前胸壁との間にS⁵，側方から背側に

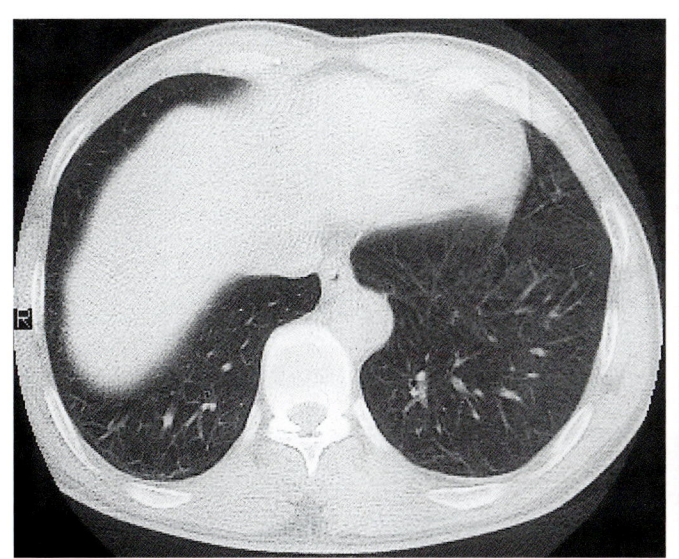

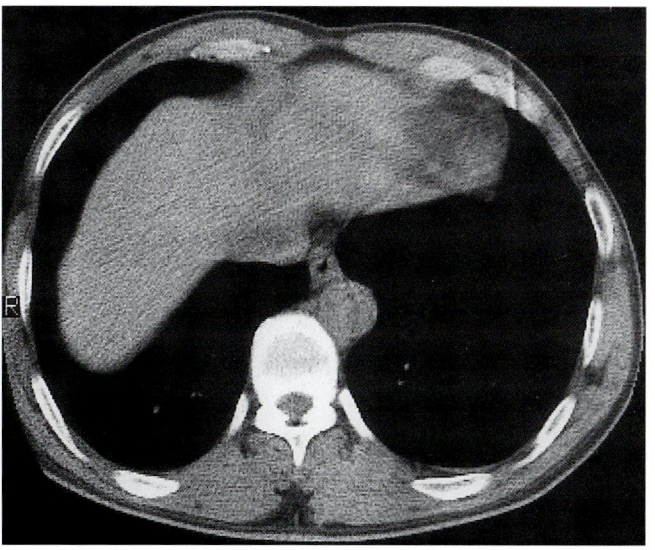

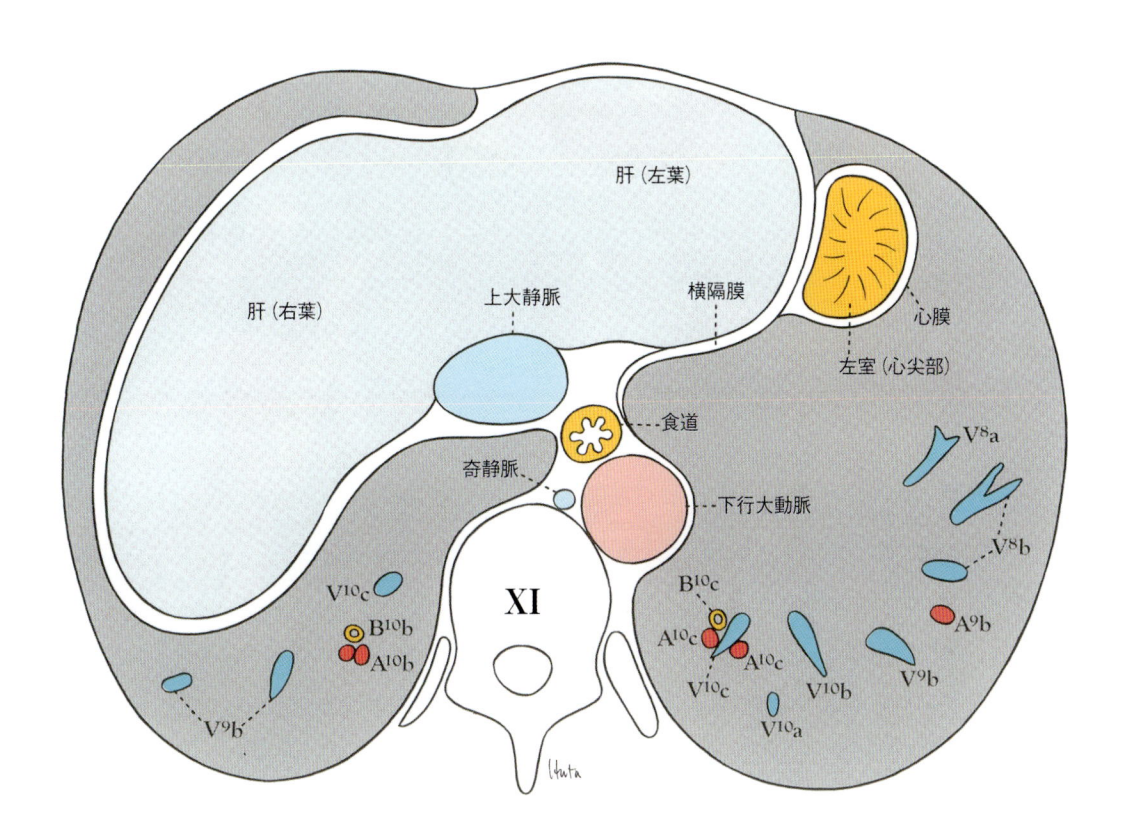

かけて S⁹, S¹⁰ がみられるが，血管陰影はほとんどみられない．左肺野では B¹⁰c の小さな輪状陰影と V⁸a, V⁸b, V⁹b, A⁹b, V¹⁰a, b, c, A¹⁰c などによる短い線状あるいは帯状陰影がみられる．

レベル40　左肺靱帯のレベル

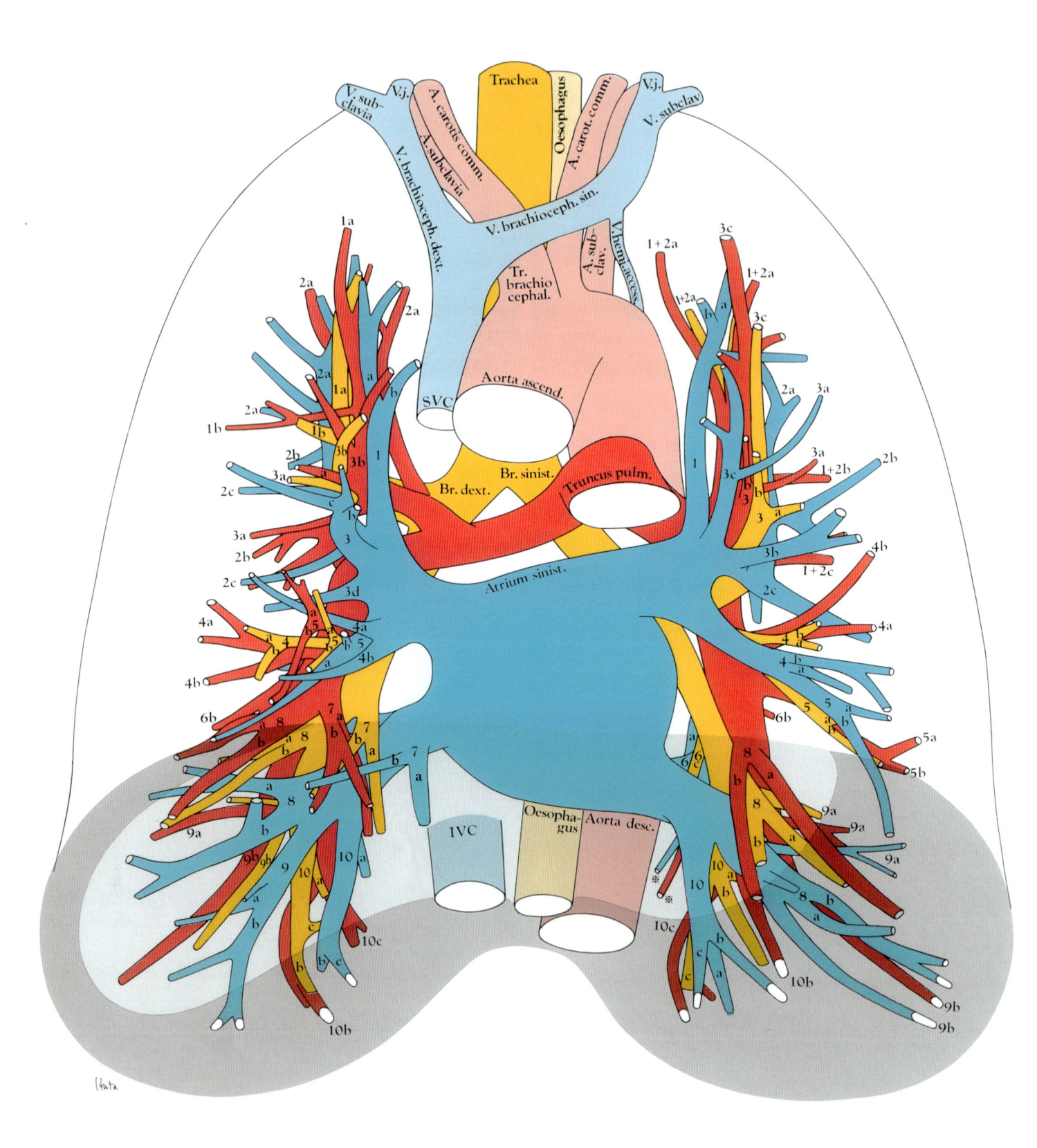

31. 左肺靱帯のレベル（レベル40）

このレベルでは，左肺靱帯が食道の後縁と下行大動脈の外側で縦隔に付着しているのがみられる．縦隔から肺野の中央に向かって走る細い線状陰影が肺靱帯で，三角形をなして縦隔に付着している

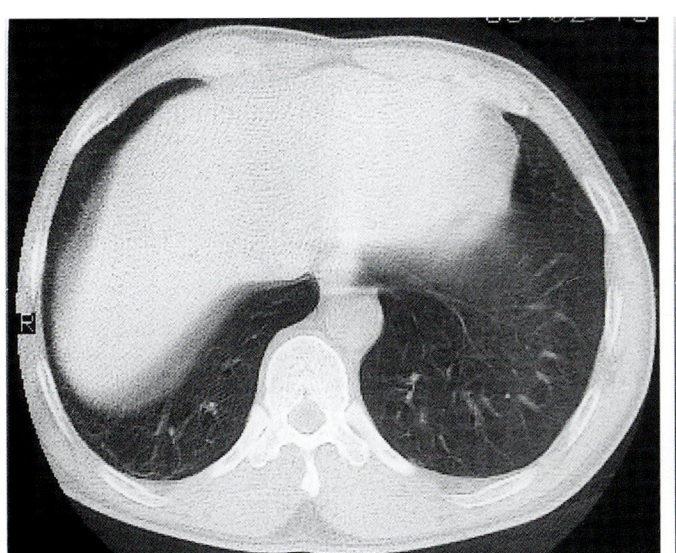

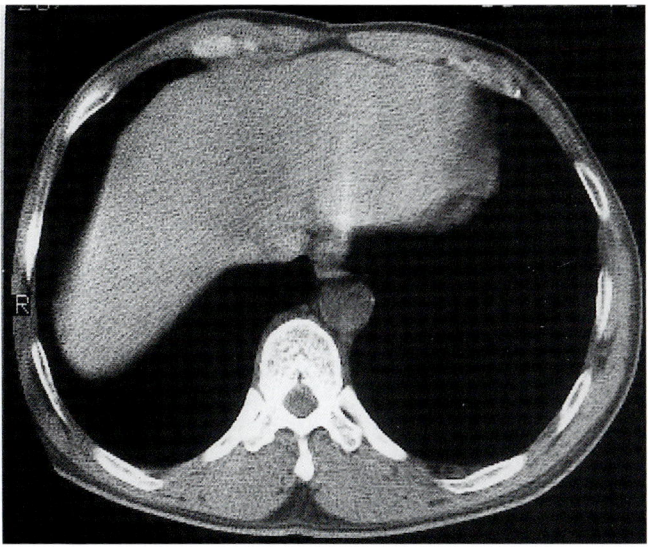

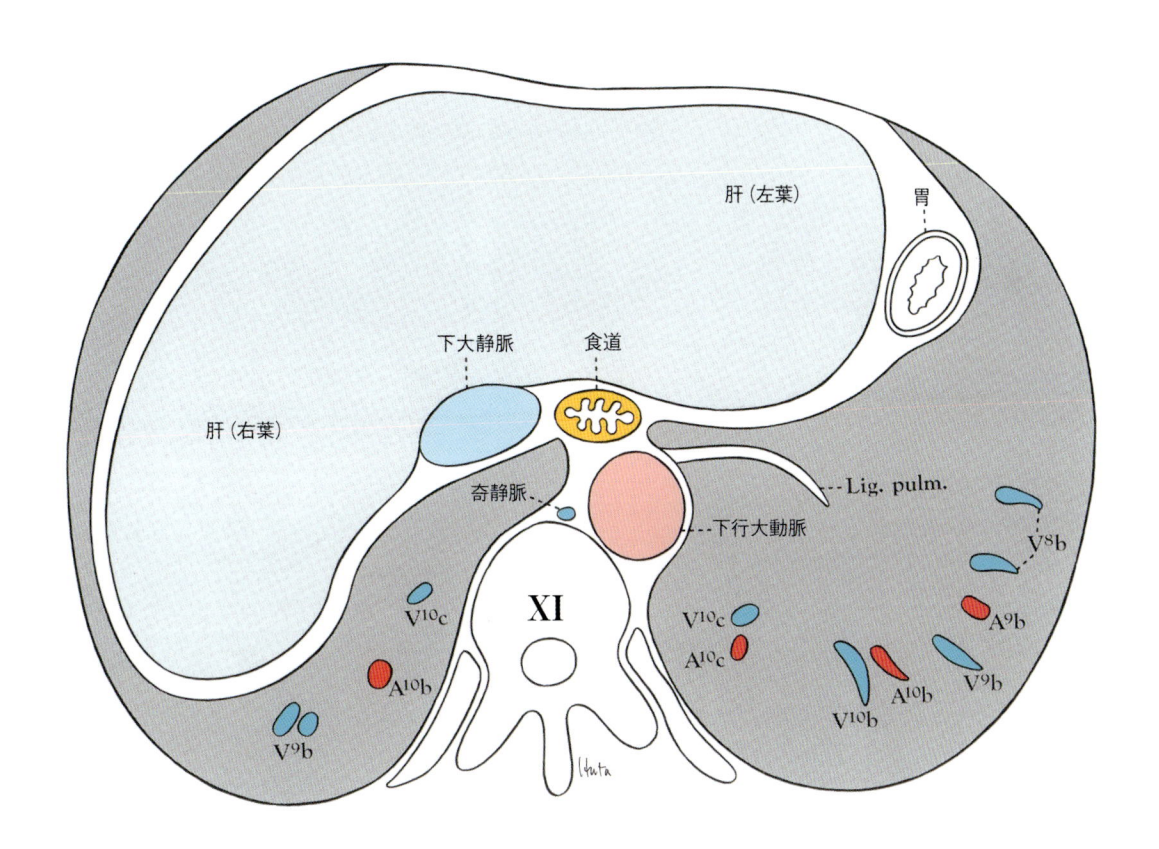

のが特徴的である．

　右胸腔は肝右葉を含む右横隔膜陰影がほとんどを占め，肺区域は S^5, S^{10} の一部が僅かにスライスされる．左胸腔では，左横隔膜の一部が肝左葉と胃底部の空気層を取り囲むようにスライスされ，肺野は総肺底静脈の末梢が短い帯状陰影として僅かに認められる．

2章

縦隔臓器の同定

一枚のCT像からのレベル推定

　CT画像のスライスレベルを示すのに第○○胸椎の高さということが多い．しかし一枚のCT画像だけをみて第○○胸椎のレベルであると同定するのは困難である．奇静脈や気管分岐部は第5胸椎のレベルでみられることが多いが，これらの位置関係には個体差がある．またスキャノグラムでレベルを設定しても呼吸停止相に差異があり，肺野のスライスでみられる所見が常に同じレベルでみられるとは限らない．したがって，胸部のCT所見では胸椎が一つの指標ではあるが，肺野の陰影については肺内の構築成分によるレベル分類が必要である．

　骨性胸壁の構成成分である肋骨と胸椎について何番目のものであるかを判定するには，第1肋骨と第1胸椎，ないしは第7頸椎や第1腰椎が一つの指標となる．第7頸椎と第1腰椎とはいずれも横突起に肋骨が付着していないことから，一連のCT像をみれば類推できる．しかし頸肋ないし腰肋が時にみられるので必ずしも良い指標とはならない．したがって，胸椎，肋骨については第1肋骨が最もよい指標となる．すなわち胸骨柄の描出されたCT像でまず鎖骨を確認する．鎖骨は太く描出されて胸骨柄上端に胸鎖関節を介して接合しているので確認は容易である．ついで同じレベルないし1〜2cm以下のレベルで胸骨柄に直接接合する比較的太くて短い骨性の陰影を探す．これが第1肋骨である．第1肋骨は第1胸椎へ向かって斜上方に円弧を描いており，この第1肋骨の陰影を追って行くと第1胸椎の横突起に至る．この横突起をたどれば第1胸椎椎体が確認できる．しかし第1胸椎から第5胸椎あたりまでは，横突起はその椎体の上縁よりも頭側に位置しているため，その横突起と同一画像上にみられる椎体とは同じ胸椎でないことになる．つまり第5胸椎のレベルまでは横突起と同時にみられる椎体の陰影はもう一つ頭側の椎体を示している．

　以上の方法で第1肋骨と第1胸椎が同定できれば，一つ一つ下のレベルのCT像を追跡することで，各スライスの肋骨および椎体が同定できる．下部胸椎では圧迫骨折がみられることもあり，この場合には椎体の高さが極端に低くなっているのでその同定には注意を要する．最近の三次元CTを用いれば胸椎の同定は容易となる．

　胸椎は棘突起，椎弓，横突起，上関節突起，椎体などにより構成されてその形態は複雑であり，CT像でも種々の形の陰影を示す．一つの椎体のどのレベルでのCT像であるのかを図示する（図1〜7）．

　胸骨柄と胸骨体上部は比較的厚い長方形の陰影として描出され骨皮質と骨髄とが明瞭に区別できる．逆に胸骨接合部は濃度が高く均一で，骨皮質と骨髄の区別がない長方形の陰影として描出される．この部位に接合する肋骨が第2肋骨である．これより下方は胸骨体の厚みと幅がともに徐々に減少し，第6肋骨の接合部以下は肋骨弓となり，これより下方は剣状突起となる．剣状突起は胸骨に比べて皮膚面より深い位置に無構造の骨陰影として描出される．

このように一枚のCT画像から胸部のどのレベルの水平断面であるかの判断は，CT画像の種々の構成成分を検討することにより比較的容易に行うことができる．この際の判断の根拠となる構成成分としては，気管，気管支，肺動脈，肺静脈，縦隔陰影内の大血管，食道，心臓，横隔膜およびそれ以下の肝，脾，胃などの腹部臓器，骨性胸壁が挙げられる．これらの構成成分を一覧表として示すが，あくまでも個人差のあることを考慮して判断しなければならない．

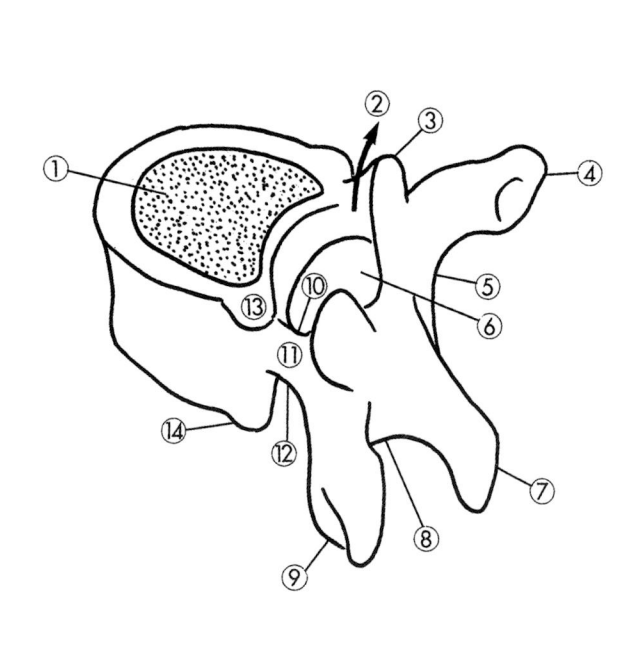

図1　胸椎の全体像

1: 椎体 corpus vertebrae
2: 脊髄神経溝 sulcus nervi spinalis
3: 上関節突起 processus articularis superior
4: 横突起 processus transversus
5: 椎弓板 lamina arcus vertebrae
6: 椎孔 foramen vertebrale
7: 棘突起 processus spinosus
8: 下関節突起 processus articularis inferior
9: 横突肋骨窩 fovea costalis transversalis
10: 上椎切痕 incisura vertebralis superior
11: 椎弓根 pediculus arcus vertebrae
12: 下椎切痕 incisura vertebralis inferior
13: 上肋骨窩 fovea costalis superior
14: 下肋骨窩 fovea costalis inferior

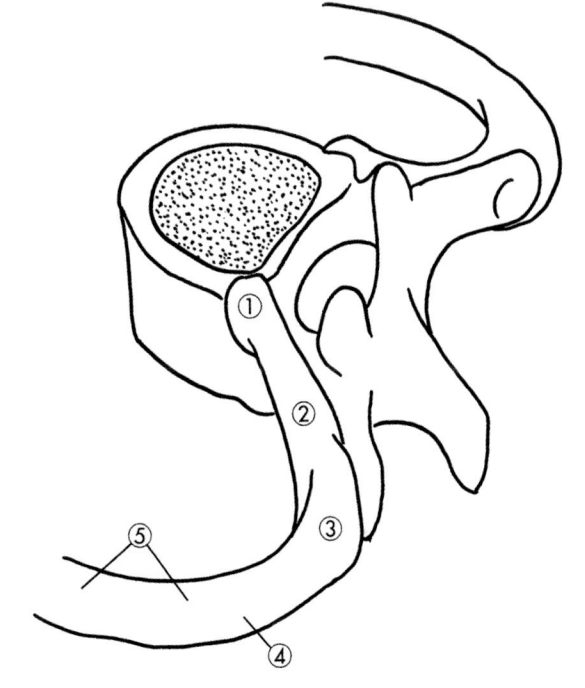

図2　肋骨と胸椎

1: 肋骨頭 caput costae
　（肋骨頭関節面 facies articularis capitis costae）
2: 肋骨頸 collum costae
3: 肋骨結節 tuberculum costae
4: 肋骨角 angulus costae

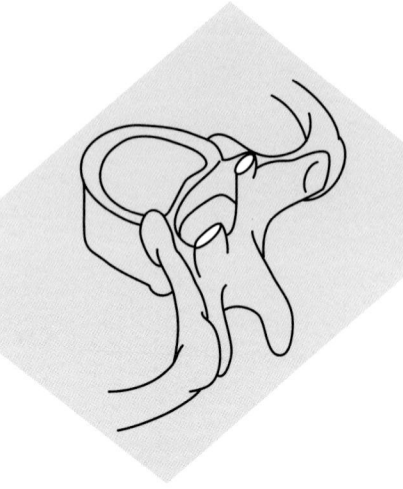

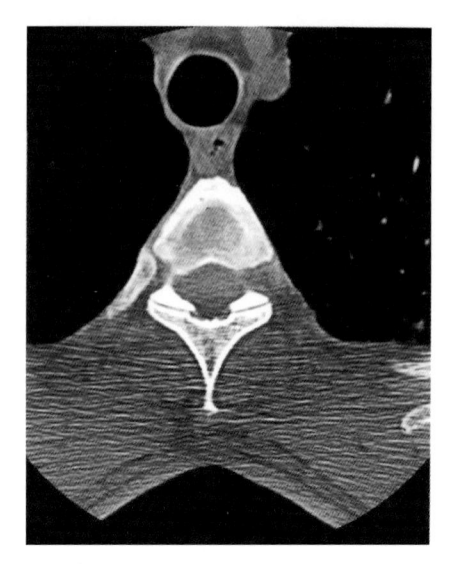

図3　椎間板と上関節突起のレベル

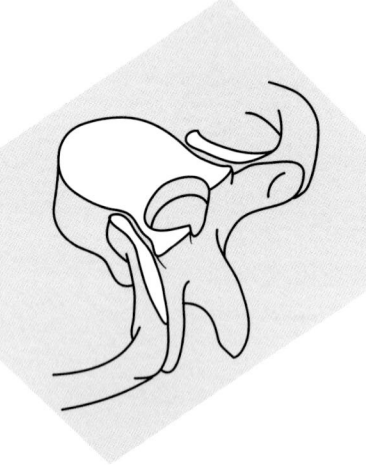

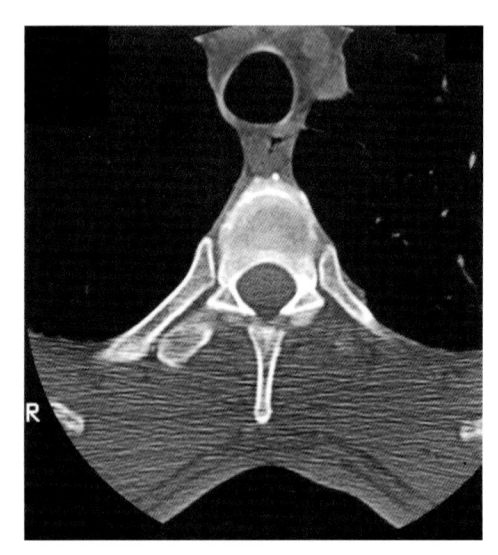

図4　肋骨頭のレベル

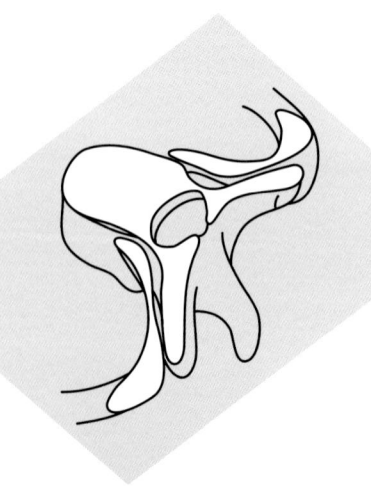

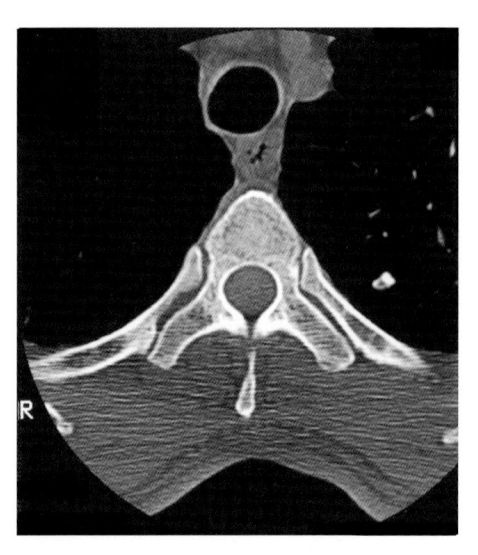

図5　横突起のレベル

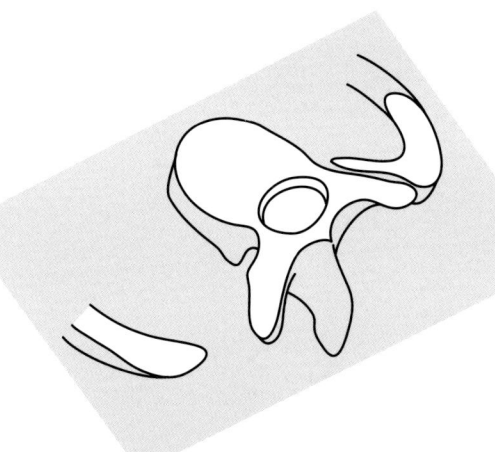

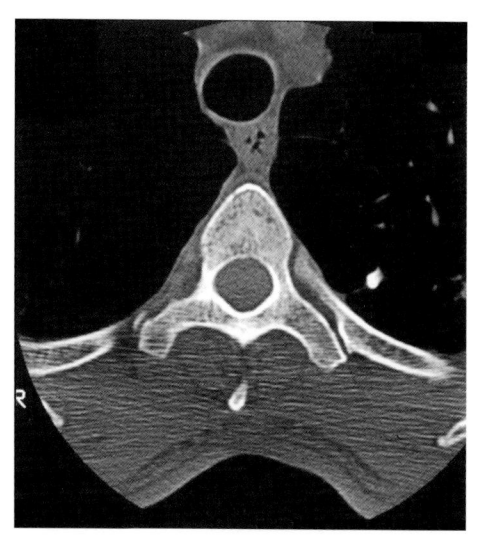

図6　椎弓板のレベル

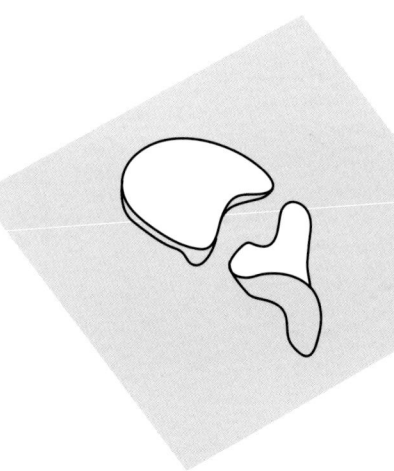

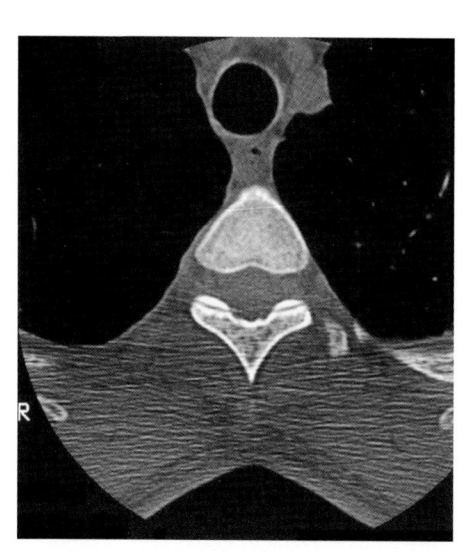

図7　脊髄神経溝のレベル

92 2章 縦隔臓器の同定

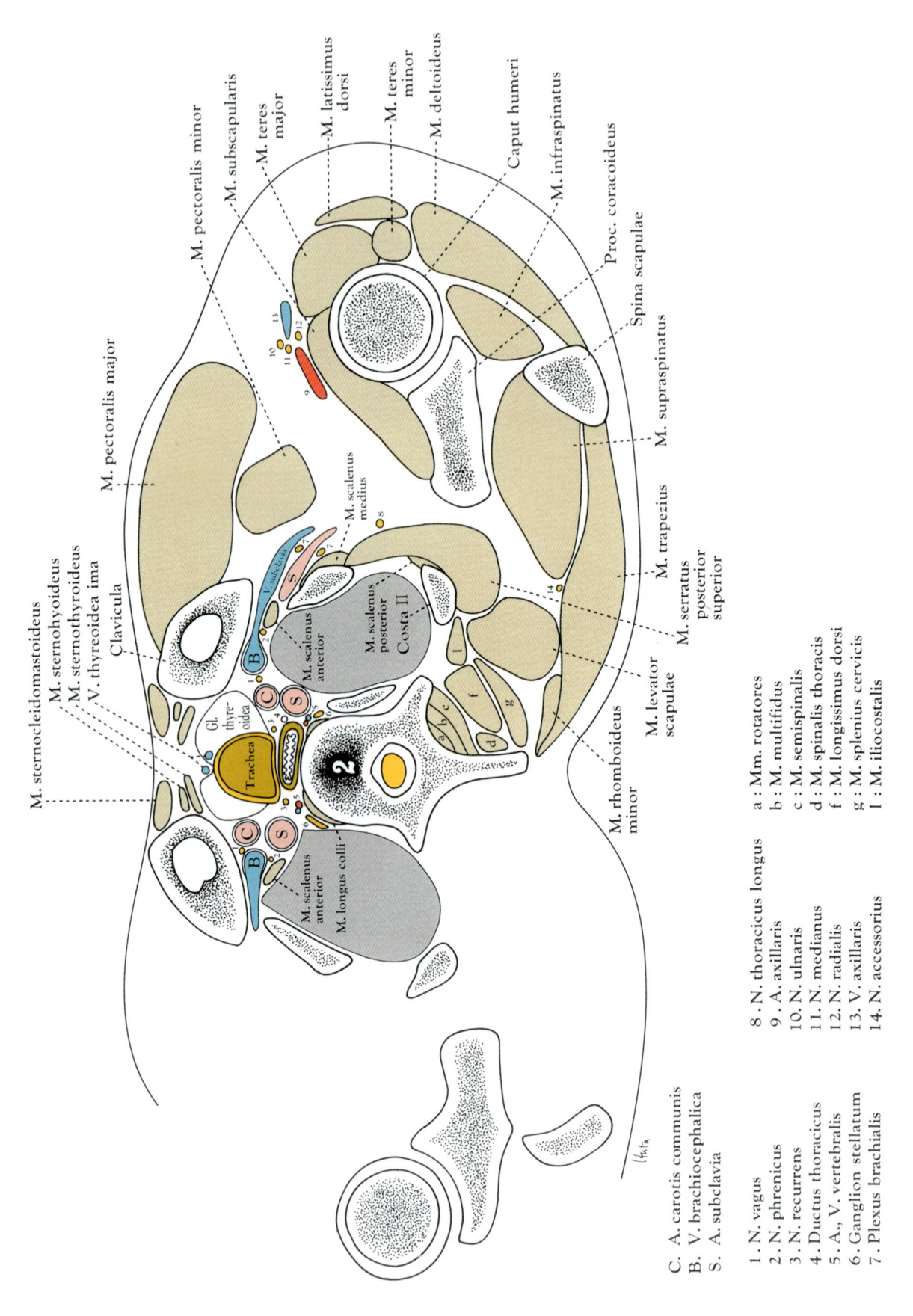

C : A. carotis communis	1 : N. vagus	8 : N. thoracicus longus
B : V. brachiocephalica	2 : N. phrenicus	9 : A. axillaris
S : A. subclavia	3 : N. recurrens	10 : N. ulnaris
	4 : Ductus thoracicus	11 : N. medianus
	5 : A., V. vertebralis	12 : N. radialis
	6 : Ganglion stellatum	13 : V. axillaris
	7 : Plexus brachialis	14 : N. accessorius

a : Mm. rotatores
b : M. multifidus
c : M. semispinalis
d : M. spinalis thoracis
f : M. longissimus dorsi
g : M. splenius cervicis
l : M. iliocostalis

胸骨上窩のレベル

レベル分類	縦隔内臓器	肺の区域
1) 胸骨上窩 第2胸椎 前胸部に胸骨がなく鎖骨が太くみえる. 胸壁外に円形の上腕骨頭の陰影 第1, 第2肋骨 気管は椎体の前面 気管周囲は甲状腺	腕頭静脈／総頚動脈／鎖骨／鎖骨下動脈　T：気管　E：食道	$S^{1+2}a$／S^1a
2) 胸骨柄上縁 第3胸椎 胸骨出現, その外側が鎖骨, さらにその外が第1肋骨 気管は椎体の前面	腕頭静脈／総頚動脈／胸骨／鎖骨／第1肋骨／鎖骨下動脈　T：気管　E：食道	$S^{1+2}a$／S^1a
3) 腕頭動脈が鎖骨下動脈と総頚動脈とに分岐する 第3胸椎 前胸部に胸骨, 胸骨と接合しているのは第1肋骨 気管は椎体の前面	腕頭静脈／腕頭動脈／総頚動脈／鎖骨下動脈　T：気管　E：食道	S^3c／$S^{1+2}a$／S^1a／S^2a

94　2章　縦隔臓器の同定

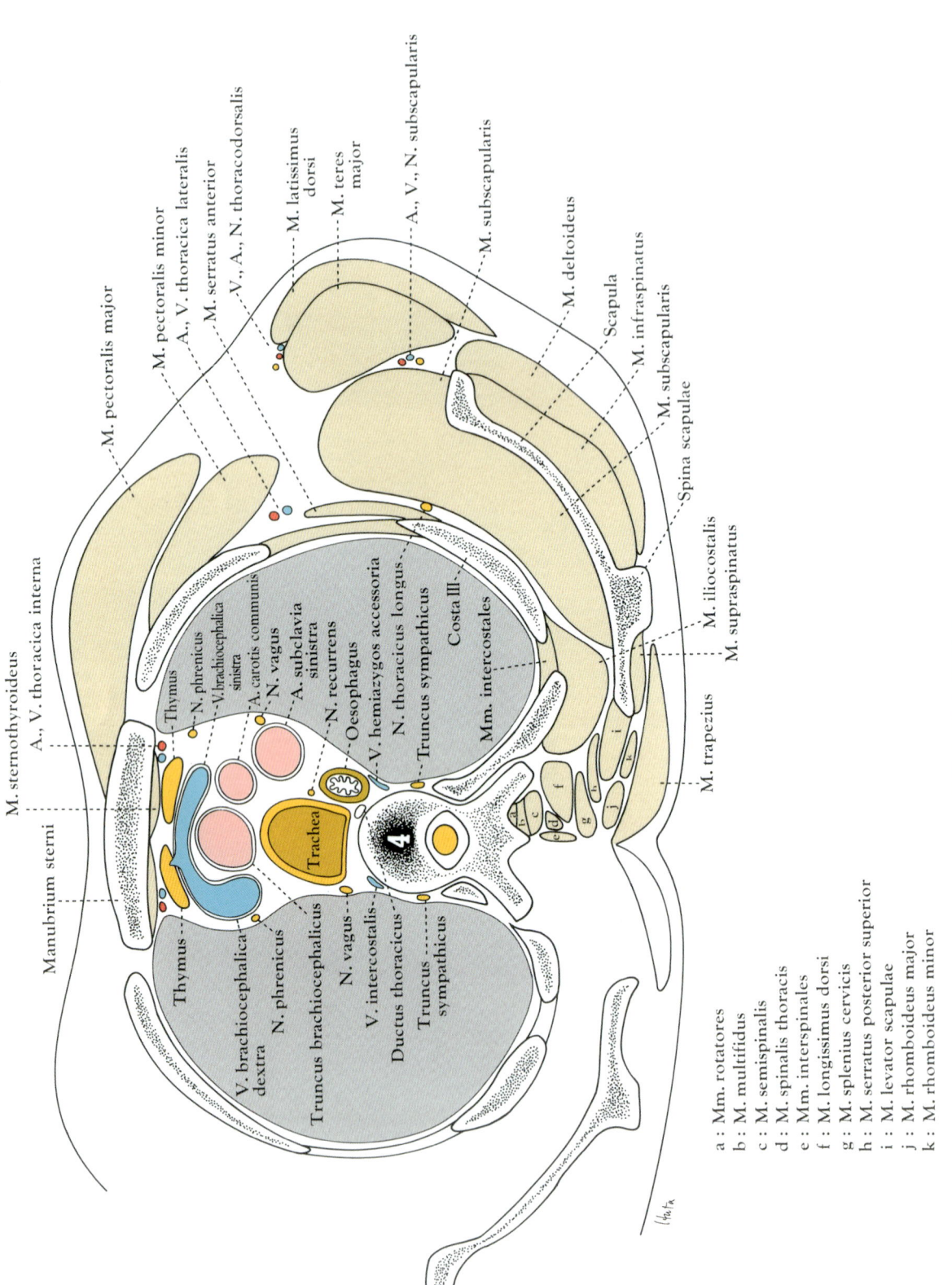

腕頭静脈合流部のレベル

a : Mm. rotatores
b : M. multifidus
c : M. semispinalis
d : M. spinalis thoracis
e : Mm. interspinales
f : M. longissimus dorsi
g : M. splenius cervicis
h : M. serratus posterior superior
i : M. levator scapulae
j : M. rhomboideus major
k : M. rhomboideus minor

レベル分類	縦隔内臓器	肺の区域
4) 左右に腕頭静脈が上大静脈に合流 第4胸椎 胸骨と第1肋間 気管は椎体の前面	右腕頭静脈／左腕頭静脈／鎖骨下動脈／腕頭動脈　T：気管　E：食道	S¹a／S²a／S³c／S¹⁺²a
5) 大動脈弓の上縁 第5胸椎 胸骨と第2肋骨 気管は椎体の前面	左腕頭静脈／腕頭動脈／左総頚動脈／大動脈弓／上大静脈　T：気管　E：食道	S¹a／S²a／S³c／S¹⁺²a
6) 腕大動脈弓の中央 第5胸椎 胸骨と第2肋骨 気管は椎体の前面	大動脈弓／上大静脈　T：気管　E：食道	S¹a／S²a／S³c／S¹⁺²a

96　2章　縦隔臓器の同定

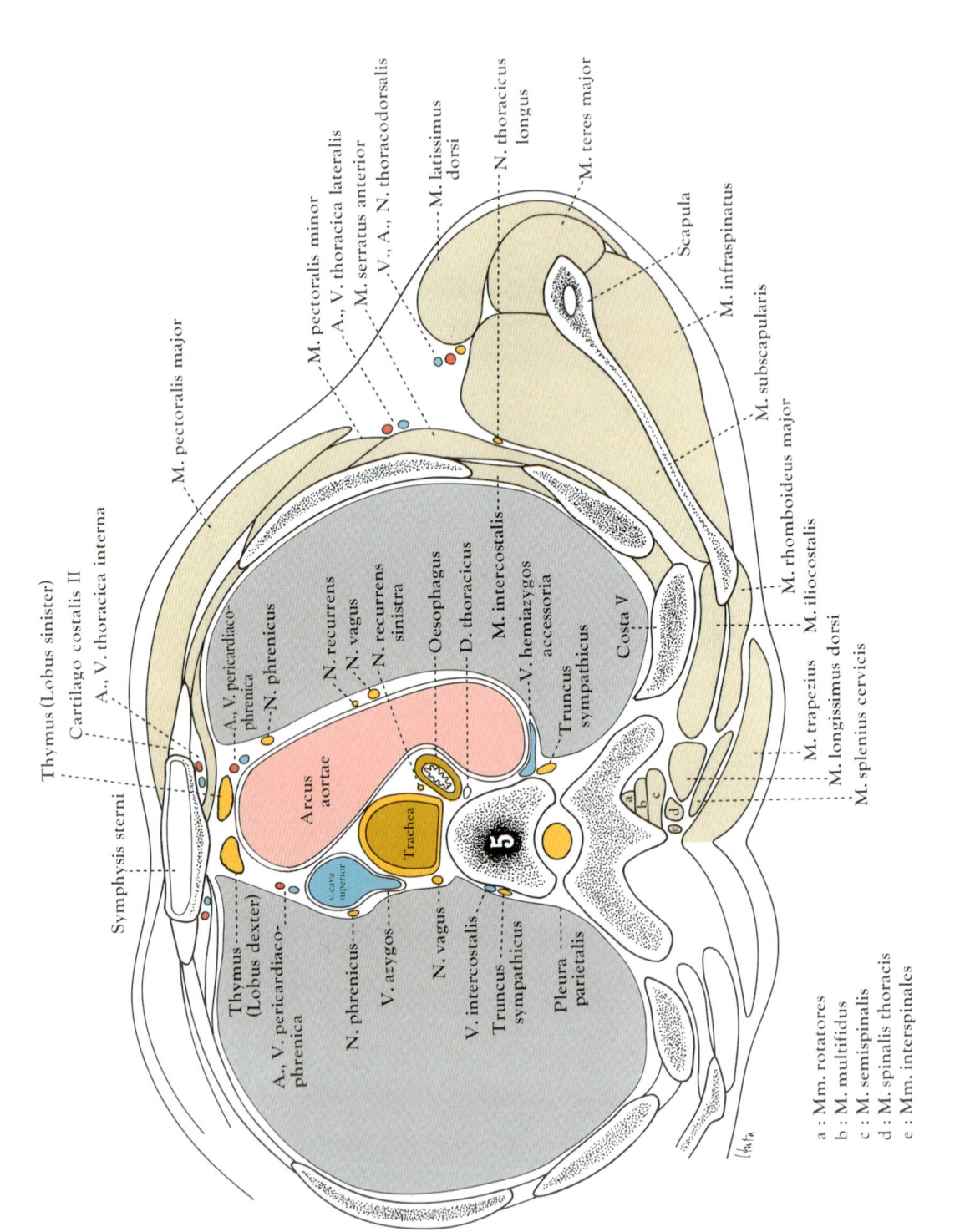

大動脈弓のレベル

- Thymus (Lobus sinister)
- Cartilago costalis II
- A., V. thoracica interna
- A., V. pericardiaco-phrenica
- N. phrenicus
- N. recurrens
- N. vagus
- N. recurrens sinistra
- Oesophagus
- D. thoracicus
- M. intercostalis
- V. hemiazygos accessoria
- Truncus sympathicus
- Costa V
- M. pectoralis major
- M. pectoralis minor
- A., V. thoracica lateralis
- M. serratus anterior
- V., A., N. thoracodorsalis
- M. latissimus dorsi
- N. thoracicus longus
- M. teres major
- Scapula
- M. infraspinatus
- M. subscapularis
- M. rhomboideus major
- M. iliocostalis
- M. trapezius
- M. longissimus dorsi
- M. splenius cervicis
- Pleura parietalis
- Truncus sympathicus
- V. intercostalis
- N. vagus
- V. azygos
- N. phrenicus
- Thymus (Lobus dexter)
- A., V. pericardiaco-phrenica
- Symphysis sterni
- V. cava superior
- Arcus aortae
- Trachea

a : Mm. rotatores
b : M. multifidus
c : M. semispinalis
d : M. spinalis thoracis
e : Mm. interspinales

レベル分類	縦隔内臓器	肺の区域
7) 大動脈弓の下縁 第5胸椎 胸骨と第2肋骨 気管は椎体の前面	大動脈弓／上大静脈／T／E T：気管　E：食道	S¹a, S²a ／ S³c, S¹⁺²a
8) 奇静脈，気管分岐部の直上 第6胸椎 胸骨と第2肋間 気管は椎体の前面で，ハート型	上行大動脈／下行大動脈／上大静脈／奇静脈弓／T／E T：気管　E：食道	S¹a, S¹b, S²a, S²b ／ S³c, S³a, S¹⁺²a, S¹⁺²b
9) 気管分岐部 第6胸椎 胸骨と第3肋骨 気管は椎体の前面で左右の主気管支に分岐する部位で，ブーメラン型	上行大動脈／肺動脈(幹)／下行大動脈／上大静脈／T T：気管	S¹b, S²b, S³b ／ S³c, S³a, S¹⁺²a, S¹⁺²b

98　2章　縦隔臓器の同定

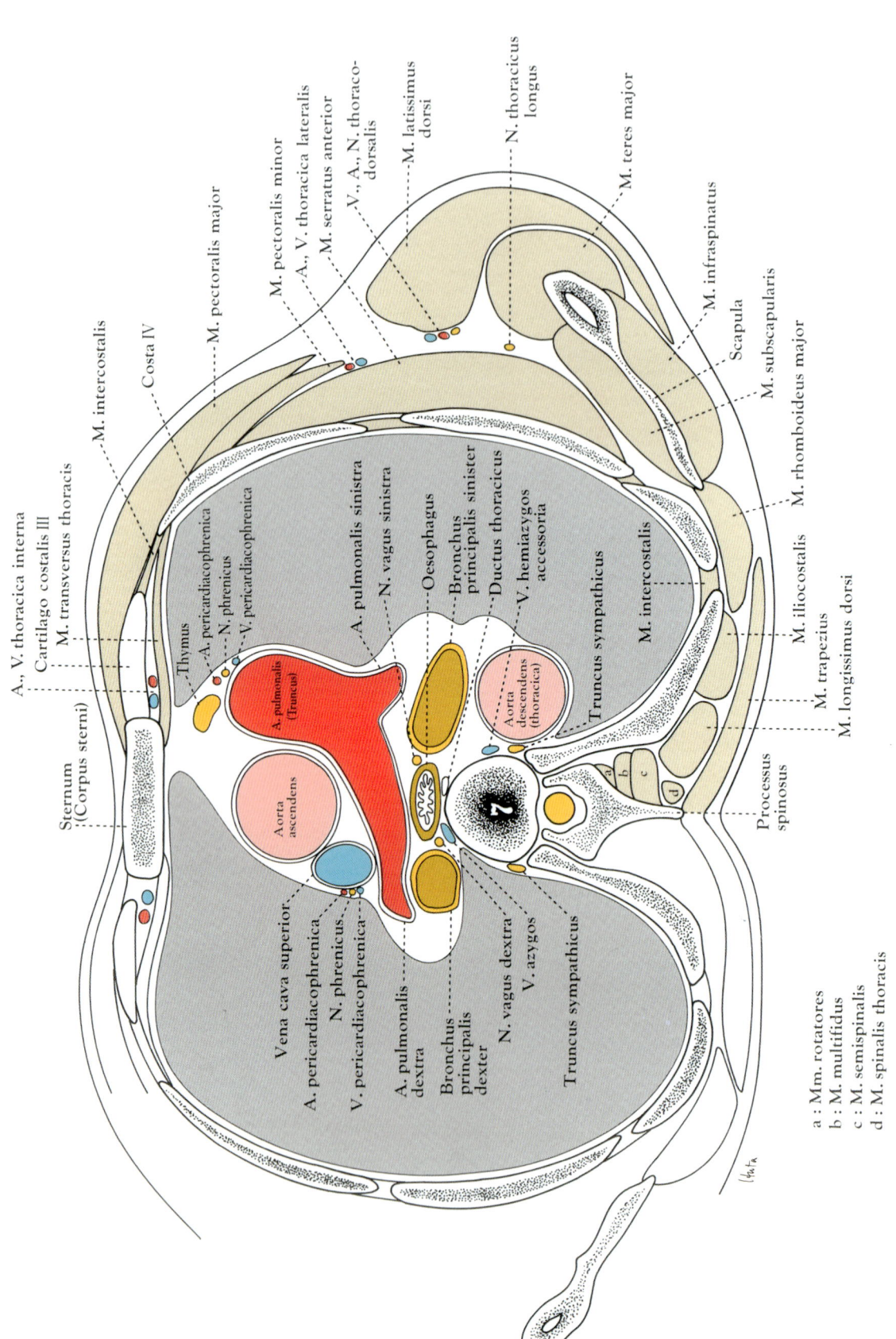

右肺動脈（縦隔内）のレベル

- M. pectoralis major
- M. pectoralis minor
- A., V. thoracica lateralis
- M. serratus anterior
- V., A., N. thoracodorsalis
- M. latissimus dorsi
- N. thoracicus longus
- M. teres major
- M. infraspinatus
- Scapula
- M. subscapularis
- M. rhomboideus major
- M. intercostalis
- Costa IV
- M. transversus thoracis
- Cartilago costalis III
- A., V. thoracica interna
- Sternum (Corpus sterni)
- Thymus
- A. pericardiacophrenica
- N. phrenicus
- V. pericardiacophrenica
- A. pulmonalis sinistra
- N. vagus sinistra
- Oesophagus
- Bronchus principalis sinister
- Ductus thoracicus
- V. hemiazygos accessoria
- Truncus sympathicus
- M. intercostalis
- M. iliocostalis
- M. longissimus dorsi
- M. trapezius
- Processus spinosus
- Aorta descendens (thoracica)
- Aorta ascendens
- A. pulmonalis (Truncus)
- Vena cava superior
- A. pericardiacophrenica
- N. phrenicus
- V. pericardiacophrenica
- A. pulmonalis dextra
- Bronchus principalis dexter
- N. vagus dextra
- V. azygos
- Truncus sympathicus

a : Mm. rotatores
b : M. multifidus
c : M. semispinalis
d : M. spinalis thoracis

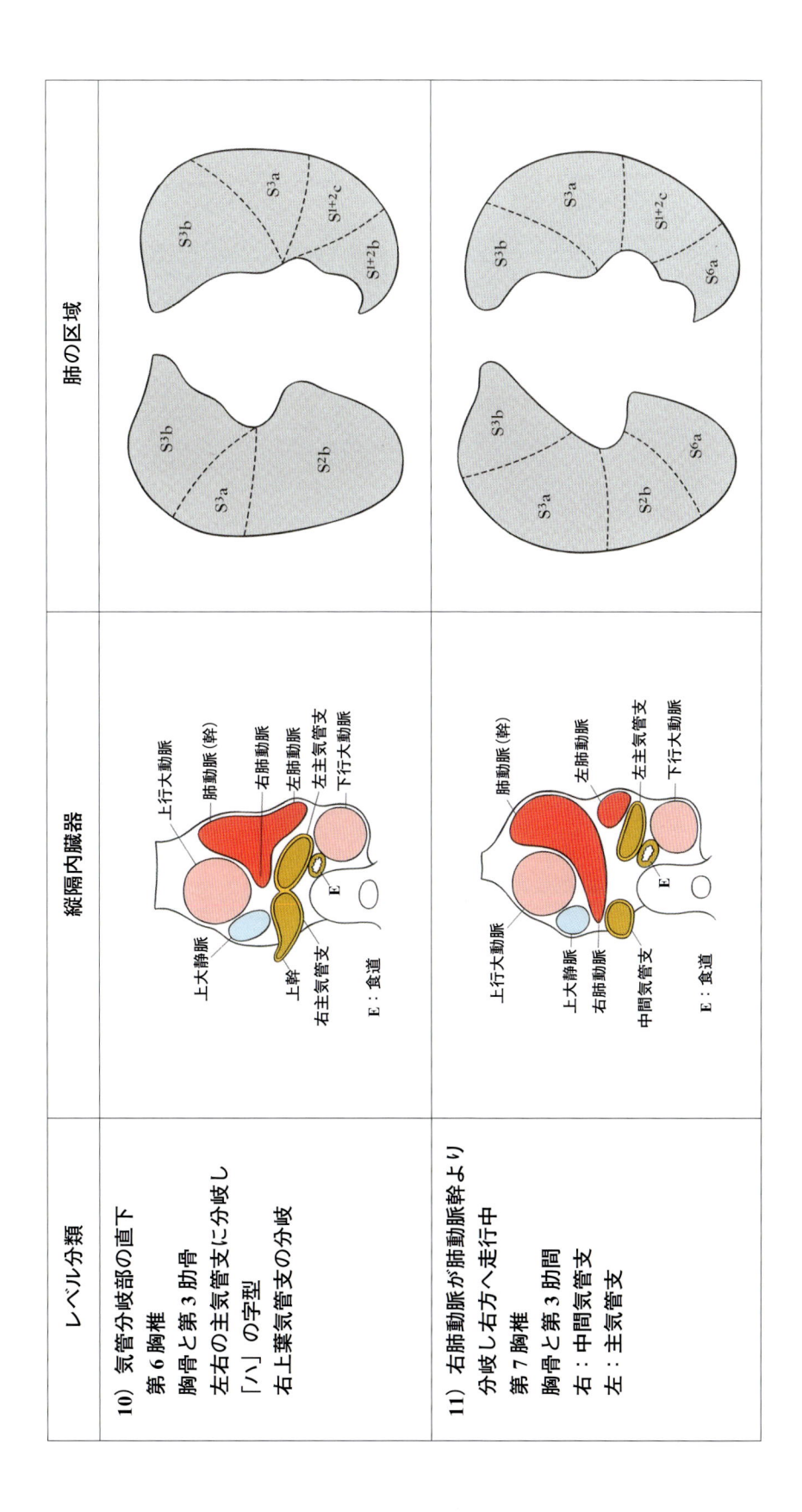

レベル分類	縦隔内臓器	肺の区域
10) 気管分岐部の直下 第6胸椎 胸骨と第3肋骨 左右の主気管支に分岐し「ハ」の字型 右上葉気管支の分岐	上行大動脈／肺動脈（幹）／右肺動脈／左主気管支／下行大動脈／上大静脈／上幹／右気管支／E：食道	S³b, S³a, S²b／S³b, S³a, S¹⁺²c, S¹⁺²b
11) 右肺動脈が肺動脈幹より分岐し右方へ走行中 第7胸椎 胸骨と第3肋間 右：中間気管支 左：主気管支	肺動脈（幹）／左肺動脈／左主気管支／下行大動脈／上行大動脈／上大静脈／右肺動脈／中間気管支／E：食道	S³b, S³a, S²b, S⁶a／S³b, S³a, S¹⁺²c, S¹⁺²b, S⁶a

99

100　2章　縦隔臓器の同定

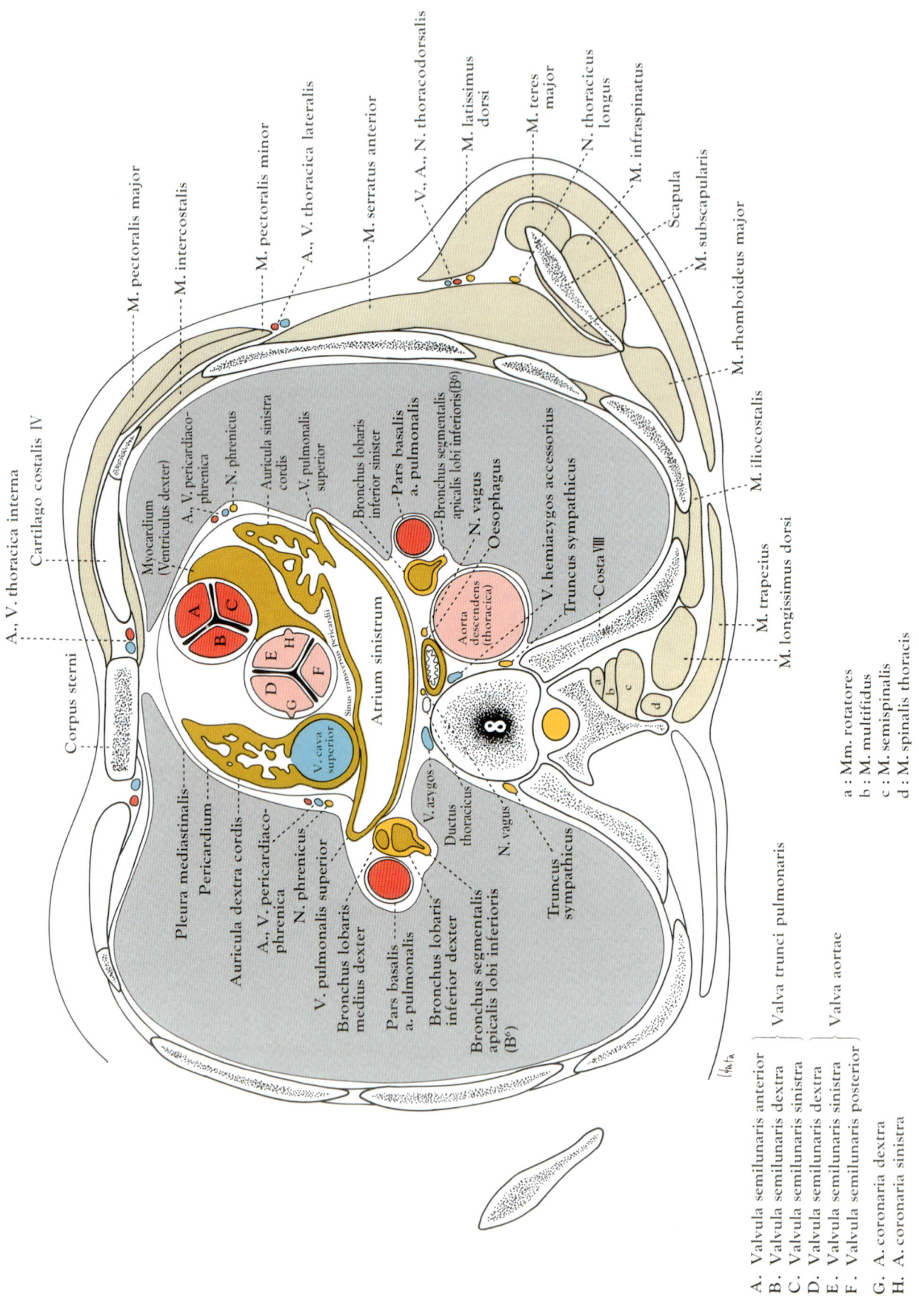

101

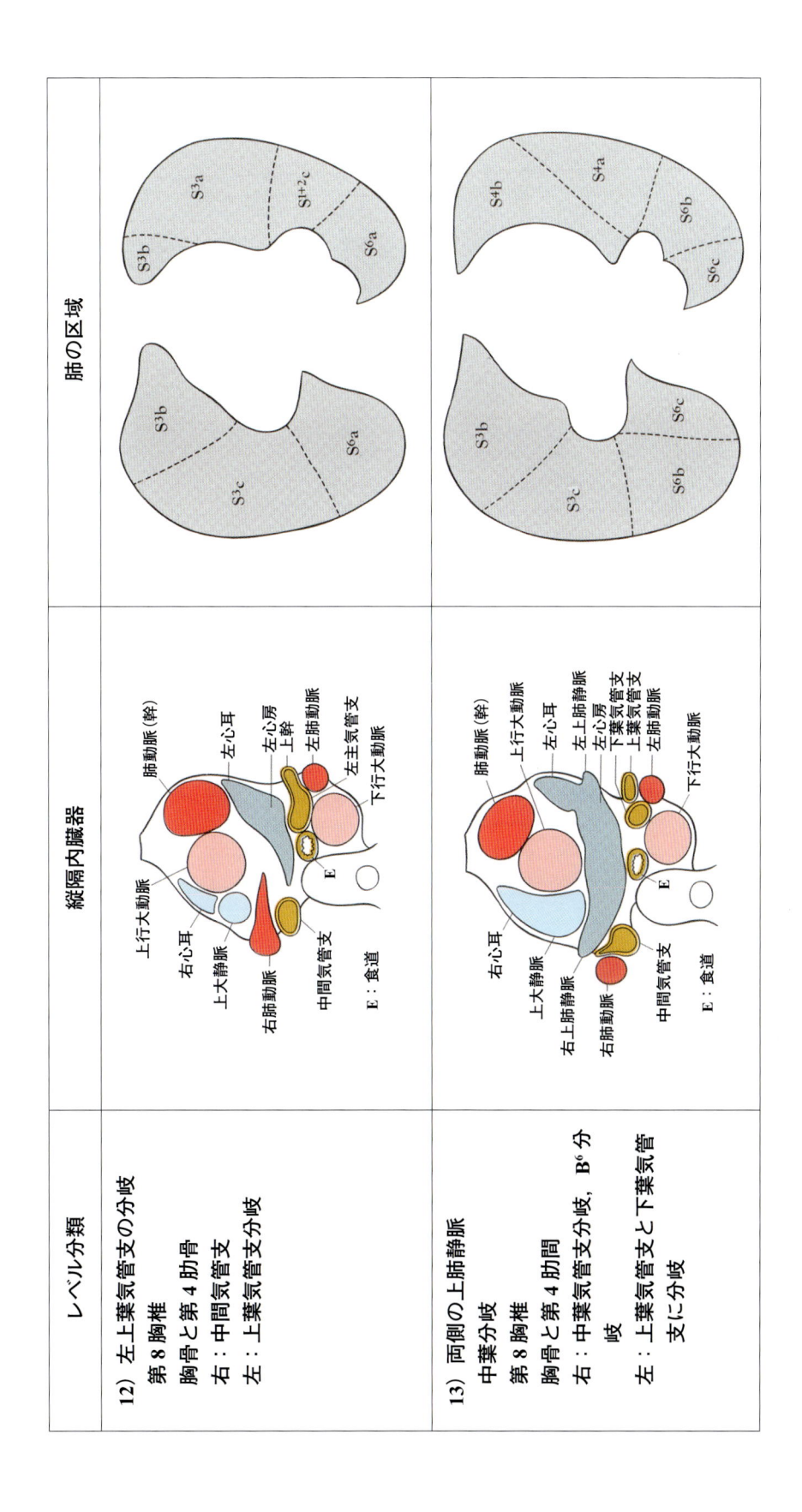

レベル分類	縦隔内臓器	肺の区域
12) 左上葉気管支の分岐 第8胸椎 胸骨と第4肋骨 右：中間気管支 左：上葉気管支分岐	上行大動脈／肺動脈(幹)／左心耳／左心房／上幹／左主気管支／下行大動脈／右心耳／上大静脈／右肺動脈／中間気管支／E：食道	S³b, S³a, S¹⁺²c, S⁶a （右上） S⁴b, S⁴a, S⁶b, S⁶c （左上） S³b, S³c, S⁶a （右下） S³b, S³c, S⁶b, S⁶c （左下）
13) 両側の上肺静脈 中葉分岐 第8胸椎 胸骨と第4肋間 右：中葉気管支分岐, B⁶分岐 左：上葉気管支と下葉気管支に分岐	肺動脈(幹)／上行大動脈／左心耳／左心房／下肺静脈／上葉気管支／左肺動脈／下行大動脈／右心耳／上大静脈／右上肺静脈／右肺動脈／中間気管支／E：食道	

102　2章　縦隔臓器の同定

右下肺静脈のレベル

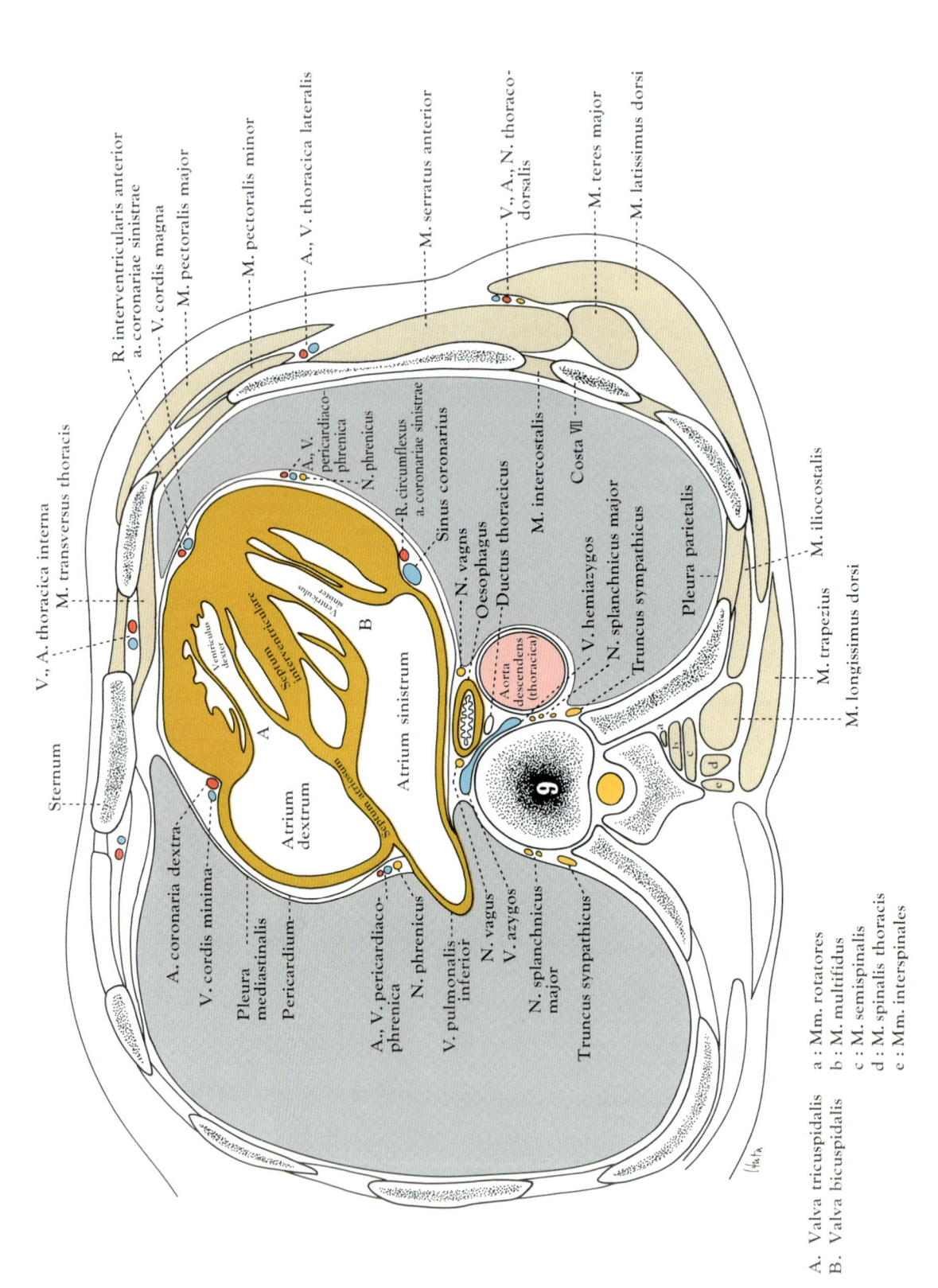

- Sternum
- V., A. thoracica interna
- M. transversus thoracis
- R. interventricularis anterior a. coronariae sinistrae
- V. cordis magna
- M. pectoralis major
- M. pectoralis minor
- A., V. thoracica lateralis
- M. serratus anterior
- V., A., N. thoracodorsalis
- M. teres major
- M. latissimus dorsi
- A., V. pericardiacophrenica
- N. phrenicus
- R. circumflexus a. coronariae sinistrae
- Sinus coronarius
- N. vagus
- Oesophagus
- Ductus thoracicus
- M. intercostalis
- Costa Ⅶ
- V. hemiazygos
- N. splanchnicus major
- Truncus sympathicus
- Pleura parietalis
- M. trapezius
- M. longissimus dorsi
- M. iliocostalis
- Aorta descendens (thoracica)
- Ventriculus dexter
- Septum interventriculare
- Ventriculus sinister
- Atrium sinistrum
- Atrium dextrum
- Septum atriorum
- A. coronaria dextra
- V. cordis minima
- Pleura mediastinalis
- Pericardium
- A., V. pericardiacophrenica
- N. phrenicus
- V. pulmonalis inferior
- N. vagus
- V. azygos
- N. splanchnicus major
- Truncus sympathicus

A. Valva tricuspidalis
B. Valva bicuspidalis

a : Mm. rotatores
b : M. multifidus
c : M. semispinalis
d : M. spinalis thoracis
e : Mm. interspinales

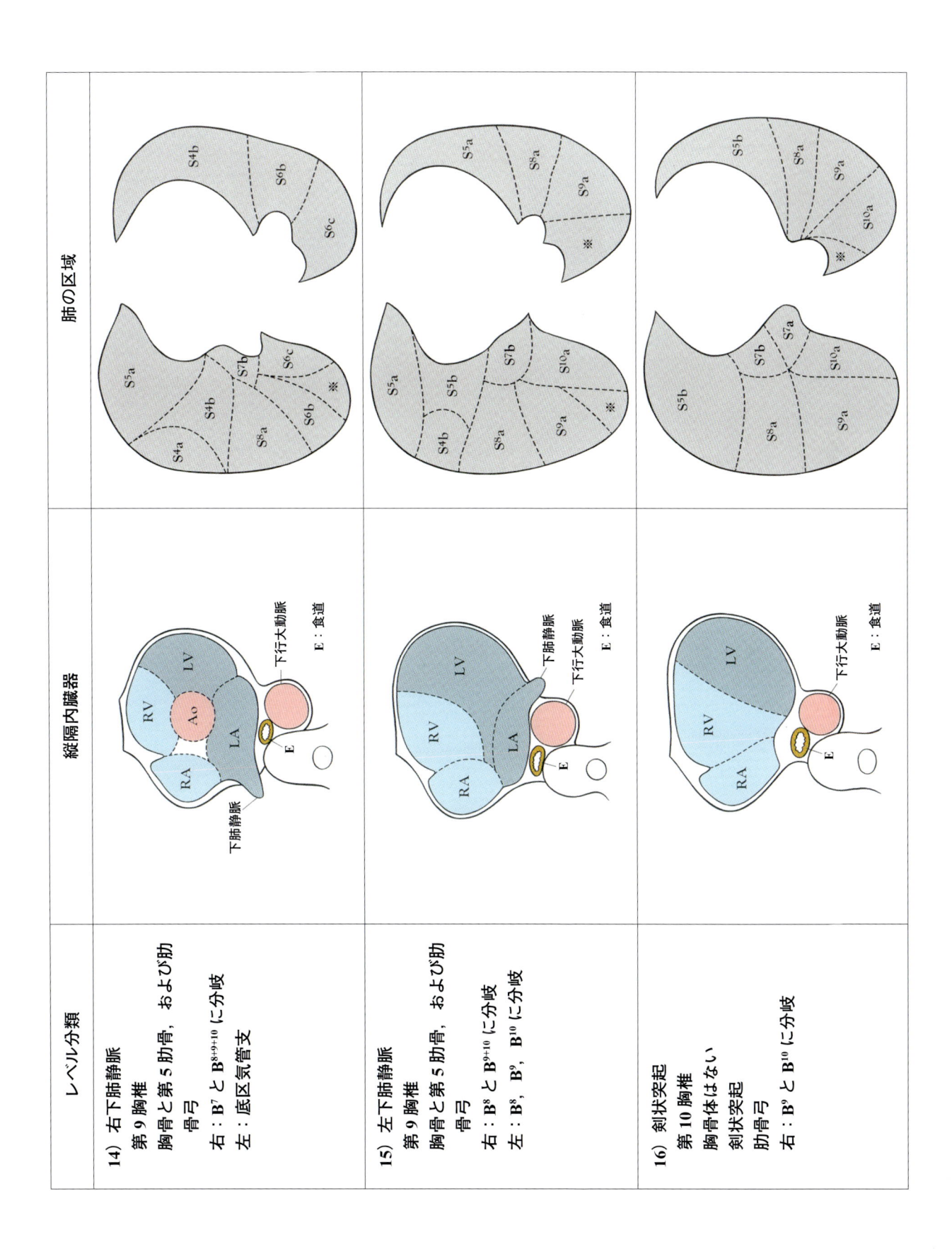

レベル分類	縦隔内臓器	肺の区域
14) 右下肺静脈 第9胸椎 胸骨と第5肋骨，および肋骨弓 右：B⁷とB⁸⁺⁹⁺¹⁰に分岐 左：底区気管支	RV, Ao, LV, RA, LA, E（食道），下行大動脈，下肺静脈	S⁴ᵇ, S⁶ᵇ, S⁶ᶜ / S⁵ᵃ, S⁴ᵇ, S⁴ᵃ, S⁷ᵇ, S⁶ᶜ, S⁸ᵃ, S⁶ᵇ, ※
15) 左下肺静脈 第9胸椎 胸骨と第5肋骨，および肋骨弓 右：B⁸とB⁹⁺¹⁰に分岐 左：B⁸, B⁹, B¹⁰に分岐	RV, LV, RA, LA, E（食道），下行大動脈，下肺静脈	S⁵ᵃ, S⁸ᵃ, S⁹ᵃ / S⁵ᵃ, S⁵ᵇ, S⁷ᵇ, S¹⁰ᵃ, S⁴ᵇ, S⁸ᵃ, S⁹ᵃ, ※
16) 剣状突起 第10胸椎 胸骨体はない 剣状突起 肋骨弓 右：B⁹とB¹⁰に分岐	RV, LV, RA, E（食道），下行大動脈	S⁵ᵇ, S⁸ᵃ, S⁹ᵃ, S¹⁰ᵃ / S⁵ᵇ, S⁷ᵃ, S⁷ᵇ, S¹⁰ᵃ, S⁸ᵃ, S⁹ᵃ, ※

104　2章　縦隔臓器の同定

左横隔膜頂のレベル

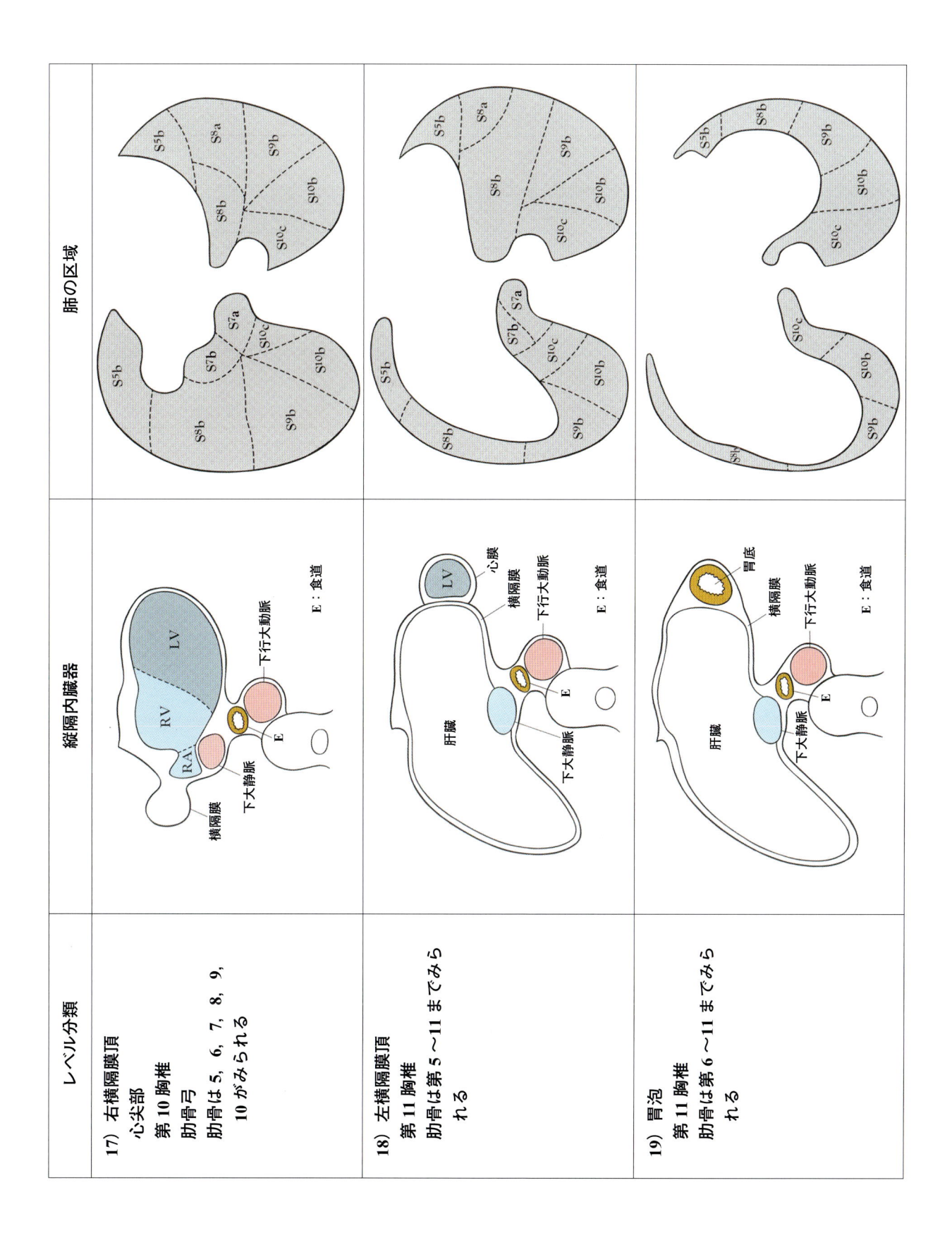

レベル分類	縦隔内臓器	肺の区域
17) 右横隔膜頂 心尖部 第10胸椎 助骨弓 肋骨は5, 6, 7, 8, 9, 10がみられる	LV, RV, RA, 横隔膜, 下大静脈, 下行大動脈, E E：食道	S⁵b, S⁸a, S⁸b, S⁹b, S¹⁰b, S⁵b, S⁷a, S⁷b, S⁸b, S⁹b, S¹⁰b
18) 左横隔膜頂 第11胸椎 肋骨は第5〜11までみられる	LV, 心膜, 横隔膜, 下行大動脈, E, 肝臓, 下大静脈 E：食道	S⁵b, S⁸a, S⁸b, S⁹b, S¹⁰b, S¹⁰c, S⁷b, S⁷a, S¹⁰c, S⁸b, S⁹b, S¹⁰b
19) 胃泡 第11胸椎 肋骨は第6〜11までみられる	胃底, 横隔膜, 下行大動脈, E, 肝臓, 下大静脈 E：食道	S⁵b, S⁸b, S⁹b, S¹⁰b, S¹⁰c, S¹⁰c, S⁸b, S⁹b

3章

矢状断画像の同定

3章 矢状断画像の同定

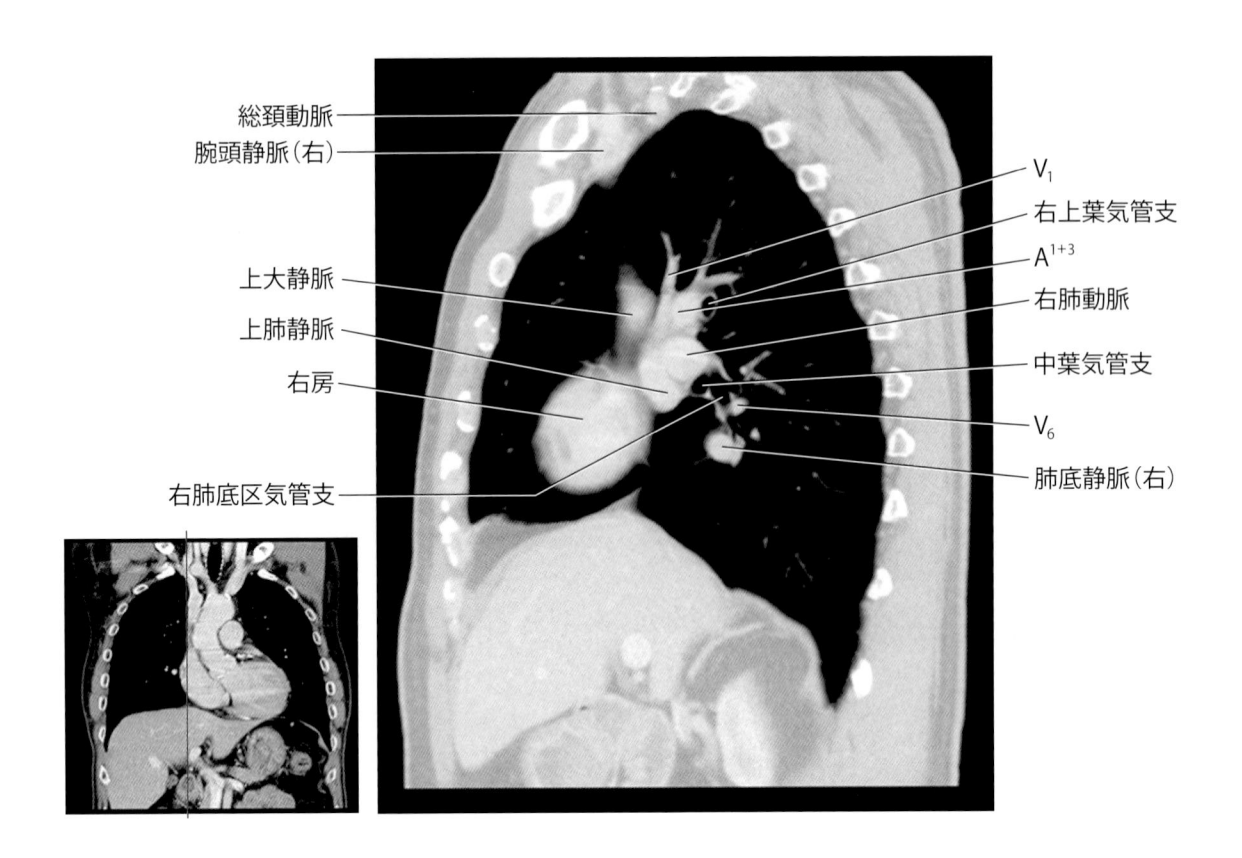

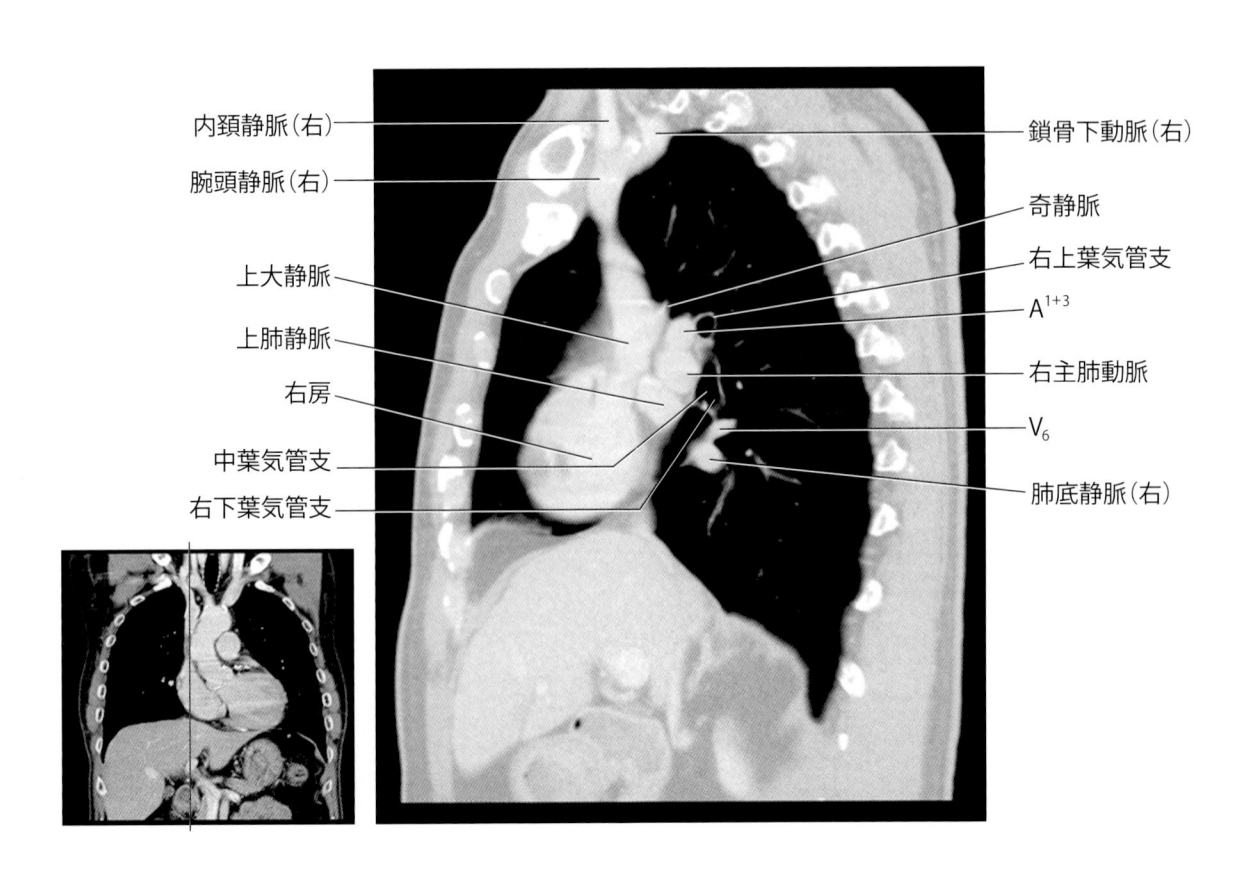

上図ラベル（左側）:
- 総頚動脈
- 腕頭静脈（右）
- 上大静脈
- 上肺静脈
- 右房
- 右肺底区気管支

上図ラベル（右側）:
- V₁
- 右上葉気管支
- A¹⁺³
- 右肺動脈
- 中葉気管支
- V₆
- 肺底静脈（右）

下図ラベル（左側）:
- 内頚静脈（右）
- 腕頭静脈（右）
- 上大静脈
- 上肺静脈
- 右房
- 中葉気管支
- 右下葉気管支

下図ラベル（右側）:
- 鎖骨下動脈（右）
- 奇静脈
- 右上葉気管支
- A¹⁺³
- 右主肺動脈
- V₆
- 肺底静脈（右）

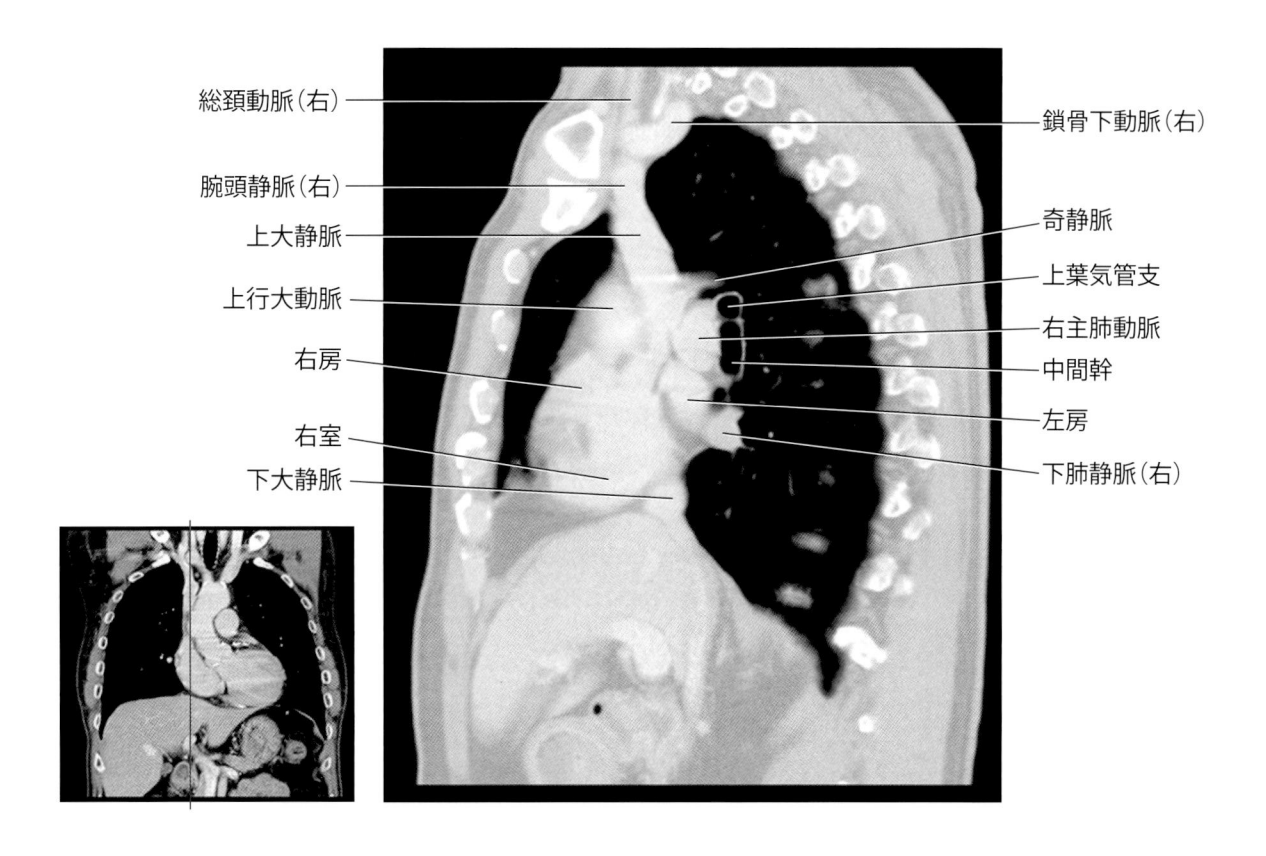

109

総頸動脈(右) — 鎖骨下動脈(右)
腕頭静脈(右) — 奇静脈
上大静脈 — 上葉気管支
上行大動脈 — 右主肺動脈
右房 — 中間幹
右室 — 左房
下大静脈 — 下肺静脈(右)

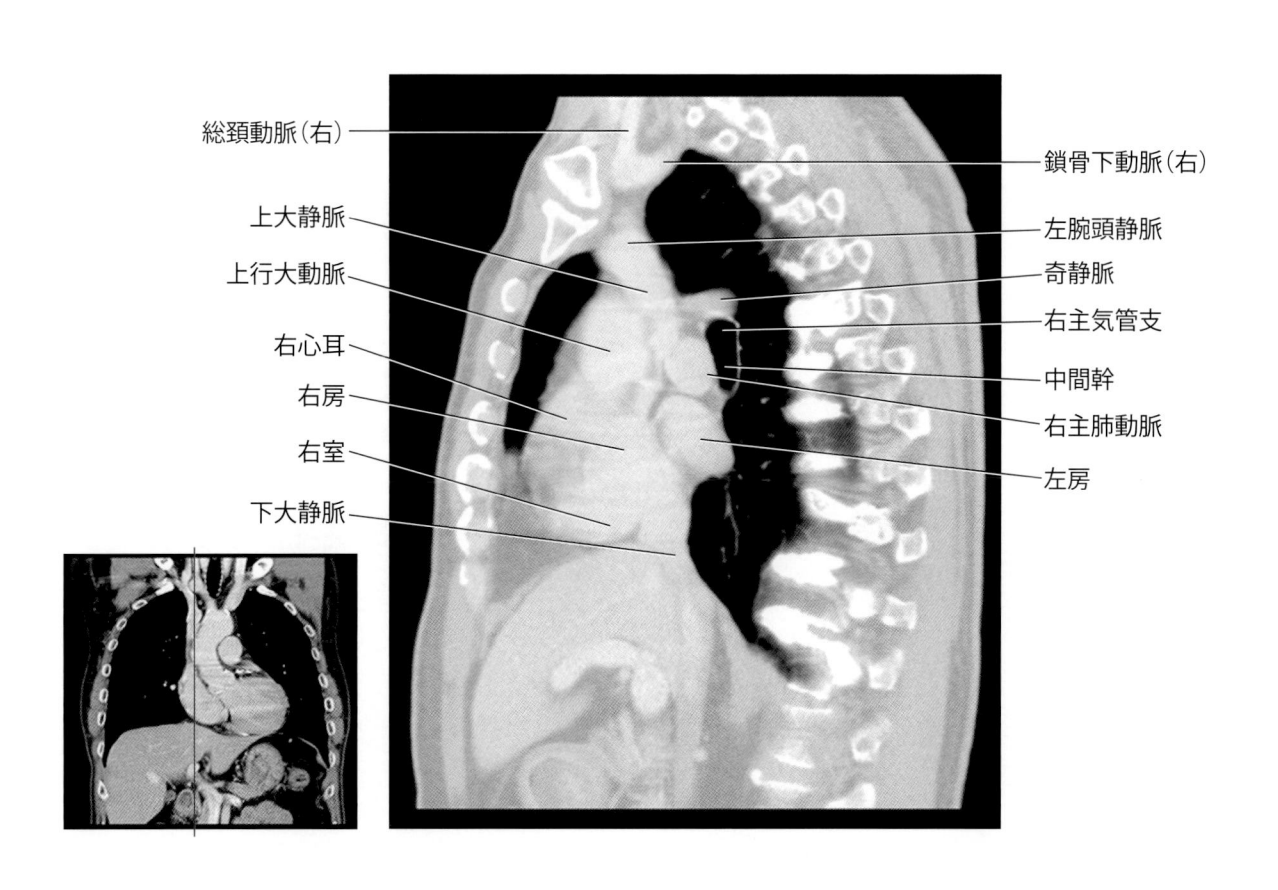

総頸動脈(右) — 鎖骨下動脈(右)
上大静脈 — 左腕頭静脈
上行大動脈 — 奇静脈
右心耳 — 右主気管支
右房 — 中間幹
右室 — 右主肺動脈
下大静脈 — 左房

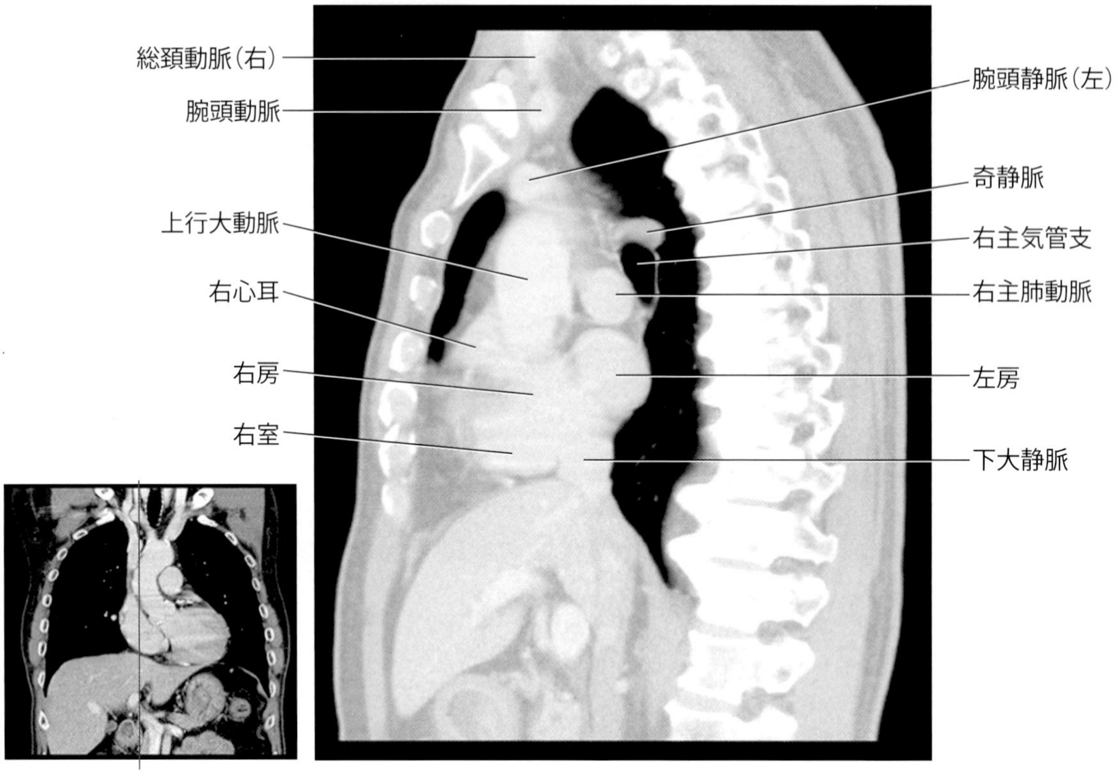
総頚動脈(右)
腕頭動脈
上行大動脈
右心耳
右房
右室
腕頭静脈(左)
奇静脈
右主気管支
右主肺動脈
左房
下大静脈

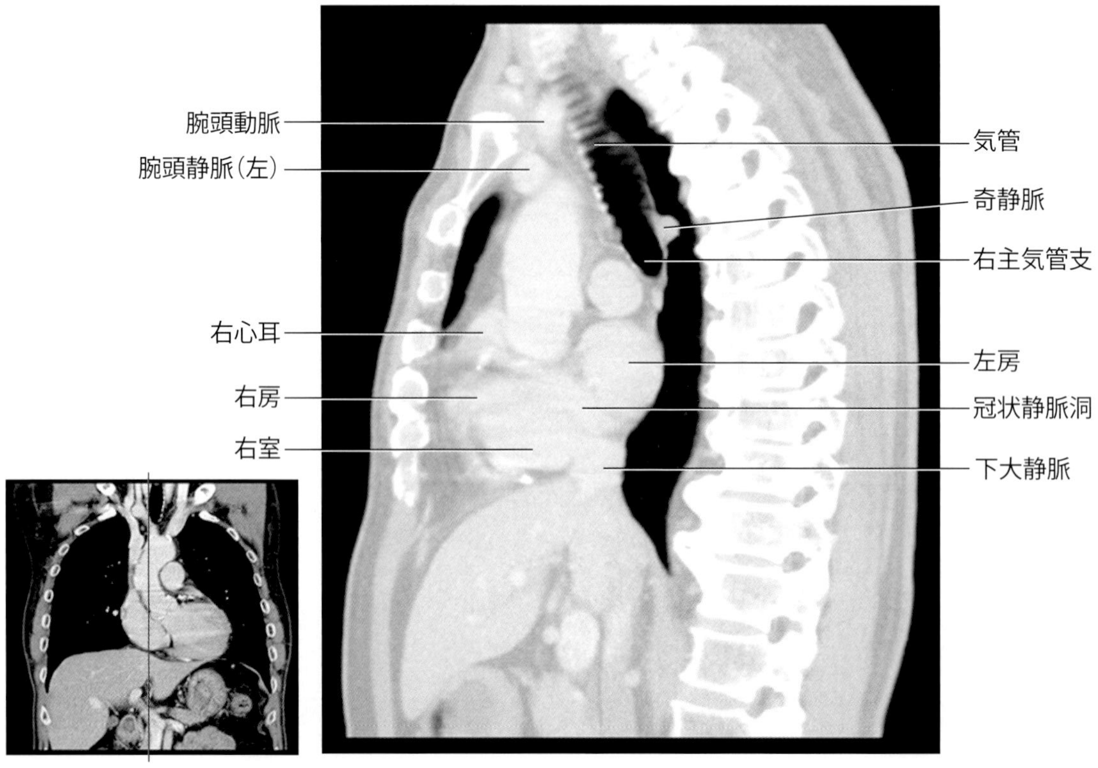
腕頭動脈
腕頭静脈(左)
右心耳
右房
右室
気管
奇静脈
右主気管支
左房
冠状静脈洞
下大静脈

111

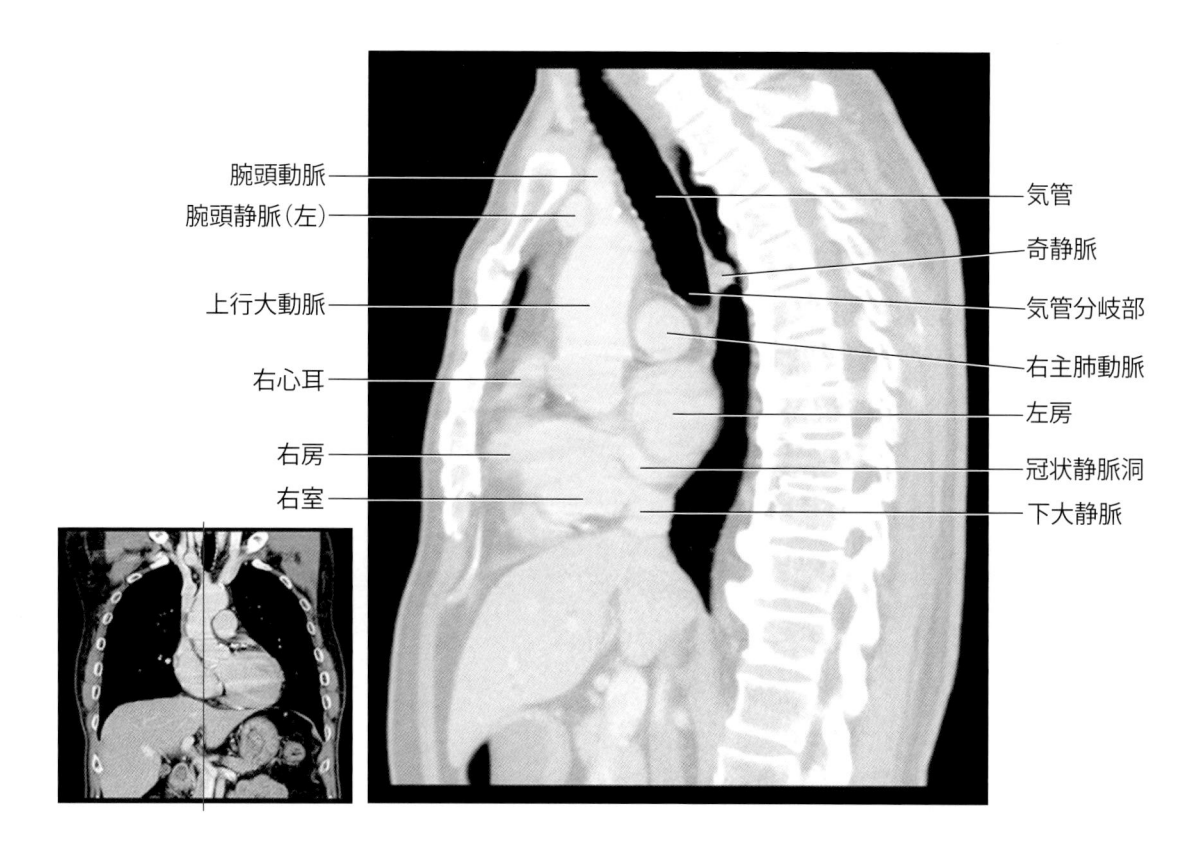

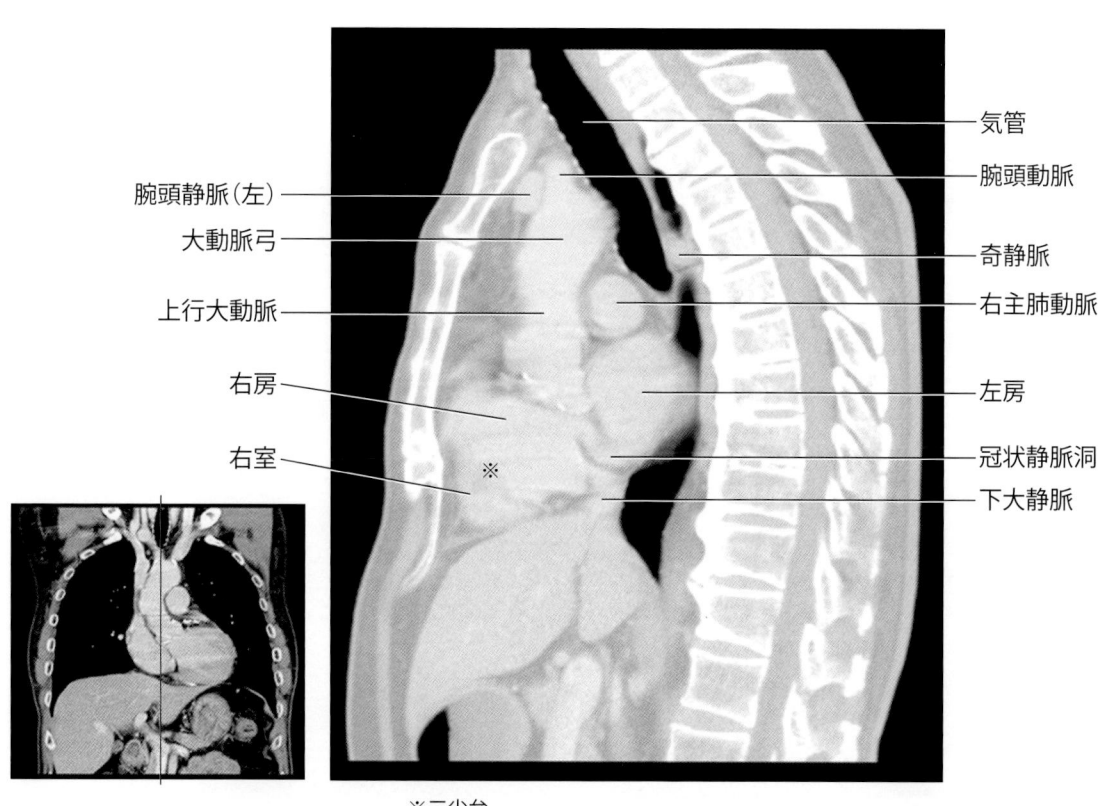

腕頭動脈 — 気管
腕頭静脈（左） — 奇静脈
上行大動脈 — 気管分岐部
右心耳 — 右主肺動脈
右房 — 左房
右室 — 冠状静脈洞
— 下大静脈

腕頭静脈（左） — 気管
大動脈弓 — 腕頭動脈
上行大動脈 — 奇静脈
右房 — 右主肺動脈
右室 — 左房
— 冠状静脈洞
— 下大静脈

※三尖弁

112　3章　矢状断画像の同定

食道
気管
腕頭静脈（左）
大動脈弓
左主気管支
右主肺動脈
肺動脈幹
上行大動脈
食道
右房
左房
右室
冠状静脈洞
下行大動脈

※三尖弁

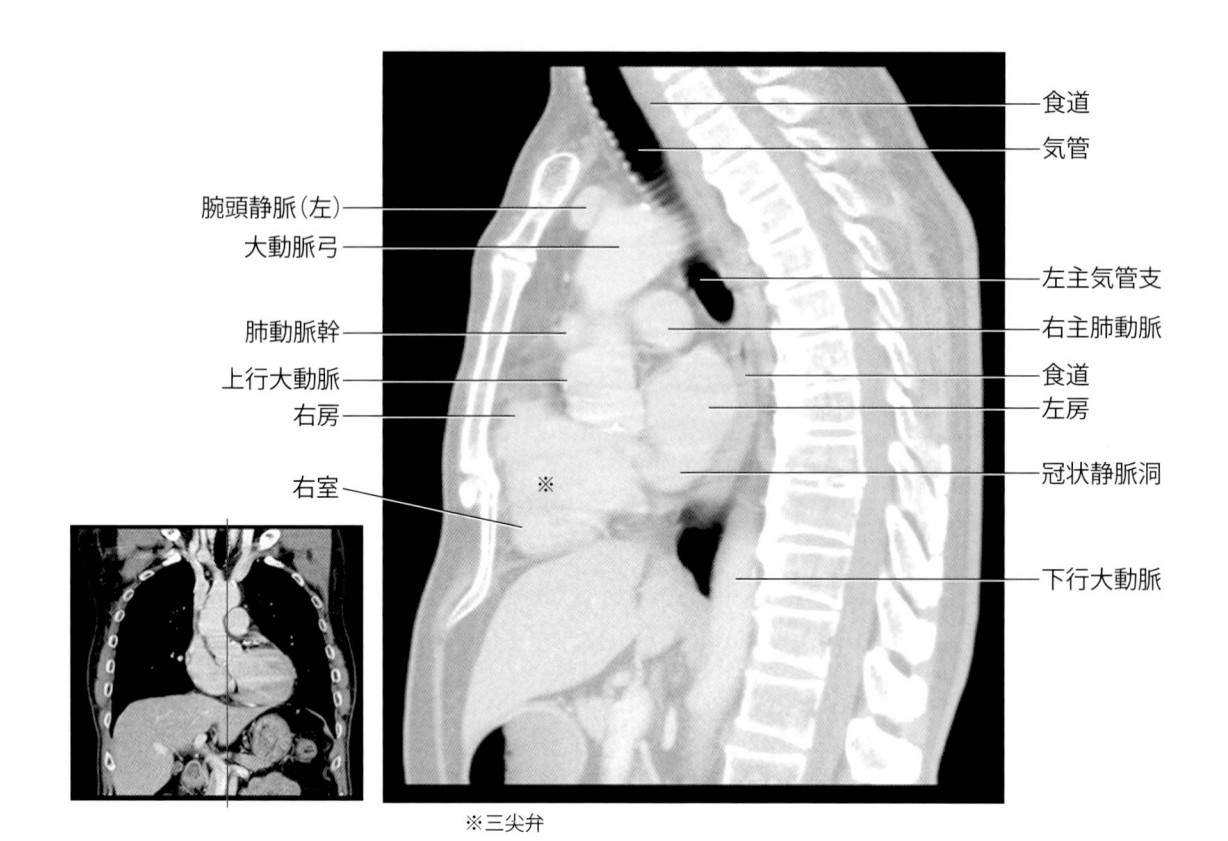

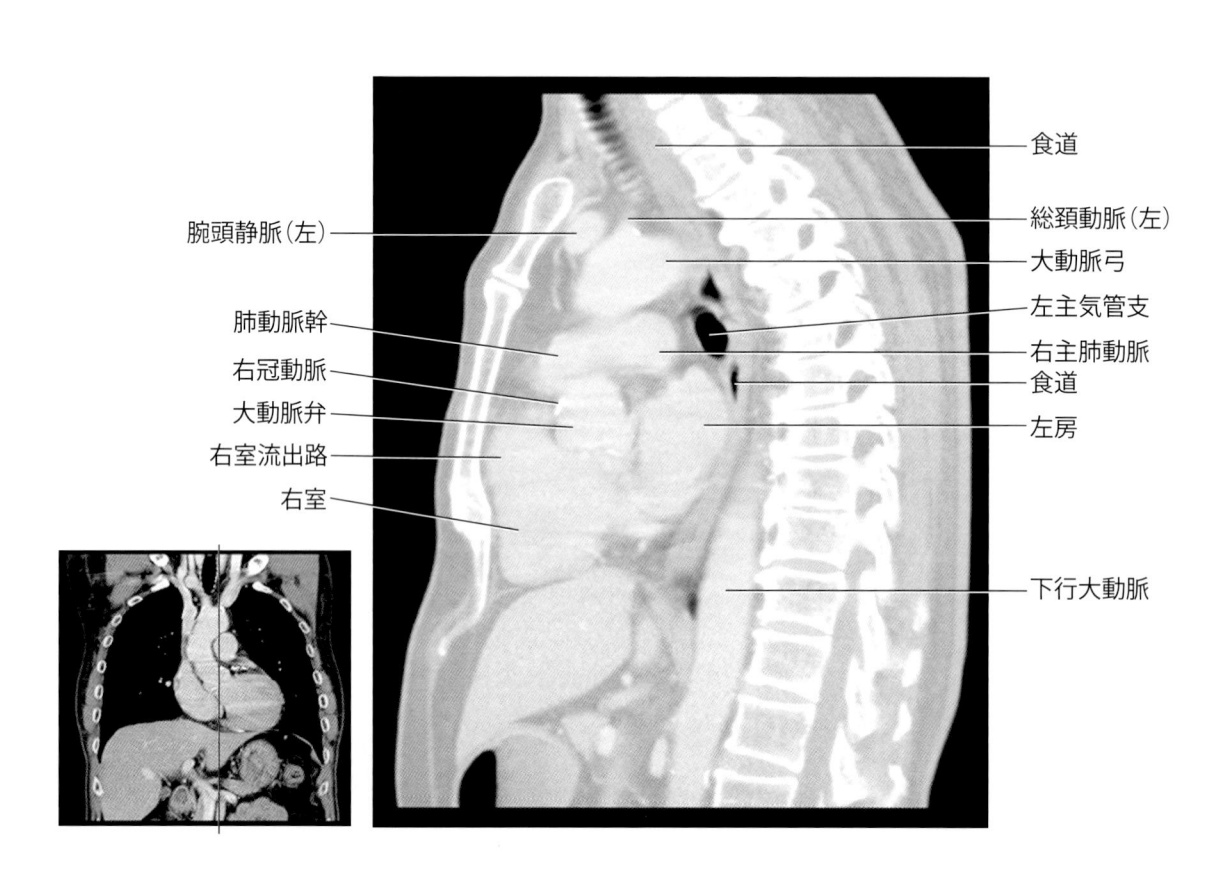

食道
腕頭静脈（左）
総頸動脈（左）
大動脈弓
肺動脈幹
左主気管支
右冠動脈
右主肺動脈
大動脈弁
食道
右室流出路
左房
右室
下行大動脈

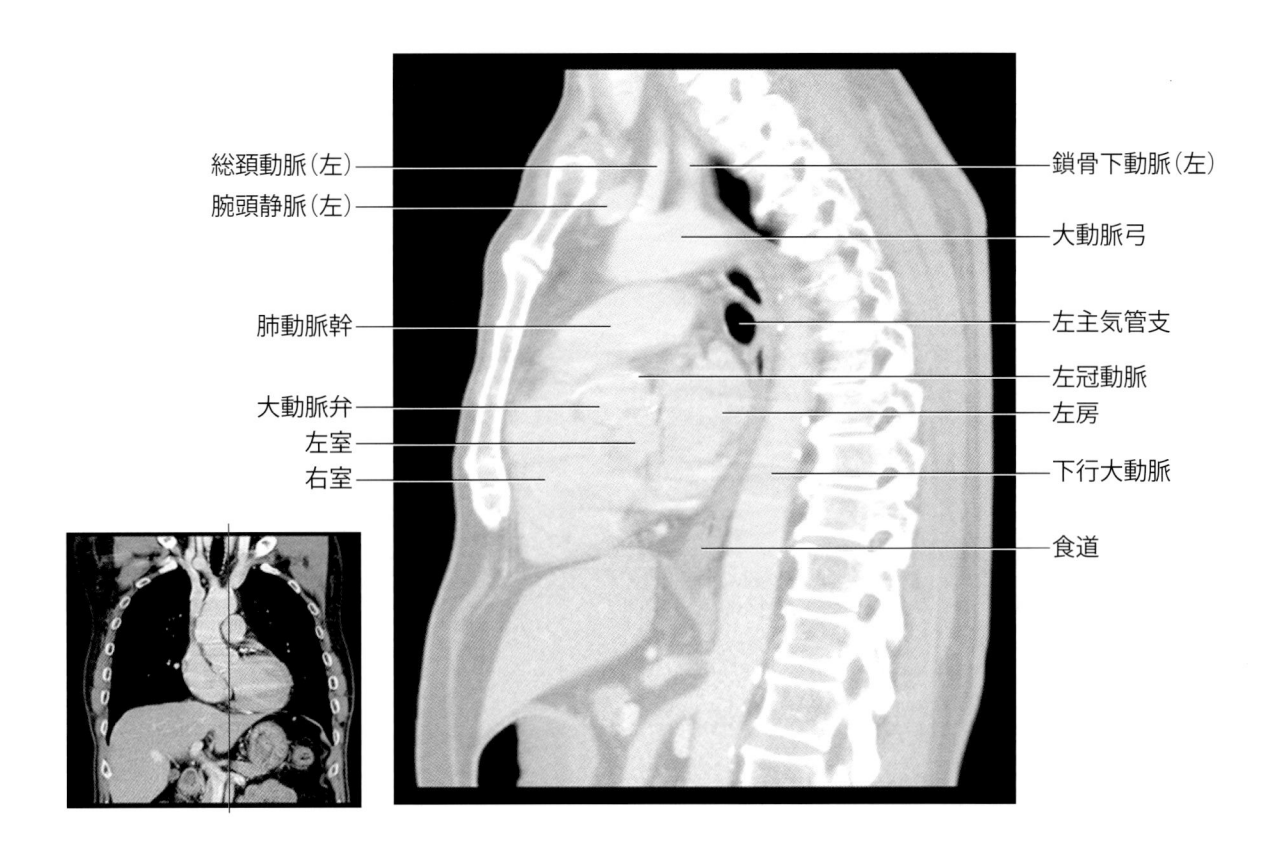

113

総頸動脈(左)
腕頭静脈(左)
肺動脈幹
大動脈弁
左室
右室

鎖骨下動脈(左)
大動脈弓
左主気管支
左冠動脈
左房
下行大動脈
食道

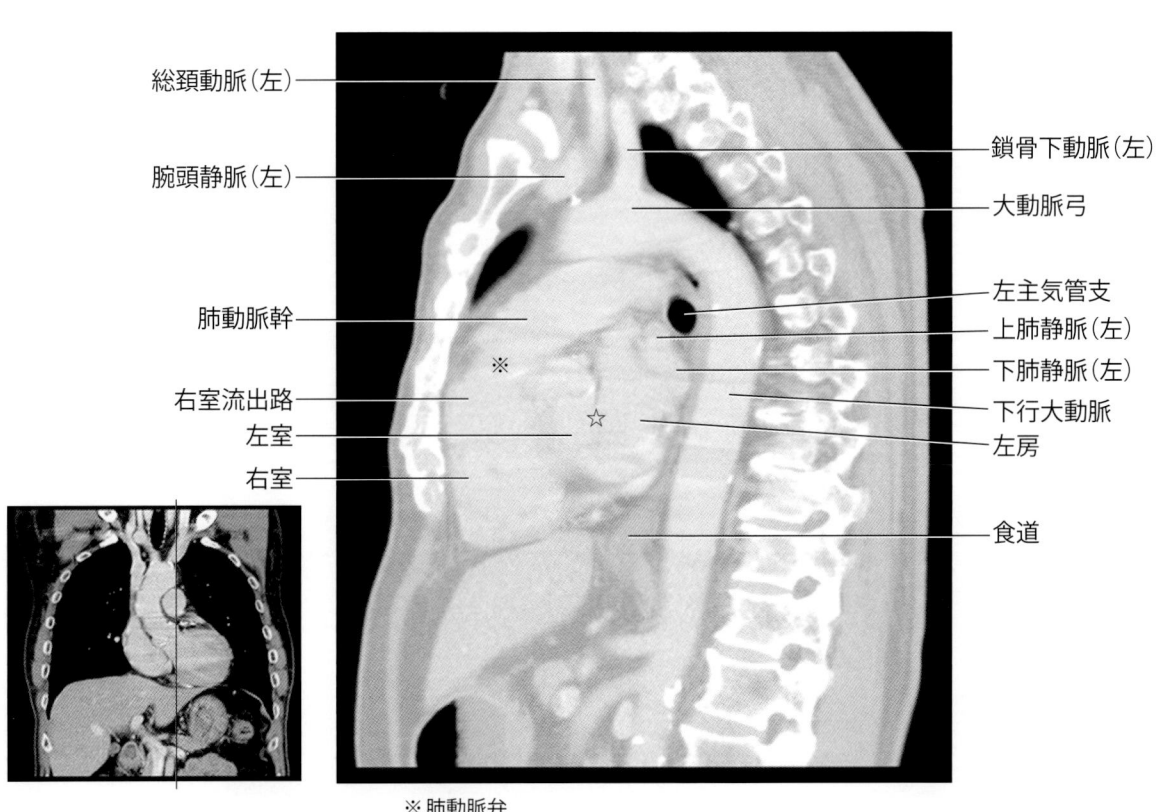

総頸動脈(左)
腕頭静脈(左)
肺動脈幹
右室流出路
左室
右室

鎖骨下動脈(左)
大動脈弓
左主気管支
上肺静脈(左)
下肺静脈(左)
下行大動脈
左房
食道

※ 肺動脈弁
☆ 僧帽弁

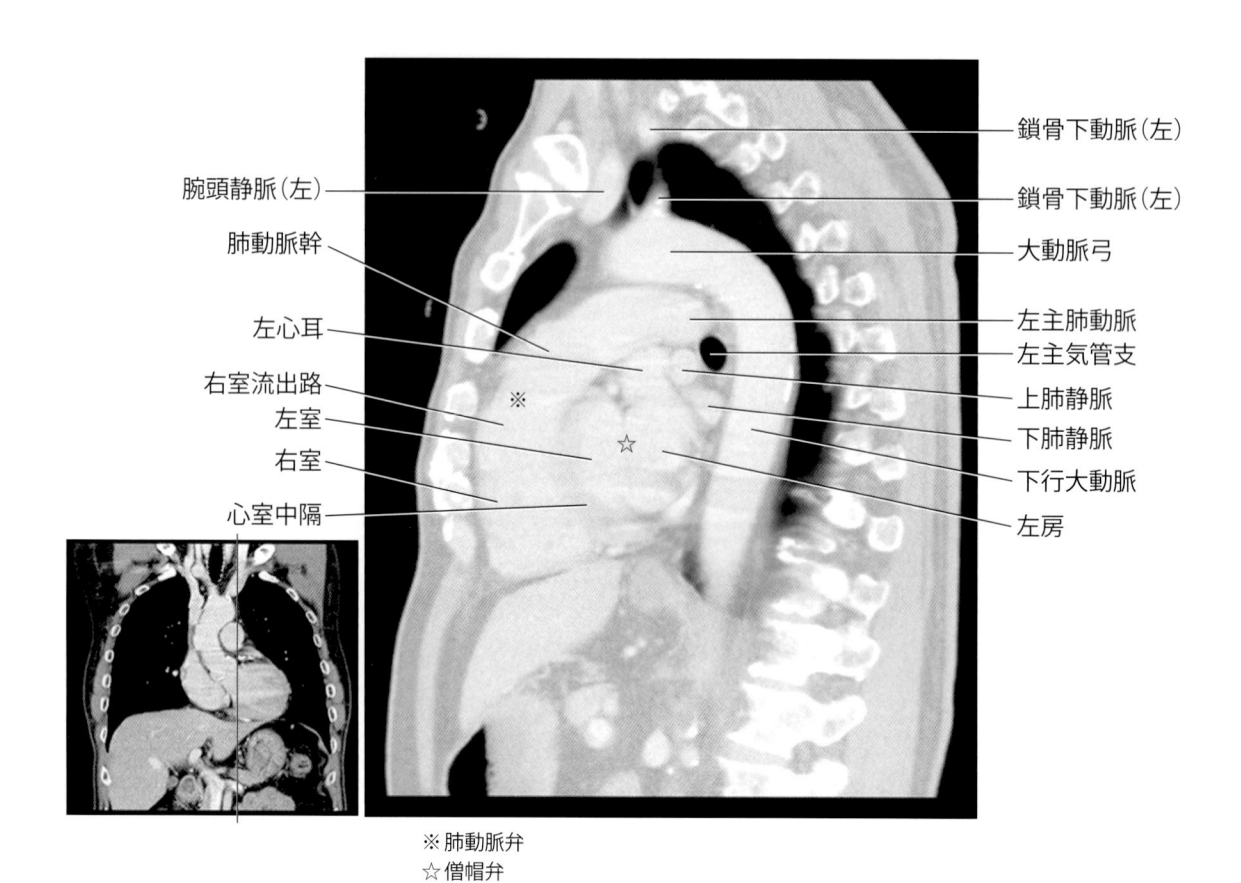

3章　矢状断画像の同定

腕頭静脈（左）
肺動脈幹
左心耳
右室流出路
左室
右室
心室中隔

鎖骨下動脈（左）
鎖骨下動脈（左）
大動脈弓
左主肺動脈
左主気管支
上肺静脈
下肺静脈
下行大動脈
左房

※肺動脈弁
☆僧帽弁

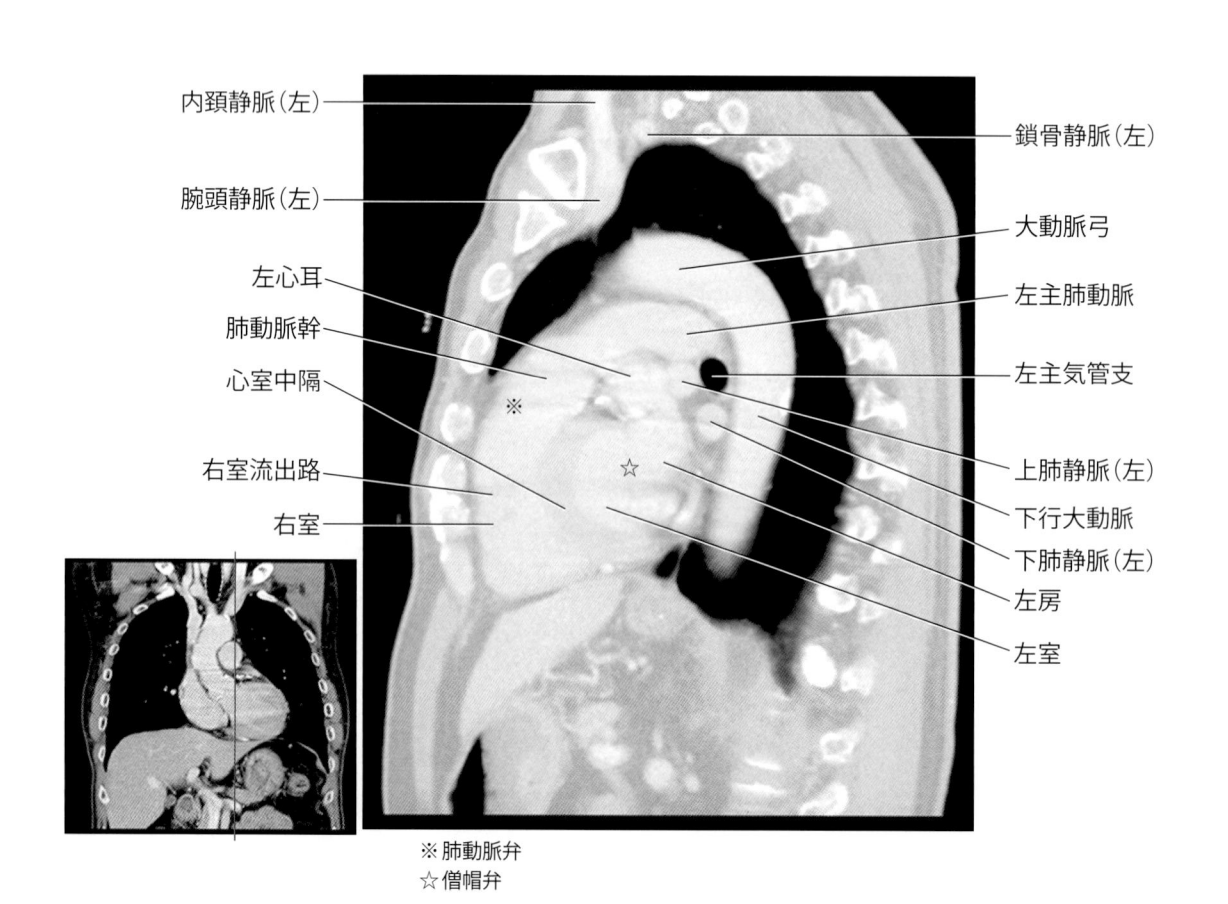

内頸静脈（左）
腕頭静脈（左）
左心耳
肺動脈幹
心室中隔
右室流出路
右室

鎖骨静脈（左）
大動脈弓
左主肺動脈
左主気管支
上肺静脈（左）
下行大動脈
下肺静脈（左）
左房
左室

※肺動脈弁
☆僧帽弁

115

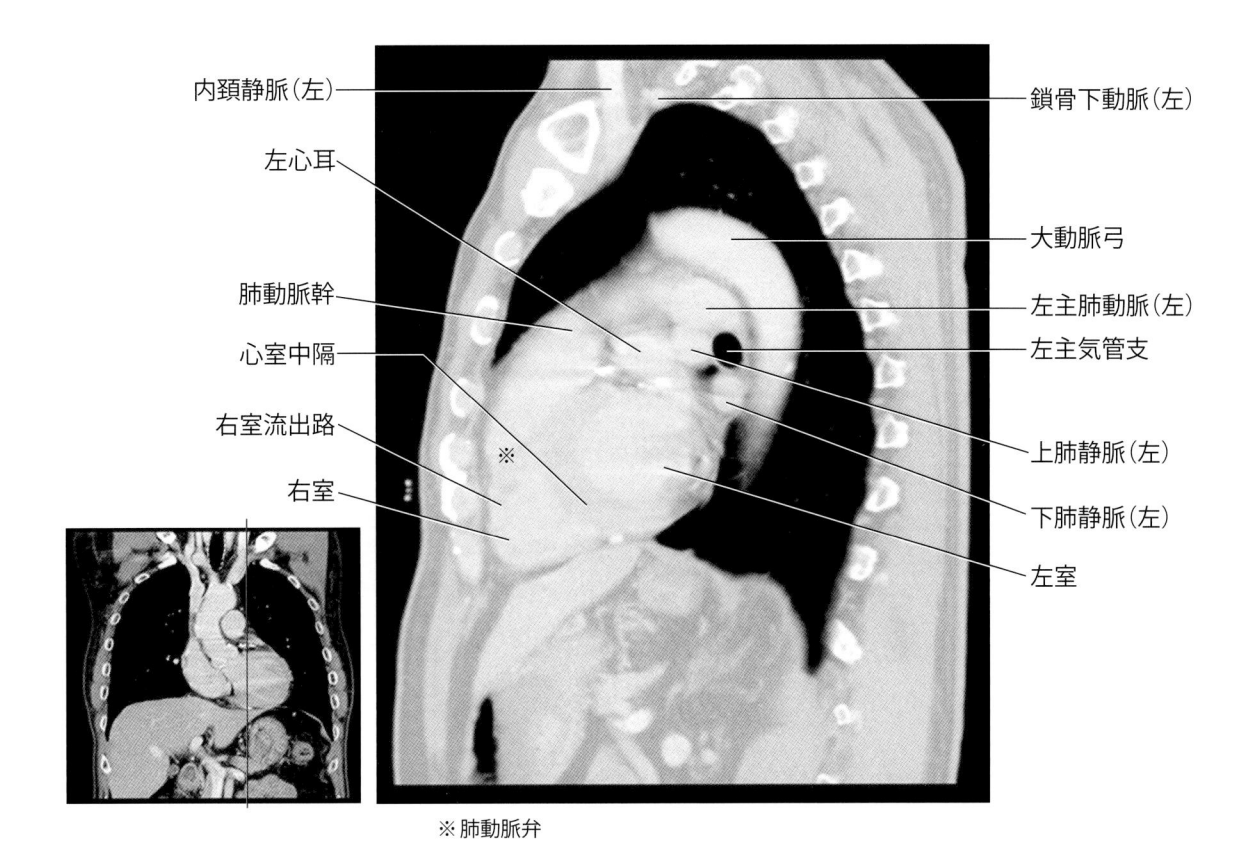

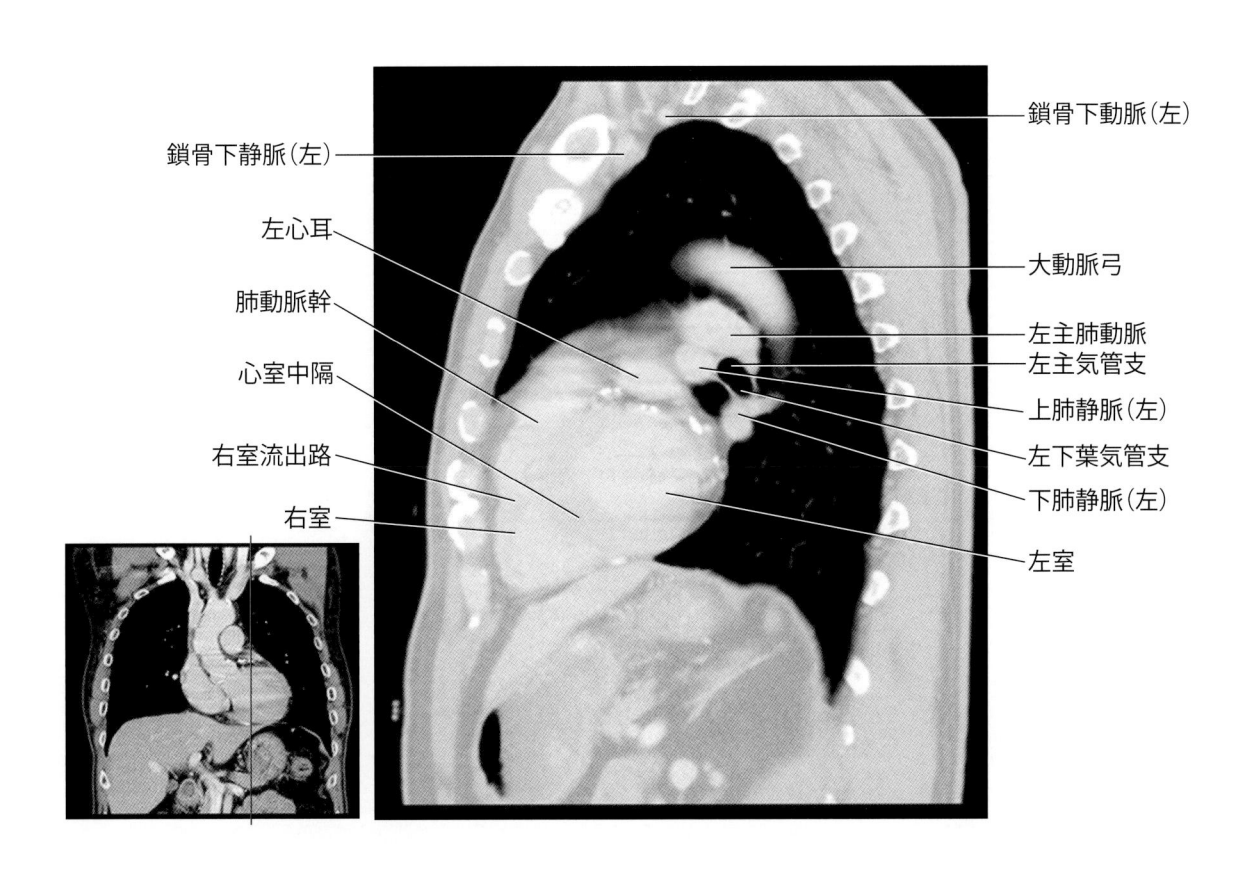

※肺動脈弁

4章

小葉の構造

HRCTの空間分解能が向上し，臓器の微細な構造まで描出できるようになった．

肺においても病的変化が存在する時には小葉単位が描出できることで，肺病変の分析や病理学的な特徴まで追求できるほどになっている．

呼吸器官のうち，肺はガス交換を行う部分で，機能的，解剖学的に四つの構成成分からなる．

1. 気　道 air way

ガスの拡散，分布に関与する部分．

気道内は一層の円柱線毛上皮 ciliated cell（クリアランス因子に関与）と杯細胞 goblet cell（粘液分泌に関与）で被われている．終末細気管支と呼吸細気管支にはクララ細胞 Clara cell（粘液分泌）も散在する．

気道の構成

> 気管―気管支―非呼吸細気管支―終末細気管支―肺胞道（洞）―肺胞嚢―（肺胞へ続く）

2. 肺　胞 alveolus

ガス交換（呼吸）する部分で肺胞と毛細血管より成る．

肺胞1個の大きさは直径 0.4 mm 大，数は総計約3億，総表面積は 70～80 m^2．

肺胞内は二種の肺胞上皮で被われている．I型細胞はガス交換に関与するが細胞分裂能はない（95％）．II型細胞は肺胞表面活性物質の産生分泌をするとともに幹細胞でもある（5％）．

毛細血管は肺胞壁の外側を被い，その面積は1肺胞あたり 0.2 cm^2，総面積は約 70 m^2．

ガス交換の構造

> （肺胞）―肺胞上皮―基底膜―肺胞間―基底膜―毛細血管内皮細胞―（肺毛細血管）

3. 肺動脈 pulmonary artery

肺内では気管支と併走し，両者は共通の疎性結合織で包まれている（気管支肺動脈束）．常に肺葉，区域，小葉の中心部を走行する．

4. 肺静脈 pulmonary vein

肺静脈はリンパ管とともに小葉間隔壁を経由して中枢へ向かい，亜区域間，区域間を走行して左房へ還流する．

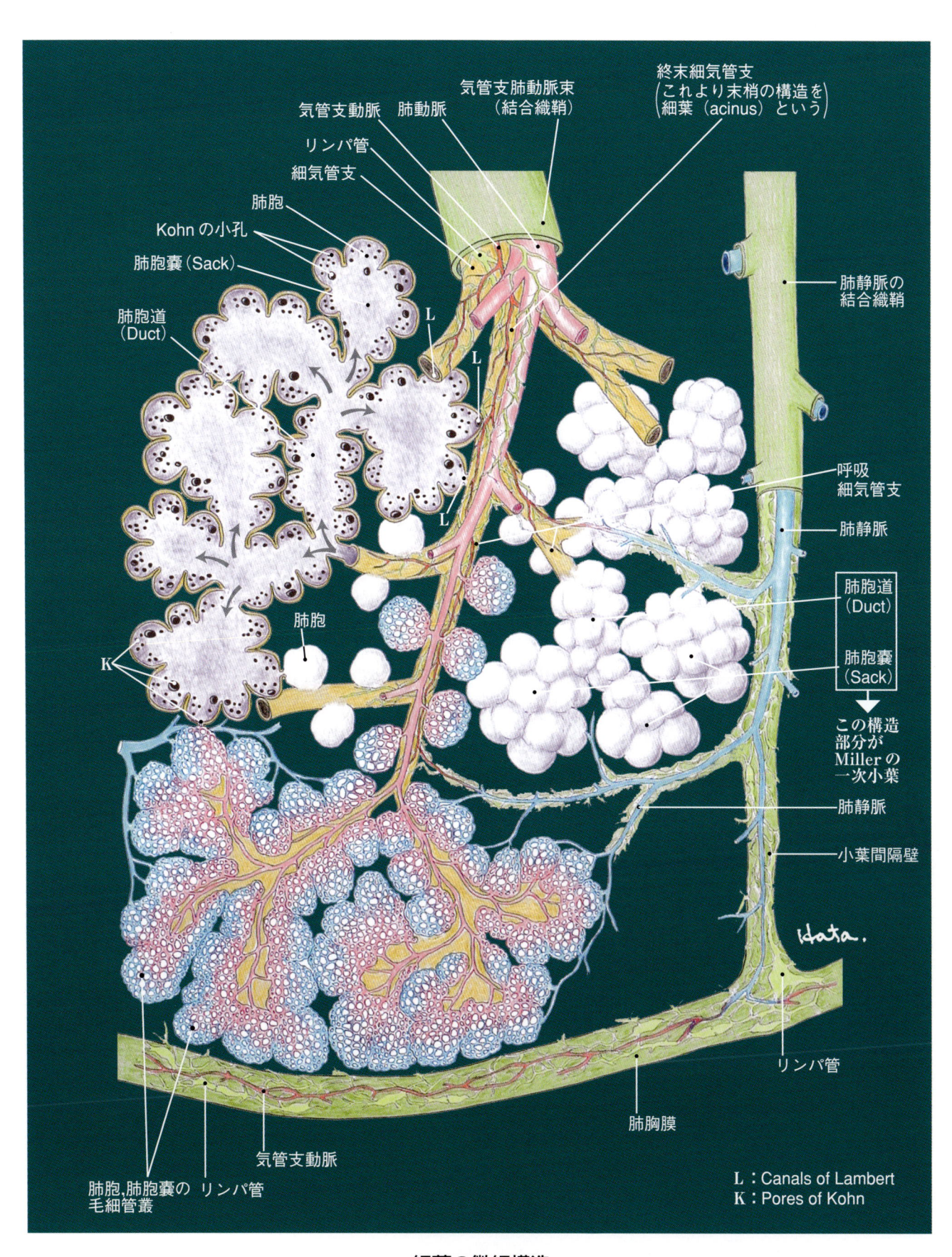

細葉の微細構造

【気管支と肺の構造】(×1)

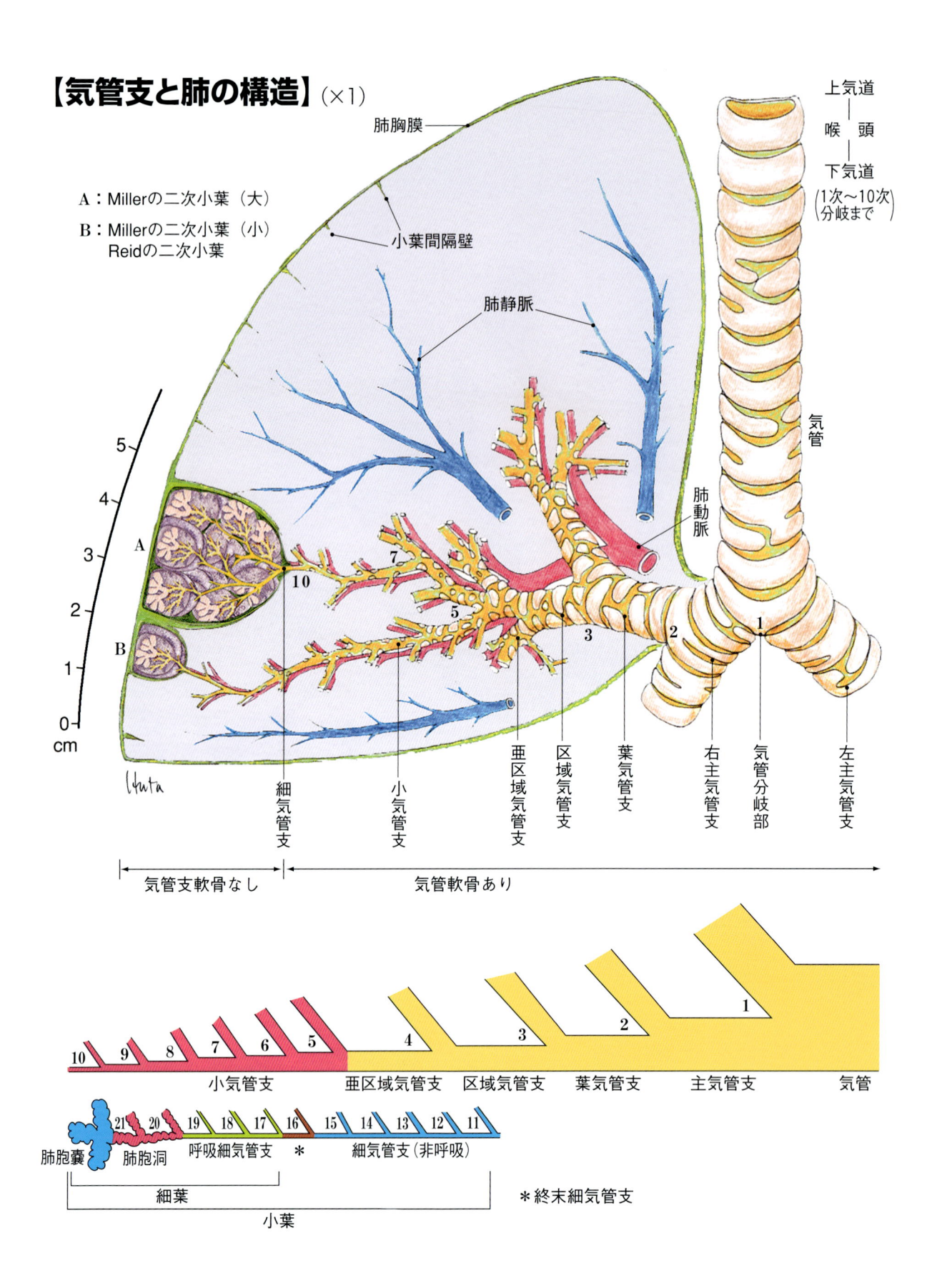

A：Millerの二次小葉（大）
B：Millerの二次小葉（小）
　　Reidの二次小葉

- 肺胸膜
- 小葉間隔壁
- 肺静脈
- 肺動脈
- 細気管支
- 小気管支
- 亜区域気管支
- 区域気管支
- 葉気管支
- 右主気管支
- 気管分岐部
- 左主気管支
- 気管
- 上気道
- 喉頭
- 下気道（1次〜10次分岐まで）

気管支軟骨なし ／ 気管軟骨あり

10	9	8	7	6	5	4	3	2	1
小気管支						亜区域気管支	区域気管支	葉気管支	主気管支	気管

肺胞嚢　肺胞洞　21　20　19　18　17　16　15　14　13　12　11
呼吸細気管支　＊　細気管支（非呼吸）

＊終末細気管支

細葉／小葉

【Millerの二次小葉】(×3)

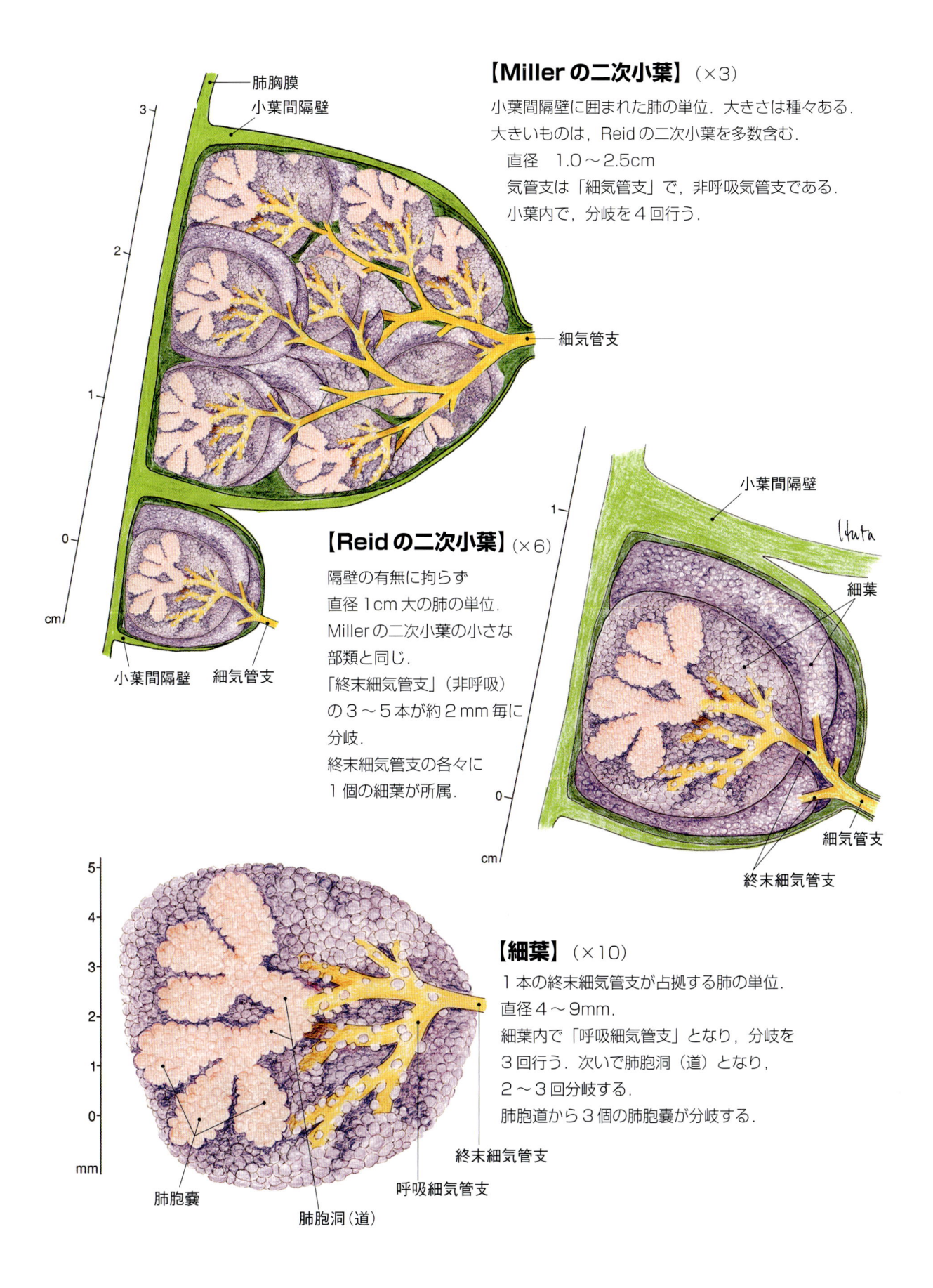

小葉間隔壁に囲まれた肺の単位．大きさは種々ある．
大きいものは，Reidの二次小葉を多数含む．
　直径　1.0～2.5cm
　気管支は「細気管支」で，非呼吸気管支である．
　小葉内で，分岐を4回行う．

- 肺胸膜
- 小葉間隔壁
- 細気管支
- 小葉間隔壁
- 細気管支

【Reidの二次小葉】(×6)

隔壁の有無に拘らず
直径1cm大の肺の単位．
Millerの二次小葉の小さな
部類と同じ．
「終末細気管支」(非呼吸)
の3～5本が約2mm毎に
分岐．
終末細気管支の各々に
1個の細葉が所属．

- 小葉間隔壁
- 細葉
- 細気管支
- 終末細気管支

【細葉】(×10)

1本の終末細気管支が占拠する肺の単位．
直径4～9mm．
細葉内で「呼吸細気管支」となり，分岐を
3回行う．次いで肺胞洞（道）となり，
2～3回分岐する．
肺胞道から3個の肺胞囊が分岐する．

- 終末細気管支
- 呼吸細気管支
- 肺胞洞（道）
- 肺胞囊

HRCT でみられる小葉

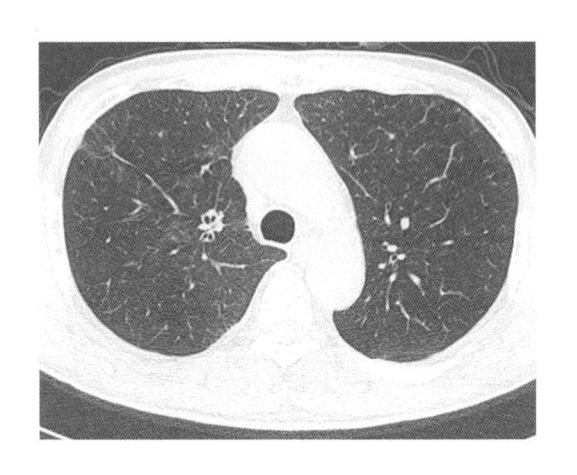

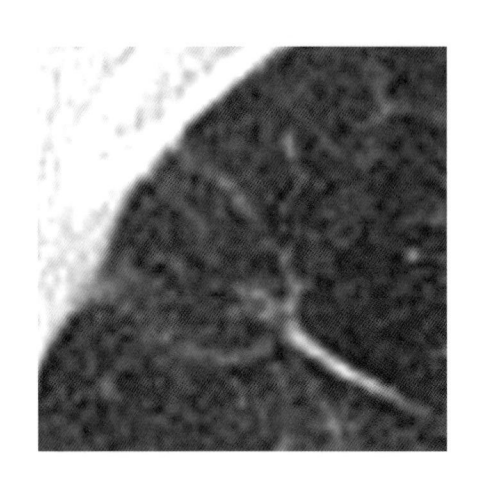

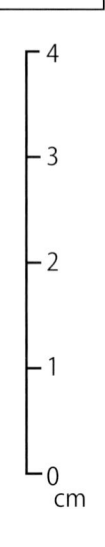

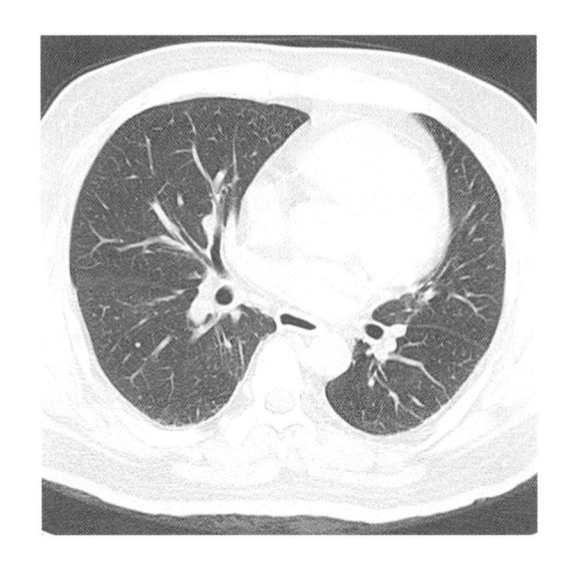

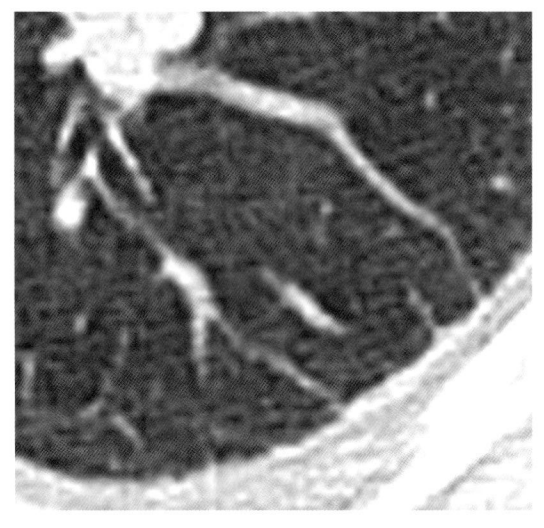

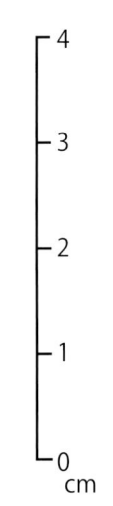

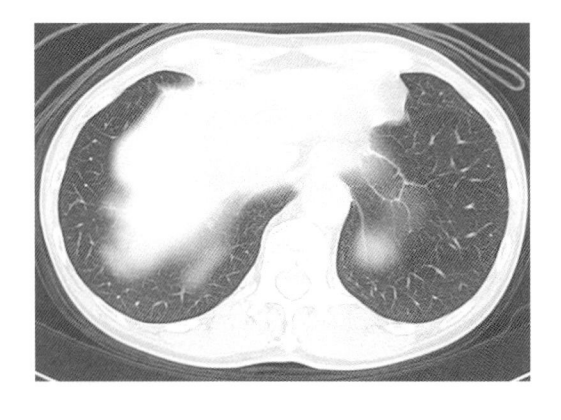

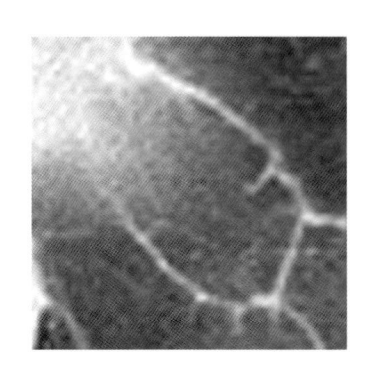

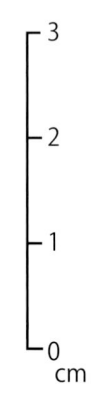

5章

リンパ節部位の CT読影基準

（肺癌取扱い規約第7版, 金原出版, 2010より）

#1（左／右）下頚部，鎖骨上窩のリンパ節

上縁：輪状軟骨下縁

下縁：左右鎖骨および正中では胸骨柄上縁

#左右は気管の正中線で分ける（1R：右側リンパ節，1L：左側リンパ節）

#2（左／右）上部気管傍リンパ節

2R：上縁：右肺尖，胸膜頂および正中では胸骨柄上縁

下縁：左腕頭静脈尾側縁と気管の交点

左側縁：気管左側縁

2L：上縁：左肺尖，胸膜頂および正中では胸骨柄上縁

下縁：大動脈弓上縁

右側縁：気管左側縁

#3 血管前および気管後リンパ節

3a：血管前〔右側〕

上縁：胸膜頂

下縁：気管分岐部

前縁：胸骨後面

後縁：上大静脈前面

3a：血管前〔左側〕

上縁：胸膜頂

下縁：気管分岐部

前縁：胸骨後面

後縁：左総頚動脈

3p：気管後（気管後壁より後方に位置するリンパ節）

上縁：胸膜頂

下縁：気管分岐部

#4（左／右）下部気管傍リンパ節

4R：右側気管傍および気管前に存在するリンパ節

上縁：左腕頭静脈尾側縁と気管の交点

下縁：奇静脈弓下縁

左側縁：気管左側縁

　　　　4L：気管左側縁と動脈管索の間に存在するリンパ節
　　　　　　上縁：大動脈弓上縁
　　　　　　下縁：左主肺動脈の上内側周囲縁
　　　　　　右側縁：気管左側縁
　　　　　　左側縁：動脈管索

#5 大動脈下リンパ節

　　動脈管索の外側の大動脈下リンパ節
　　上縁：大動脈弓下縁
　　下縁：左主肺動脈の上外側周囲縁

#6 大動脈傍リンパ節

　　上行大動脈および大動脈弓の前方および外側に存在するリンパ節
　　上縁：大動脈弓上縁
　　下縁：大動脈弓下縁

#7 気管分岐下リンパ節

　　上縁：気管分岐部
　　下縁：左側：左下葉気管支の上縁，右側：右中間気管支幹の下縁

#8（左／右）食道傍リンパ節

　　食道壁に接するリンパ節で，気管分岐部リンパ節を除く
　　上縁：左側：左下葉気管支の上縁，右側：中間気管支幹下縁
　　下縁：横隔膜

#9（左／右）肺靱帯リンパ節

　　肺靱帯内のリンパ節
　　上縁：下肺静脈
　　下縁：横隔膜

#10（左／右）主気管支周囲リンパ節

　　主気管支周囲，および主肺静脈と肺動脈中枢側を含む肺門に接するリンパ節
　　上縁：右側：奇静脈下縁，左側：左肺動脈上縁
　　下縁：左右葉間

#11 葉気管支間リンパ節

葉気管支間に存在するリンパ節

#11s：右上葉気管支と中間気管支幹の間のリンパ節

#11i：右中葉気管支と下葉気管支の間のリンパ節

#12 葉気管支周囲リンパ節

葉気管支周囲に存在するリンパ節

#13 区域気管支周囲リンパ節

区域気管支周囲に存在するリンパ節

#14 亜区域気管支周囲リンパ節

亜区域気管支周囲またはさらに末梢に存在するリンパ節

注1. リンパ節の命名に迷った時は，小さな番号のリンパ節名を選ぶ．
　　　例：#2と#4では#2，#7と#8では#7．
注2. 左主肺動脈の左側に接して存在するリンパ節は，左#10とする．

127

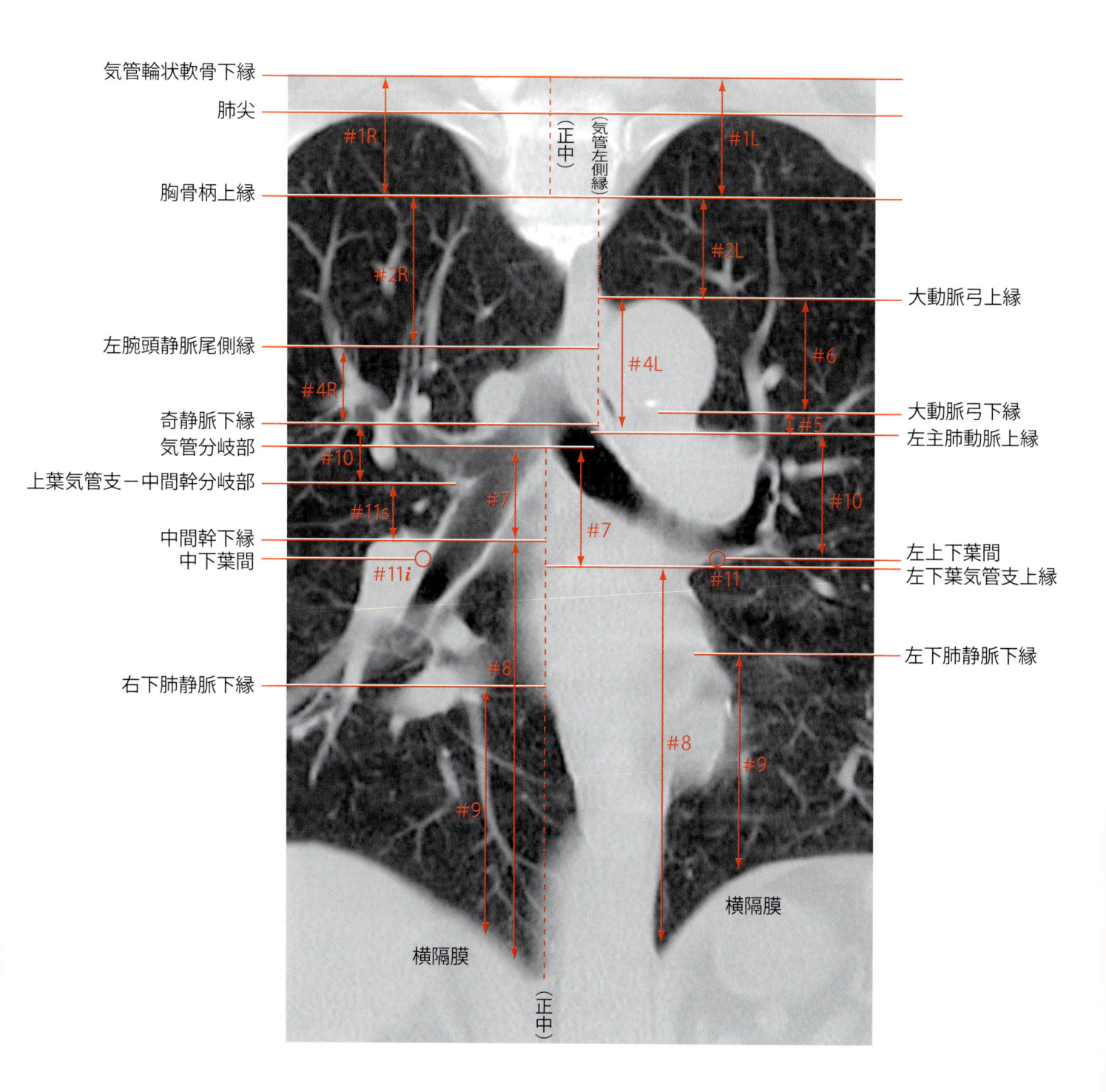

気管輪状軟骨下縁
肺尖
#1R #1L
(正中) 気管左側縁
胸骨柄上縁
#2R #2L
大動脈弓上縁
左腕頭静脈尾側縁
#4L #6
#4R
奇静脈下縁 大動脈弓下縁
気管分岐部 #5
上葉気管支-中間幹分岐部 #10 左主肺動脈上縁
#11s #7
中間幹下縁 #10
中下葉間 #7
#11i #11 左上下葉間
左下葉気管支上縁

左下肺静脈下縁
右下肺静脈下縁
#8

#9 #8
#9
横隔膜 横隔膜
(正中)

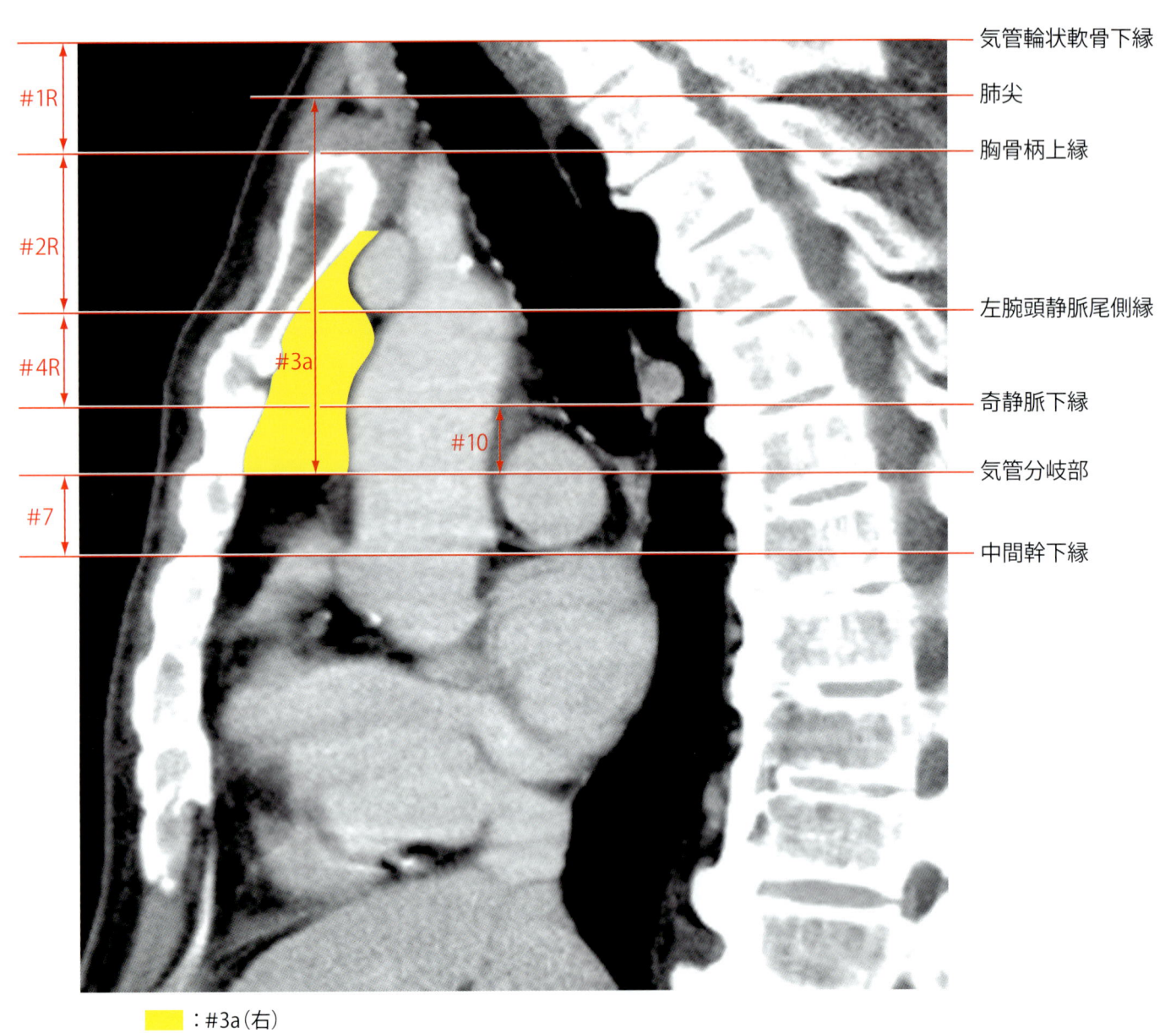

128　5章　リンパ節部位のCT読影基準

気管輪状軟骨下縁
肺尖
胸骨柄上縁
左腕頭静脈尾側縁
奇静脈下縁
気管分岐部
中間幹下縁

■：#3a（右）
〔右縦隔〕（奇静脈下縁と気管分岐部が同じ高さの例もある）

129

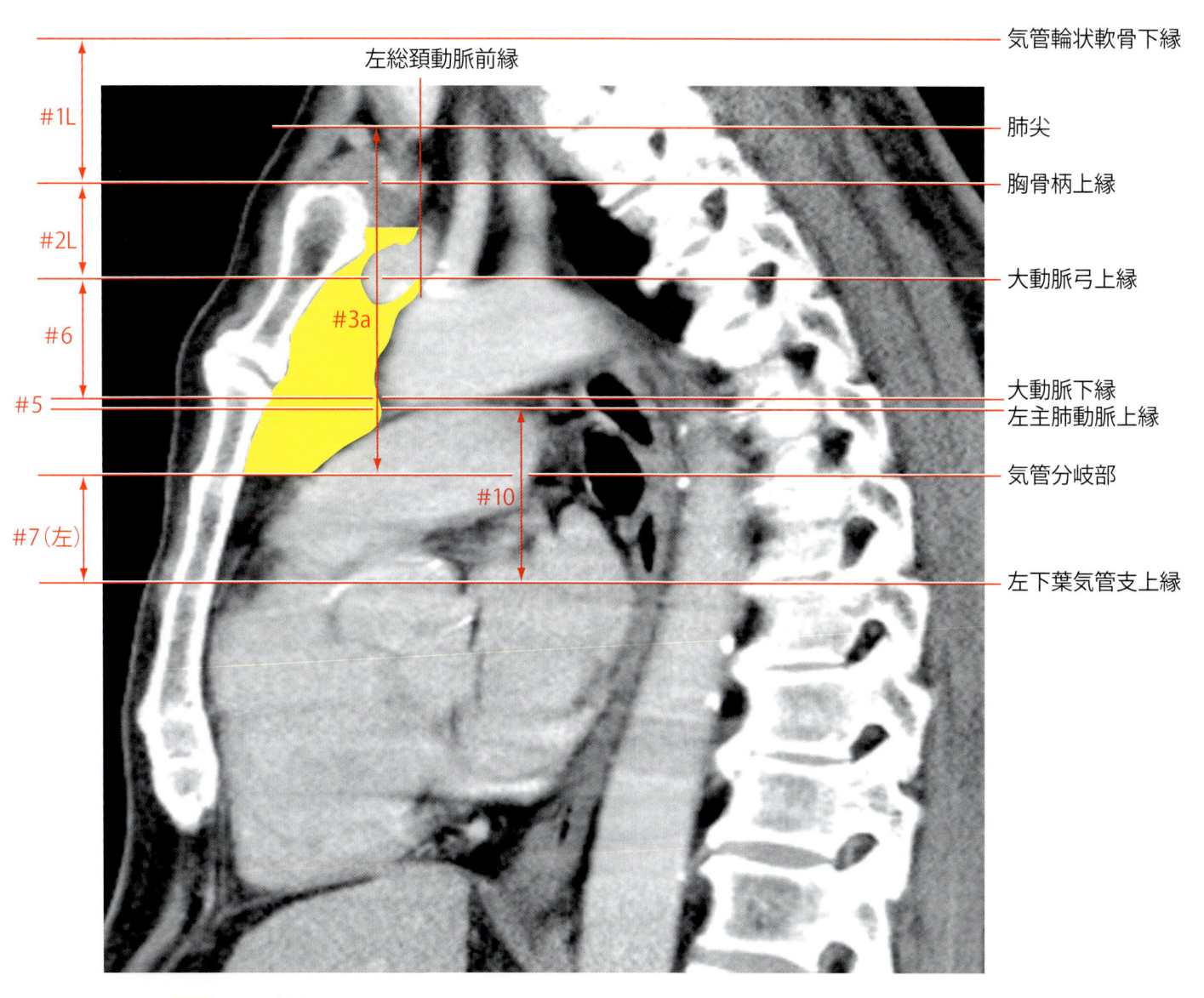

#1L
#2L
#6
#5
#7（左）

左総頸動脈前縁
#3a
#10

気管輪状軟骨下縁
肺尖
胸骨柄上縁
大動脈弓上縁
大動脈下縁
左主肺動脈上縁
気管分岐部
左下葉気管支上縁

■：#3a（左）
〔左縦隔〕

130　5章　リンパ節部位のCT読影基準

#N	臓器名	縦隔（CECT）
	気管輪状軟骨下縁と胸骨柄上縁の間	
	胸骨柄上縁の頭側	
	胸骨柄上縁	

1：内頚静脈，2：総頚動脈，3：鎖骨下静脈，4：鎖骨下動脈，5：腕頭静脈，6：腕頭動脈
p：横隔神経 N. phrenicus，v：迷走神経 N. vagus，r：反回神経 N. recurrens，s：交感神経幹 T. sympathicus

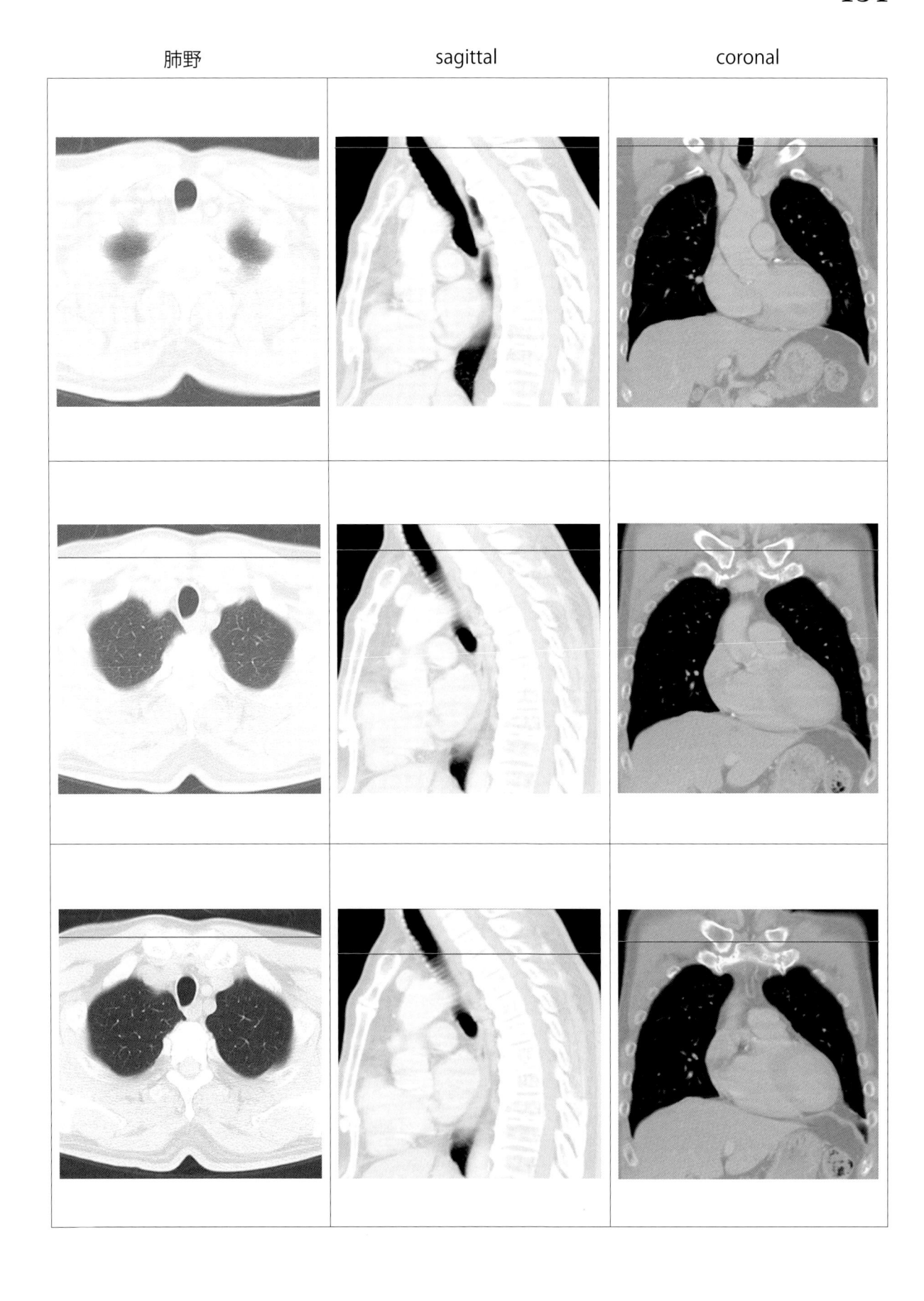

| 肺野 | sagittal | coronal |

132　5章　リンパ節部位のCT読影基準

#N	臓器名	縦隔（CECT）
	大動脈弓上縁	
	左総頸動脈より前	
	左腕頭静脈尾側縁と気管の交叉	

2：総頸動脈，4：鎖骨下動脈，5：腕頭静脈，6：腕頭動脈，7：大動脈弓，8：上大静脈
p：横隔神経 N. phrenicus，v：迷走神経 N. vagus，r：反回神経 N. recurrens，s：交感神経幹 T. sympathicus

| 肺野 | sagittal | coronal |

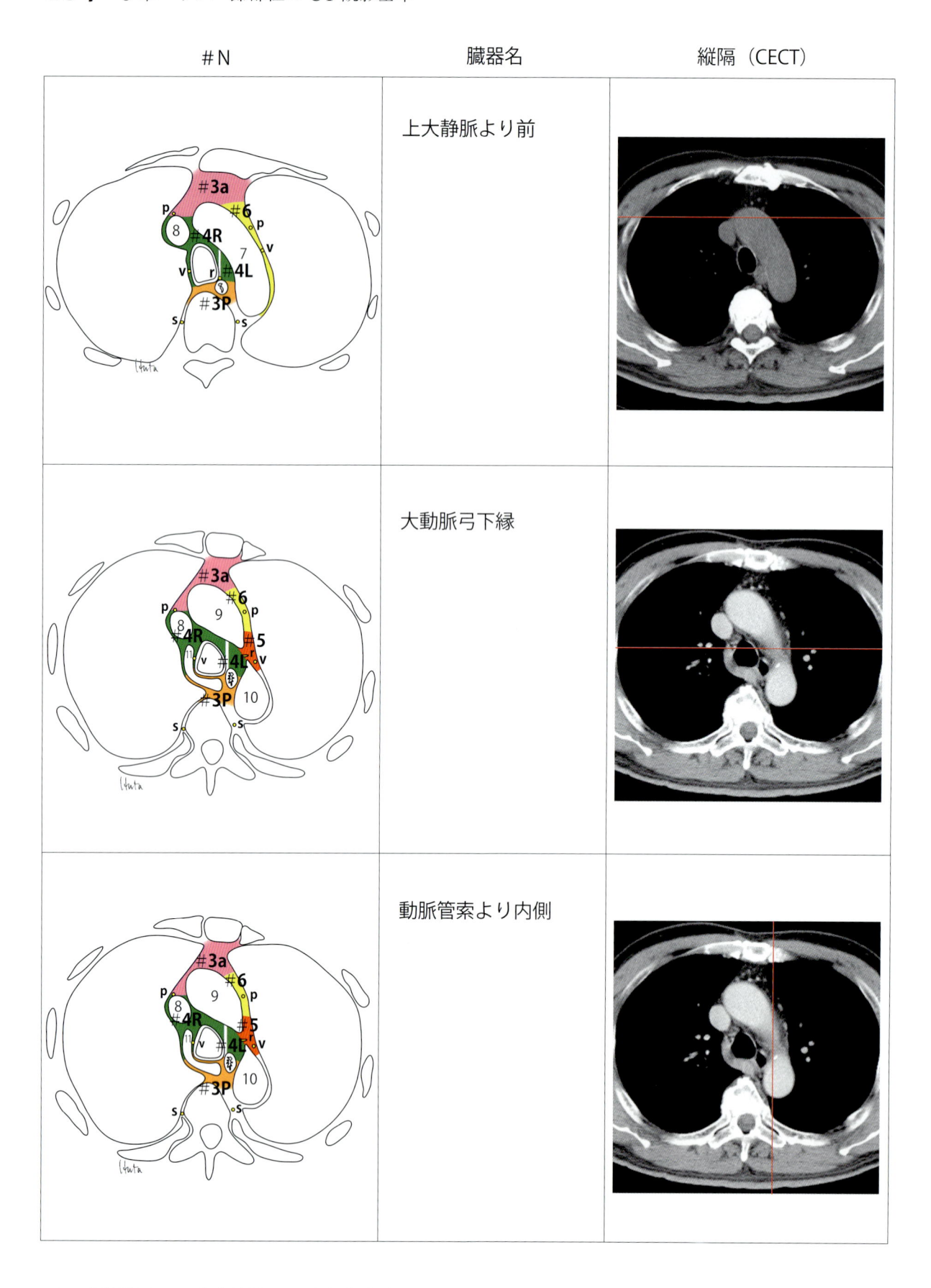

134　5章　リンパ節部位のCT読影基準

#N	臓器名	縦隔（CECT）
	上大静脈より前	
	大動脈弓下縁	
	動脈管索より内側	

7：大動脈弓，**8**：上大静脈，**9**：上行大動脈，**10**：下行大静脈，**11**：奇静脈

p：横隔神経 N. phrenicus，**v**：迷走神経 N. vagus，**r**：反回神経 N. recurrens，**s**：交感神経幹 T. sympathicus

| 肺野 | sagittal | coronal |

136 5章 リンパ節部位のCT読影基準

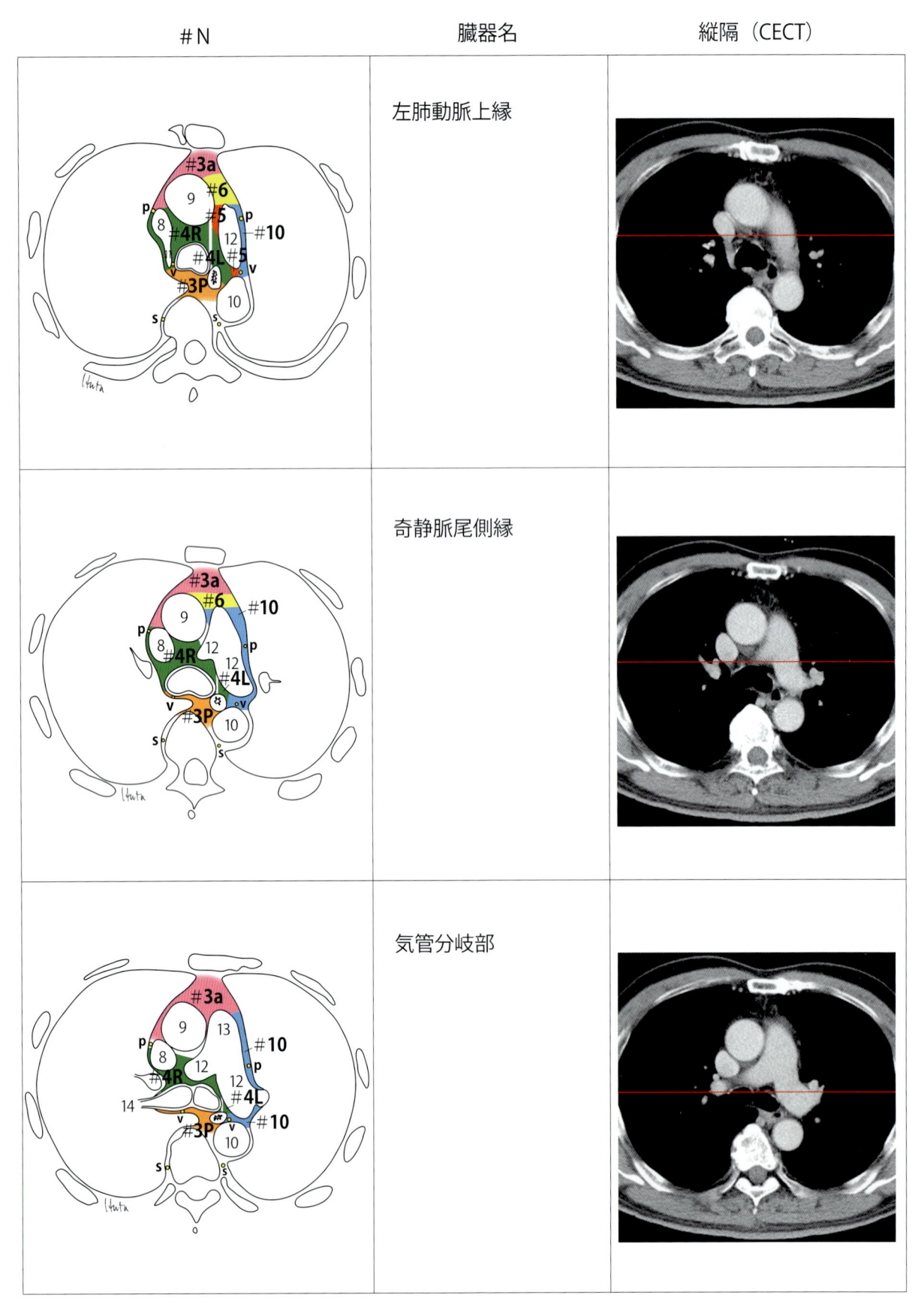

#N	臓器名	縦隔（CECT）
	左肺動脈上縁	
	奇静脈尾側縁	
	気管分岐部	

8：上大静脈，**9**：上行大動脈，**10**：下行大静脈，**12**：主肺動脈，**13**：肺動脈幹，**14**：右上葉気管支

p：横隔神経 N. phrenicus，**v**：迷走神経 N. vagus，**s**：交感神経幹 T. sympathicus

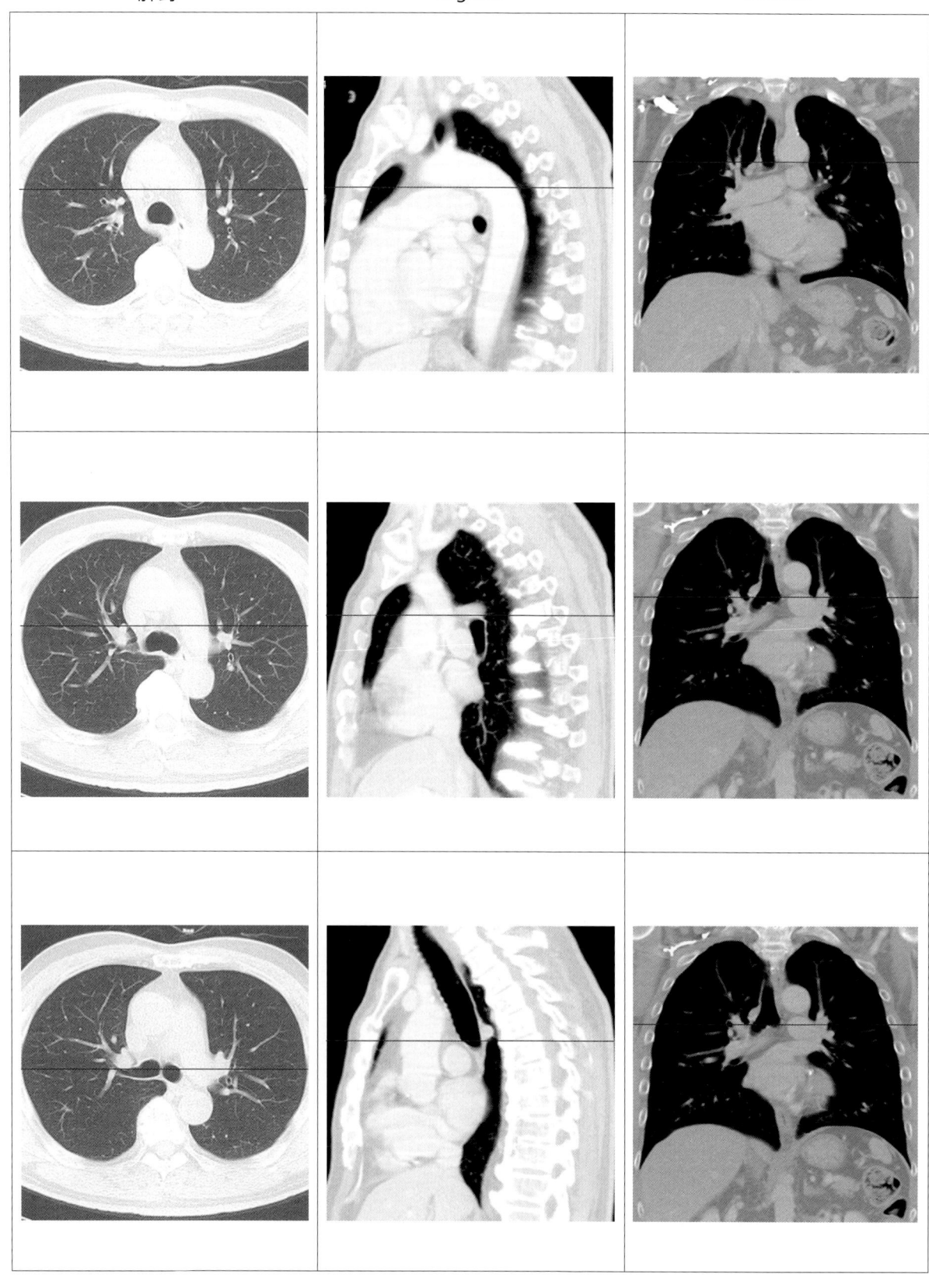

| 肺野 | sagittal | coronal |

138 5章 リンパ節部位のCT読影基準

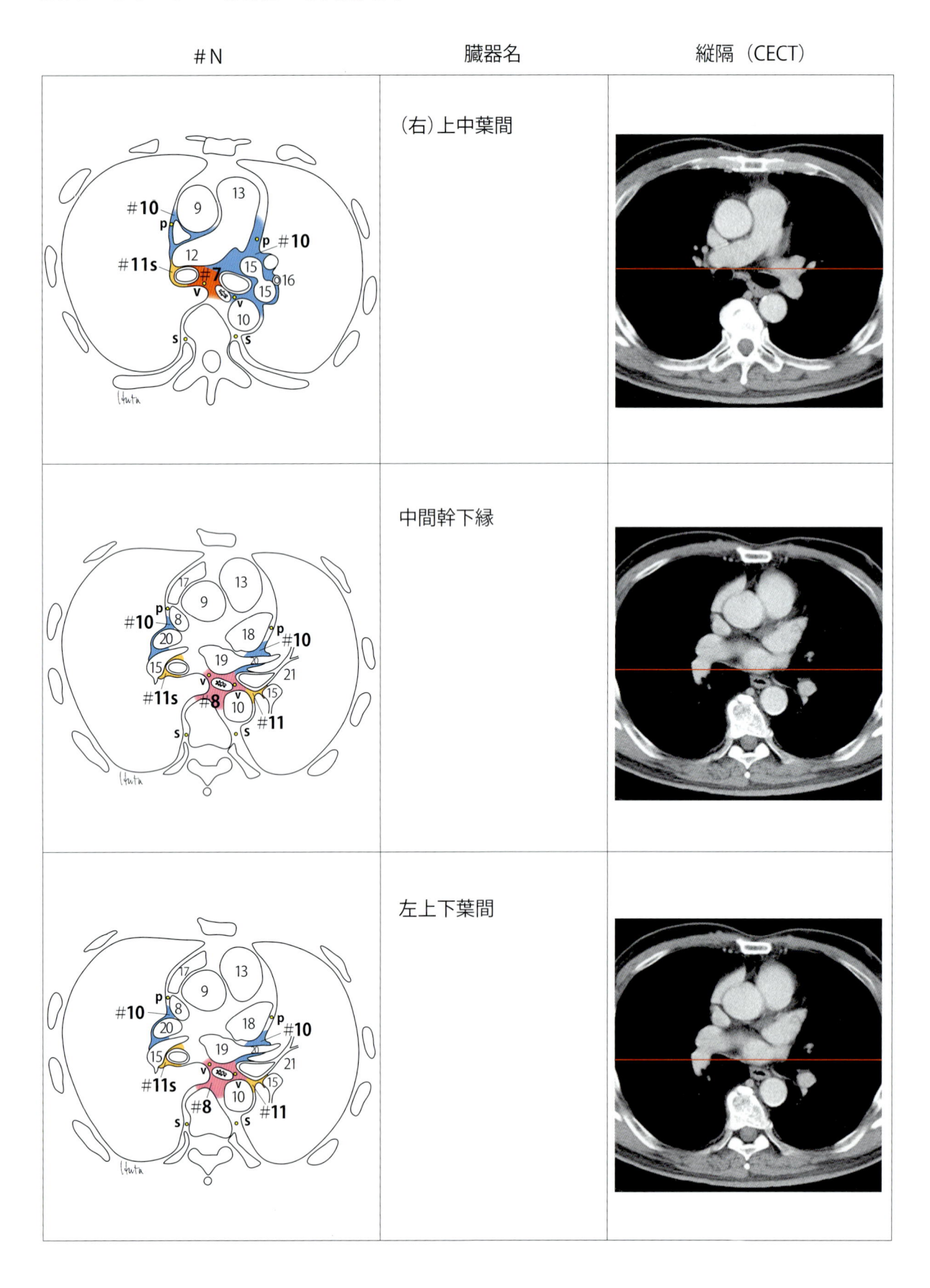

#N	臓器名	縦隔（CECT）
	（右）上中葉間	
	中間幹下縁	
	左上下葉間	

8：上大静脈，**9**：上行大動脈，**10**：下行大静脈，**12**：主肺動脈，**13**：肺動脈幹，**15**：葉間部肺動脈，
16：B^{1+2+3}, **17**：右心耳，**18**：左心耳，**19**：左心房，**20**：上肺静脈，**21**：B^{4+5}

p：横隔神経 N. phrenicus, v：迷走神経 N. vagus, s：交感神経幹 T. sympathicus

| 肺野 | sagittal | coronal |

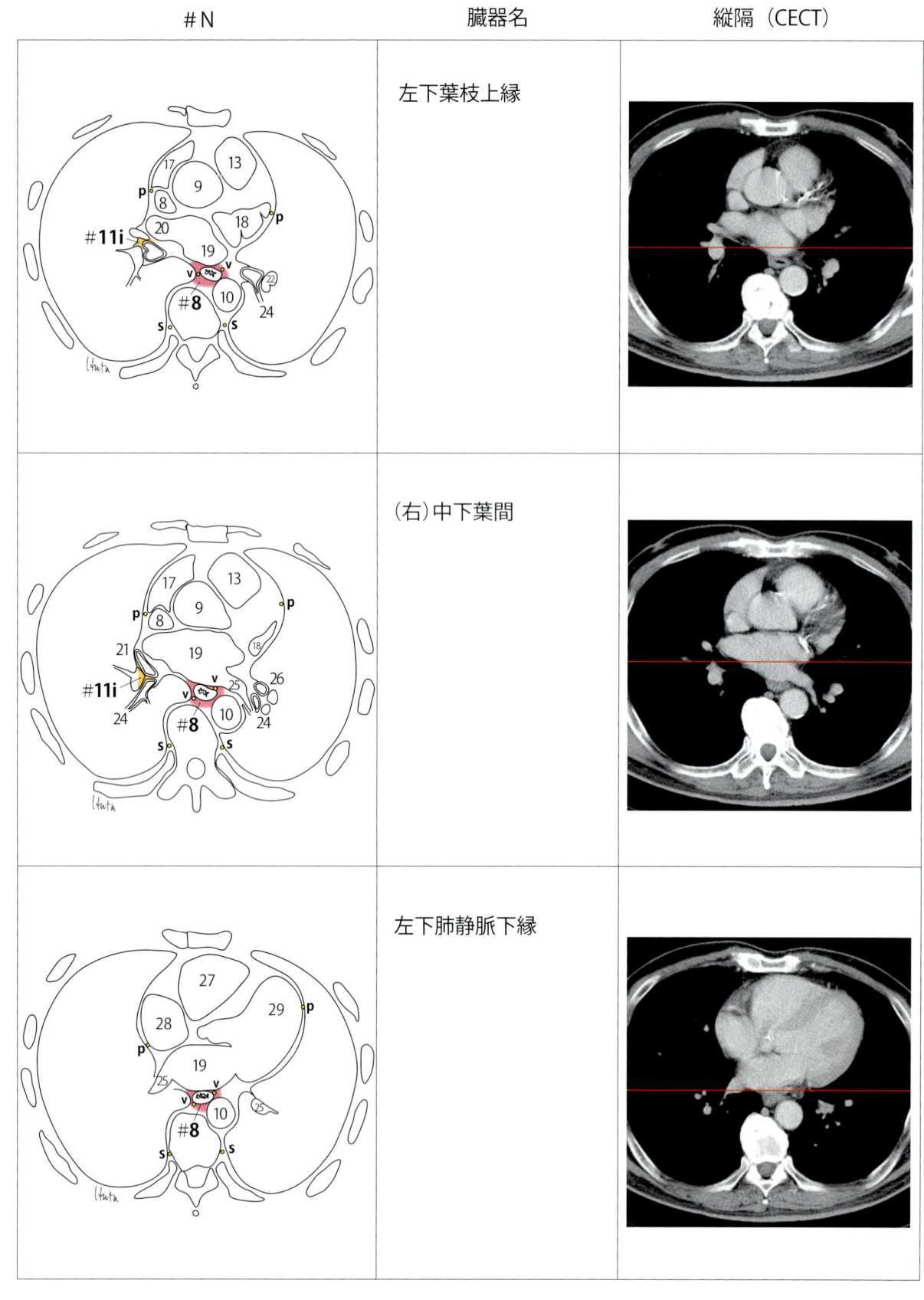

#N	臓器名	縦隔（CECT）
	左下葉枝上縁	
	（右）中下葉間	
	左下肺静脈下縁	

8：上大静脈，**9**：上行大動脈，**10**：下行大静脈，**13**：肺動脈幹，**17**：右心耳，**18**：左心耳，**19**：左心房，**20**：上肺静脈，**21**：B^{4+5}，**22**：下葉肺動脈，**24**：B^6，**25**：下肺静脈，**26**：肺底区気管支，**27**：右室流出路，**28**：右心房，**29**：左心室

p：横隔神経 N. phrenicus，**v**：迷走神経 N. vagus，**s**：交感神経幹 T. sympathicus

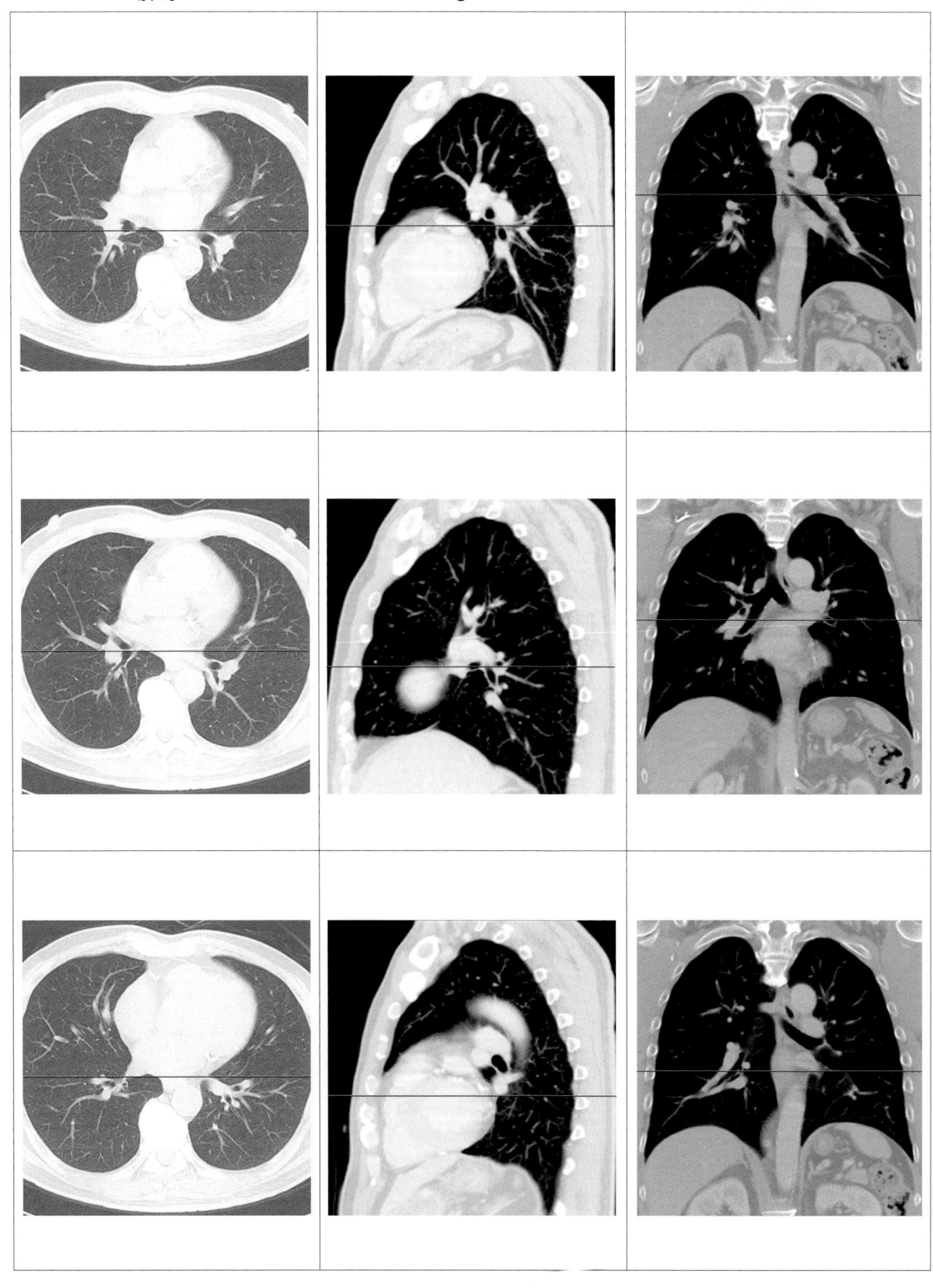

| 肺野 | sagittal | coronal |

142　5章　リンパ節部位のCT読影基準

#N	臓器名	縦隔（CECT）
	右下肺静脈下縁	
	肺靱帯	

10：下行大静脈，**19**：左心房，**25**：下肺静脈，**28**：右心房，**29**：左心室，**30**：右心室

p：横隔神経 N. phrenicus，**v**：迷走神経 N. vagus，**s**：交感神経幹 T. sympathicus

143

肺野	sagittal	coronal

右肺靱帯

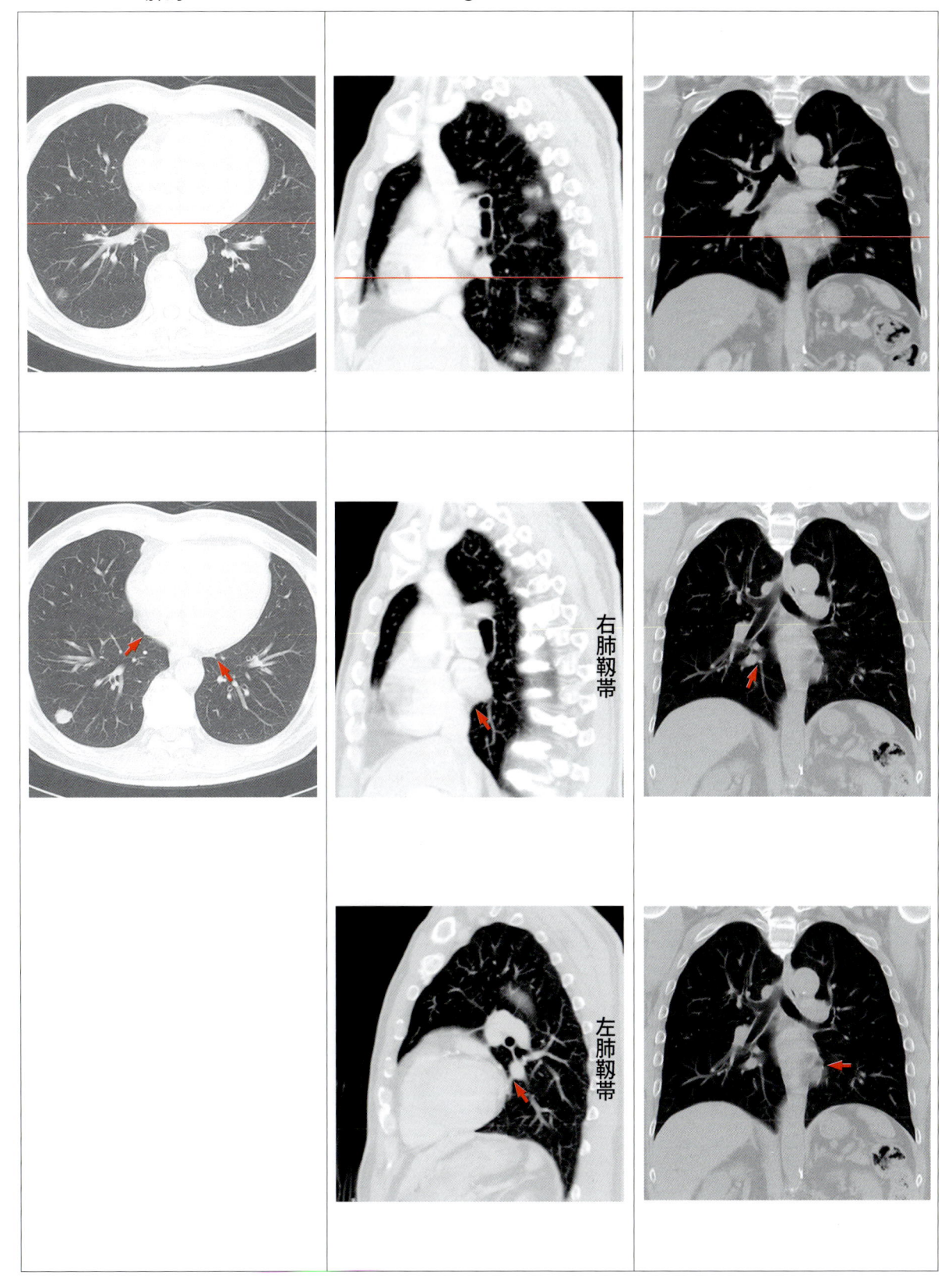

左肺靱帯

著者略歴

畠中　陸郎

１９６５年	京都大学医学部卒
１９６６年	京都大学結核研究所胸部外科
１９７５年	西独 Ruhrlandklinik （Prof. Maassen）に留学
１９８０年	京都桂病院呼吸器センター診療部長
１９９１年	京都桂病院呼吸器センター所長
１９９９年	洛和会音羽病院呼吸器疾患研究所

池田　貞雄

１９６０年	京都大学医学部卒
１９６１年	京都大学結核研究所胸部外科
１９７１年	大阪赤十字病院呼吸器科副部長
１９７６年	京都桂病院呼吸器センター所長
１９９０年	京都桂病院院長補佐
１９９２年	京都桂病院院長
１９９９年	洛和会音羽病院呼吸器疾患研究所
２００５年	洛和会丸太町病院呼吸器疾患研究所

桑原　正喜

１９７４年	金沢大学医学部卒
１９７４年	京都大学胸部疾患研究所胸部外科
１９７６年	京都桂病院呼吸器センター
１９７９年	西独 Ruhrlandklinik （Prof. Maassen）に留学
１９８３年	京都桂病院呼吸器センター医長
１９８４年	関西電力病院呼吸器科副部長
１９８７年	関西電力病院主任部長
１９９７年	京都桂病院呼吸器センター所長
２００６年	社会医療法人誠光会草津総合病院副院長 肺がん呼吸器センター所長
２００８年	同院長（同センター所長兼任）
２００９年	同志社大学大学院生命医科学研究科客員教授（兼任）
２０１１年	社会医療法人誠光会草津総合病院院長

胸部CTの立体解剖

2012 年 1 月 10 日　第 1 版第 1 刷 ⓒ
2014 年 5 月 15 日　第 1 版第 3 刷発行

著　者	畠中陸郎	HATAKENAKA, Rikuro
	桑原正喜	KUWABARA, Masayoshi
	池田貞雄	IKEDA, Sadao
発行者	市井輝和	
発行所	株式会社金芳堂	
	〒606-8425 京都市左京区鹿ケ谷西寺ノ前町 34 番地	
	振替　01030-1-15605	
	電話　075-751-1111（代）	
	http://www.kinpodo-pub.co.jp/	
組　版	HATA	
印　刷	サンエムカラー	
製　本	有限会社清水製本所	

落丁・乱丁本は直接小社へお送りください．お取替え致します．

Printed in Japan
ISBN978-4-7653-1509-8

JCOPY　＜（社）出版者著作権管理機構　委託出版物＞

本書の無断複写は著作権法上での例外を除き禁じられています．複写される場合は，その都度事前に，（社）出版者著作権管理機構（電話 03-3513-6969，FAX 03-3513-6979, e-mail: info@jcopy.or.jp）の許諾を得てください．

●本書のコピー，スキャン，デジタル化等の無断複製は著作権法上での例外を除き禁じられています．本書を代行業者等の第三者に依頼してスキャンやデジタル化することは，たとえ個人や家庭内の利用でも著作権法違反です．

なに？これ！
胸部X線写真

著 池田貞雄
　 畠中陸郎

本書は、1,000例を超えるX線写真の症例から、ベテラン医師2名（または生意気な若手研修医1名を含めた3名）の読影所見、推定診断に対する意見が分かれた83症例をピックアップし、それぞれの見解を紹介。また、症例によっては1年前の写真を提示し、経過を追って議論を重ねられるように構成。

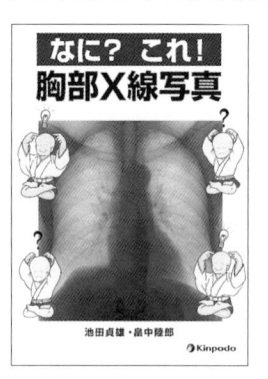

B5判・257頁　定価（本体6,400円＋税）　ISBN978-4-7653-1579-1

めざせ！基本的読影力の向上
胸部X線写真
改訂2版

本書の初版は胸部X線写真を気管・気管支・肺の構造に基づく画像解析と、それによる合理的な鑑別法を記述した。今回の改訂では、気軽に読んでいただけることを念頭におき執筆された。初めてX線写真を学ぶ読者のために、1枚のX線写真をもとに基本的なことから診断までを分かりやすく解説した。

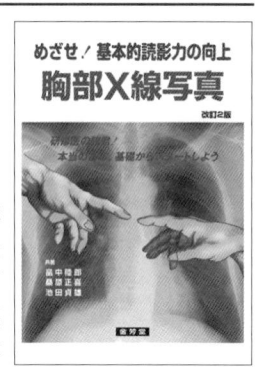

B5判・266頁　定価（本体6,800円＋税）　ISBN978-4-7653-1383-4

肺癌を見逃さないための
胸部X線写真の読影

著 畠中陸郎
　 池田貞雄

知っていたら㊩読影の達人がおしえる肺癌を「見逃さない」ためのコツ！

読影に迷う方々へ、著者からのメッセージがこの1冊に！

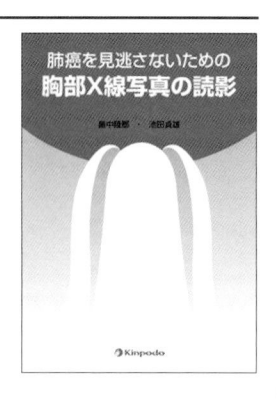

B5判・274頁　定価（本体6,400円＋税）　ISBN978-4-7653-1490-9

DVD 3D画像を動かして学ぶ
胸部の解剖とX線写真の読影
改訂2版

著 桑原正喜・山岡利成
CG 中川裕也

本書はDVDで自由自在に動かすことのできるヴァーチャル・解剖モデル（VAM）を使って読者が、心・肺血管・気管支、肺葉・区域の解剖学的形態と構造を理解することができるX線読影診断テキストである。

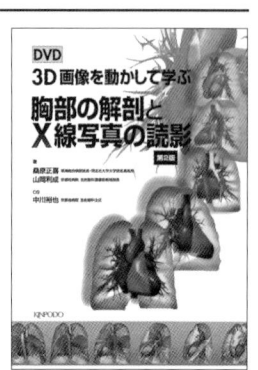

B5判・188頁　定価（本体16,000円＋税）　ISBN978-4-7653-1398-8

金芳堂 刊